全国高等职业院校食品类专业第二轮规划教材

（供食品质量与安全、食品营养与健康、食品检验检测技术、食品药品监督管理、保健食品质量与管理专业用）

人体生理学基础

第2版

主　编　潘伟男　高　玲

副主编　王　慧　范　超

编　者　（以姓氏笔画为序）

王　娜（福建生物工程职业技术学院）

王　慧（湖南食品药品职业学院）

吕智超（吉林省经济管理干部学院）

刘梅青（昆明市延安医院）

李　芳（江苏医药职业学院）

李勇杰（邵阳学院药学院）

范　超（长沙卫生职业学院）

胥　颖（长春医学高等专科学校）

高　玲（长春医学高等专科学校）

黎　思（云南省中医医院）

潘伟男（湖南食品药品职业学院）

中国健康传媒集团

中国医药科技出版社

内 容 提 要

本教材为"全国高等职业院校食品类专业第二轮规划教材"之一，系根据本套教材的编写指导思想和原则要求，结合专业培养目标和本课程的教学目标、内容与任务要求编写而成。本教材分为11章，内容涵盖绪论、细胞的基本功能、血液、血液循环、呼吸、消化和吸收、能量代谢和体温、尿的生成和排放、感觉器官、神经系统、内分泌。本教材具有专业针对性强、紧密结合新时代行业要求和社会用人需求、与职业技能认定相对接等特点。本教材为书网融合教材，即纸质教材有机融合电子教材、教学配套资源（PPT、微课、视频等）、题库系统、数字化教学服务（在线教学、在线作业、在线考试等）。

本教材主要供全国高等职业院校食品质量与安全、食品营养与健康、食品检验检测技术、食品药品监督管理、保健食品质量与管理专业师生教学使用，也可供相关专业的师生、食品行业人员与食品知识爱好者阅读和参考。

图书在版编目（CIP）数据

人体生理学基础/潘伟男，高玲主编. —2 版. —北京：中国医药科技出版社，2024.8

全国高等职业院校食品类专业第二轮规划教材

ISBN 978 – 7 – 5214 – 4303 – 5

Ⅰ.①人…　Ⅱ.①潘…②高…　Ⅲ.①人体生理学－高等职业教育－教材　Ⅳ.①R33

中国国家版本馆 CIP 数据核字（2023）第 236036 号

美术编辑　陈君杞
版式设计　友全图文

出版　**中国健康传媒集团** | 中国医药科技出版社
地址　北京市海淀区文慧园北路甲 22 号
邮编　100082
电话　发行：010 – 62227427　邮购：010 – 62236938
网址　www.cmstp.com
规格　889mm×1194mm $\frac{1}{16}$
印张　11 $\frac{3}{4}$
字数　339 千字
初版　2019 年 1 月第 1 版
版次　2024 年 8 月第 2 版
印次　2024 年 8 月第 1 次印刷
印刷　河北环京美印刷有限公司
经销　全国各地新华书店
书号　ISBN 978 – 7 – 5214 – 4303 – 5
定价　**45.00 元**

获取新书信息、投稿、为图书纠错，请扫码联系我们。

为了贯彻党的二十大精神，落实《国家职业教育改革实施方案》《关于推动现代职业教育高质量发展的意见》等文件精神，对标国家健康战略、服务健康产业转型升级，服务职业教育教学改革，对接职业岗位需求，强化职业能力培养，中国健康传媒集团中国医药科技出版社在教育部、国家药品监督管理局的领导下，通过走访主要院校，对2019年出版的"全国高职高专院校食品类专业'十三五'规划教材"进行广泛征求意见，有针对性地制定了第二轮规划教材的修订出版方案，并组织相关院校和企业专家修订编写"全国高等职业院校食品类专业第二轮规划教材"。本轮教材吸取了行业发展最新成果，体现了食品类专业的新进展、新方法、新标准，旨在赋予教材以下特点。

1. 强化课程思政，体现立德树人

坚决把立德树人贯穿、落实到教材建设全过程的各方面、各环节。教材编写将价值塑造、知识传授和能力培养三者融为一体。深度挖掘提炼专业知识体系中所蕴含的思想价值和精神内涵，科学合理拓展课程的广度、深度和温度，多角度增加课程的知识性、人文性，提升引领性、时代性和开放性。深化职业理想和职业道德教育，教育引导学生深刻理解并自觉实践行业的职业精神和职业规范，增强职业责任感。深挖食品类专业中的思政元素，引导学生树立坚持食品安全信仰与准则，严格执行食品卫生与安全规范，始终坚守食品安全防线的职业操守。

2. 体现职教精神，突出必需够用

教材编写坚持"以就业为导向、以全面素质为基础、以能力为本位"的现代职业教育教学改革方向，根据《高等职业学校专业教学标准》《职业教育专业目录(2021)》要求，进一步优化精简内容，落实必需够用原则，以培养满足岗位需求、教学需求和社会需求的高素质技能型人才，体现高职教育特点。同时做到有序衔接中职、高职、高职本科，对接产业体系，服务产业基础高级化、产业链现代化。

3. 坚持工学结合，注重德技并修

教材融入行业人员参与编写，强化以岗位需求为导向的理实教学，注重理论知识与岗位需求相结合，对接职业标准和岗位要求。在不影响教材主体内容的基础上保留第一版教材中的"学习目标""知识链接""练习题"模块，去掉"知识拓展"模块。进一步优化各模块内容，培养学生理论联系实践的综合分析能力；增强教材的可读性和实用性，培养学生学习的自觉性和主动性。在教材正文适当位置插入"情境导入"，起到边读边想、边读边悟、边读边练的作用，做到理论与相关岗位相结合，强化培养学生创新思维能力和操作能力。

4.建设立体教材，丰富教学资源

提倡校企"双元"合作开发教材，引入岗位微课或视频，实现岗位情景再现，激发学生学习兴趣。依托"医药大学堂"在线学习平台搭建与教材配套的数字化资源(数字教材、教学课件、图片、视频、动画及练习题等)，丰富多样化、立体化教学资源，并提升教学手段，促进师生互动，满足教学管理需要，为提高教育教学水平和质量提供支撑。

本套教材的修订出版得到了全国知名专家的精心指导和各有关院校领导与编者的大力支持，在此一并表示衷心感谢。希望广大师生在教学中积极使用本套教材并提出宝贵意见，以便修订完善，共同打造精品教材。

数字化教材编委会

主　编　潘伟男　高　玲

副主编　王　慧　范　超

编　者　（以姓氏笔画为序）

王　娜（福建生物工程职业技术学院）

王　慧（湖南食品药品职业学院）

吕智超（吉林省经济管理干部学院）

刘梅青（昆明市延安医院）

李　芳（江苏医药职业学院）

李勇杰（邵阳学院药学院）

范　超（长沙卫生职业学院）

胥　颖（长春医学高等专科学校）

高　玲（长春医学高等专科学校）

黎　思（云南省中医医院）

潘伟男（湖南食品药品职业学院）

前 言

本教材为"全国高等职业院校食品类专业第二轮规划教材"之一,是根据"健康中国"战略对高等职业教育人才培养的要求,深入贯彻落实《教育部关于深化职业教育教学改革全面提高人才培养质量的若干意见》等文件精神,结合人体生理学基础课程教学大纲和课程特点编写而成。

人体生理学主要研究正常人体生命活动及其发生规律,是食品类专业的先导课。本教材在修订过程中,既注重本课程在食品类专业教学中的实用性和适用性,又贴合高等职业院校学生的学习能力和特点,目的是使学生通过学习人体生理学方面的基础知识,能够在后续相关专业课的学习中更好地理解食品对人体生命活动及健康所产生的影响。

本教材以培养复合型、创新型食品类高素质技术技能人才为目标,以简明实用为原则,对课程体系和内容进行了认真调研和综合分析,在总结凝练、反复研讨的基础上,紧密结合当前高等职业院校食品类专业设置的实际和一线教师的教学反馈来构思教材的内容框架,旨在让学生学会运用所学知识分析解决生活或工作中的实际问题,达到学以致用、学有所用的目的。本教材具有理论系统、操作性强、图文并茂、便教易学等特点。本教材为书网融合教材,即纸质教材有机融合电子教材、教学配套资源(PPT、微课、视频等)、题库系统、数字化教学服务(在线教学、在线作业、在线考试)。

本教材分为 11 章,内容涵盖绪论、细胞的基本功能、血液、血液循环、呼吸、消化和吸收、能量代谢和体温、尿的生成和排放、感觉器官、神经系统、内分泌。具体编写分工如下:第一章由刘梅青编写,第二章由胥颖编写,第三章由高玲编写,第四章由潘伟男编写,第五章由李芳编写,第六章由吕智超编写,第七章由黎思编写,第八章由范超编写,第九章由王娜编写,第十章由王慧编写,第十一章由李勇杰编写。潘伟男负责全书的统稿、定稿工作。

本教材在编写过程中得到了各院校领导及参编教师的大力支持,在此表示衷心感谢。由于编者水平所限,书中疏漏和不足之处在所难免,敬请广大读者和教师同行批评指正、不吝赐教,以便再版时修订完善。

编 者
2024 年 4 月

第七章 ● **能量代谢和体温　87**

第八章 ● **尿的生成和排放　98**

第一章

绪 论 ⓔ微课

PPT

学习目标

知识目标

1. 掌握 兴奋性、阈值、内环境、反射的概念；反应的形式；人体生命活动的基本特征；人体功能的调节方式和调节特点。

2. 熟悉 内环境的概念和意义；反馈的类型和意义。

3. 了解 人体和外环境。

能力目标

1. 能运用所学知识并通过举例说明新陈代谢是生命活动最基本的特征。

2. 具备用科学的知识解释兴奋性、阈值、内环境、反射的能力。

素质目标

具备严谨的科学态度、良好的职业道德以及团结协作精神。

情境导入

情境 冬天，寒风一吹，手上会起鸡皮疙瘩；夏天，烈日炎炎，身上会不停流汗；眼睛里进沙子时，会流泪；摔跤时，会疼痛。

思考 1. 手上的鸡皮疙瘩是怎么出现的？

2. 太阳出来，为什么会感到热？热的时候为什么会流汗？

3. 流泪和疼痛是身体什么部位在控制？

第一节 概 述

一、人体生理学的研究内容

人体生理学是研究正常人体生命活动及其规律的科学。其研究对象是正常人，研究内容主要包括正常人体有哪些功能，这些功能的发生规律及影响因素。

人体生理学的研究主要在整体水平、器官系统水平和细胞分子水平三个层面进行。学习人体生理学，要树立人体功能与结构统一、局部与整体统一、人体与环境统一的学习观点，才能更好地认识、理解、掌握和应用人体生理学方面的基础知识。

二、人体生理学与食品类专业的关系

国以民为本，民以食为天。食品营养、食品质量、食品安全是关系到国计民生的大事。应当用最严谨的标准、最严格的监管、最严厉的处罚、最严肃的问责，切实加强食品安全监管。人体生理学基础是食品类专业的先导课程，学习掌握人体生理学基础知识的目的是使学生认识正常的人体功能，并在后续相关专业课程的学习中更好地理解食品营养与人体功能及健康之间的关系，更好地认识食品营养、食品质量对人体功能及健康的影响，从而更加重视食品营养、食品质量、食品安全的重要性。

第二节　人体生命活动的基本特征

生命是物质的。当物质具备新陈代谢、兴奋性、适应性和生殖四个基本特征时，就具有了生命。新陈代谢是生命活动最基本的特征，其他的生命活动都是在新陈代谢的基础上产生的。

一、新陈代谢

新陈代谢是指人体与环境进行物质交换、能量交换以实现自我更新的过程。组织细胞从环境中摄取O_2和营养物质合成自身成分的过程，称合成代谢（同化作用），而组织细胞分解自身成分并将代谢产物从细胞排出的过程则称为分解代谢（异化作用）。

> **知识链接**
>
> **新陈代谢**
>
> 新陈代谢是生物体内全部有序化学变化的总称，其中的化学变化一般都是在酶的催化作用下进行的。新陈代谢在内容上可分为物质代谢和能量代谢，在方向上可分为同化作用和异化作用。各种生物的新陈代谢在生长、发育和衰老阶段是不同的。婴幼儿、青少年正处于生长发育的关键时期，需要更多的营养物质满足机体需求。因此，新陈代谢旺盛，则同化作用占主导位置；而老年人的人体机能日渐退化，新陈代谢逐渐缓慢，则异化作用占主导位置。动物冬眠时，虽然不吃不喝，但是新陈代谢并未停止，只不过变得非常缓慢。

二、兴奋性

兴奋性是指机体对内、外环境变化产生反应的能力。

（一）刺激和反应

1. 刺激　是指能够引起人体组织细胞发生反应的环境变化。根据其性质的不同，刺激可分为4种类型：物理刺激、化学刺激、生物刺激和社会心理刺激。

2. 反应　是指人体组织细胞受到刺激后产生的变化。反应分为兴奋和抑制两种形式。兴奋是指组织细胞受到刺激后，由相对静止变为活动或者活动增强，例如饮用咖啡后心率加快、心肌收缩力增强；抑制是指组织细胞受到刺激后，由活动变为相对静止或者活动减弱，例如误食毒蘑菇后心率减慢、心肌收缩力减弱。兴奋和抑制两者之间是可以互相转化的，例如运动时心率加快，而运动结束后心率减慢并逐渐恢复至正常。

（二）阈值

阈值是指引起组织发生反应的最小刺激强度，是衡量兴奋性高低的指标。兴奋性与阈值成反比关系，即阈值越高，组织对刺激的反应能力越弱、兴奋性越低；相反，阈值越低，组织对刺激的反应能力越强、兴奋性越高。

刺激强度等于阈值的刺激称为阈刺激，如果刺激强度为阈刺激即可引起组织细胞兴奋，说明组织细胞的兴奋性正常。刺激强度高于阈值的刺激称为阈上刺激，若需要用阈上刺激才能引起组织细胞兴奋，说明组织细胞的兴奋性低于正常。刺激强度低于阈值的刺激称为阈下刺激，若用阈下刺激即可引起组织兴奋，说明组织细胞的兴奋性高于正常。

人体内兴奋性比较高的组织被称为易兴奋组织，如神经、肌肉和腺体。

三、适应性

人或动物长期生活在某一特定环境中，在环境因素的作用下，自身可以逐渐形成一种特殊的、适合生存的反应方式。人体按环境变化调整自身生理功能从而适应环境的能力称为适应性。例如，长期生活在高海拔地区的人，其血液中红细胞数量远远高于平原地区的人，从而使其血液的运氧能力提高，以克服高原缺氧对人体生命活动所产生的影响。

四、生殖

人体发育成熟后，能产生与自己相似的个体，这一功能称为生殖。人类分为男性和女性。因此，生殖过程需要两性生殖细胞参与，只有当两性生殖细胞结合时，才能产生子代个体。任何机体的寿命都是有限的，通过生殖可以使生命得以延续、种族得以繁衍。

第三节　人体与环境

一、人体与外环境

外环境包括自然环境和社会环境，能对人体功能活动产生明显的影响。

正所谓"绿水青山就是金山银山"，"生态文明"就是要求人们与自然和谐相处，保护自然环境就是保护人类自己。自然环境对人体的影响因素按其性质可分为物理因素、化学因素和生物因素。例如空气质量（包括温度、压力、湿度、纯净度等）、农药对水源和土壤的污染，都会直接或间接对人体造成比较大的刺激，人体必须或不得不做出适应性反应。然而人体对自然环境变化的适应能力是有一定限度的，如果环境因素发生过度的、人体无法适应的变化，将会引发疾病甚至死亡。

社会环境对人体的影响因素包括社会因素和心理因素两个方面，由于两者之间存在着密切联系，也称社会心理因素。社会心理因素可以通过神经系统特别是通过大脑皮质作用于一个或多个器官系统，使其功能活动发生改变。随着社会竞争的不断加剧，工作生活压力增大、节奏加快，紧张的工作和过度的劳累会导致情绪波动和心理失衡，并通过神经系统、内分泌系统和免疫系统使人体功能活动发生一系列变化。目前危害人类健康的心脑血管疾病、恶性肿瘤、消化性溃疡等疾病的发生也都与社会心理因素有着一定的关系。

二、内环境与稳态

（一）内环境

人体内的绝大多数细胞是不与外环境直接接触的，而是浸浴在细胞外液之中。细胞外液构成细胞的生存环境，称内环境。细胞外液包括组织液、血浆、淋巴、脑脊液、房水等。内环境中含量最多的细胞外液是组织液，最重要的是血浆。

内环境对细胞的生存及维持其正常生理功能具有重要意义。一方面，内环境能够为细胞的新陈代谢提供场所，如细胞代谢所需要的 O_2 和营养物质大多数只能直接从内环境中摄取，而细胞代谢产生的 CO_2 和代谢产物也只能直接排到内环境中，然后再经血液循环运输到其他组织器官被利用或运送到排泄器官被排出体外。另一方面，内环境又为细胞生存及活动提供必要的理化条件，如温度、酸碱度、渗透压、各种离子等。

（二）稳态

在神经和体液调节下，维持内环境理化性质和组成成分相对恒定的状态，称内环境稳态。内环境稳态的含义有两方面。其一是指细胞外液的理化性质如温度、渗透压、酸碱度、各种离子浓度等要经常保持相对恒定，不随外环境的变化而发生明显波动。例如自然环境（外环境）的温度可随季节的更替而发生较大幅度的变化，但正常人的体温总是恒定在37℃左右，变化范围不会超过1℃。其二是指这个恒定的状态不是绝对的，而是在一定范围内波动变化的动态平衡。目前，稳态已经泛指从细胞到人体功能的相对恒定状态。

第四节　人体功能的调节

一、人体功能的调节方式

人体功能的调节方式有神经调节、体液调节和自身调节。

（一）神经调节

神经调节是指神经系统通过神经纤维的联系对其所支配的组织器官进行调节的过程，其特点为速度快、作用精确、持续时间短暂。

1. 反射　是指在中枢神经系统的参与下人体对刺激产生的规律性应答反应，是神经调节的基本方式。

2. 反射弧　反射的结构基础是反射弧。反射弧由5个部分组成：感受器、传入神经、中枢、传出神经和效应器（图1-1）。感受器是感受刺激的结构或装置，如皮肤组织。传入神经是把刺激由感受器传到中枢的神经。中枢是对接收到的刺激进行整合分析的部位。传出神经是把中枢的"指令"传到效应器的神经。效应器是应答反应的执行器官。

人体的反射活动是按反射弧顺序进行的，反射弧的任何一个环节受到损害，反射活动都会受到影响或是消失。

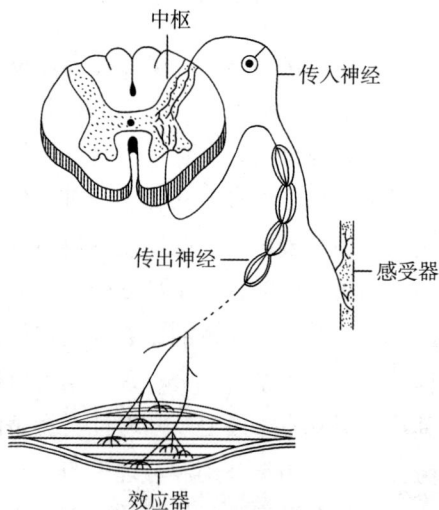

图1-1　反射弧结构示意图

（二）体液调节

体液调节是指体液中的化学物质通过体液途径被运送到靶细胞、靶组织、靶器官并对其活动进行调节的过程，其特点是速度慢、作用范围广、持续时间较长。体液中的化学物质包括激素、代谢产物（如乳酸、CO_2）等。其中最主要的体液物质是激素，接受激素调节的细胞、组织、器官称为靶细胞、靶组织和靶器官。体液途径是指血液循环、淋巴循环、组织液循环、脑脊液循环、房水循环等，其中最重要的体液途径是血液循环。

（三）自身调节

组织细胞在不依赖神经调节和体液调节的情况下对刺激自动产生适应性的变化，称自身调节，其特点是调节幅度较小、灵敏度较低。当血压在一定范围内波动时，肾血流量能够保持相对恒定主要是通过自身调节实现的。

以上三种调节方式各具特点（表1-1），大多数组织器官活动以神经调节和体液调节为主，少数组织器官活动以自身调节为主。

表1-1　人体功能的调节方式及特点

调节方式	调节特点
神经调节	作用迅速、准确、持续时间短暂
体液调节	作用缓慢、范围广、持续时间较长
自身调节	幅度小、灵敏度低

二、人体功能调节的自动控制系统

神经调节和体液调节是人体内两种重要的调节机制。在神经调节和体液调节机制中存在着反馈系统。反馈是指受控部分通过反馈信息调节控制部分活动的过程，分为负反馈和正反馈两种类型。

（一）负反馈

负反馈是指受控部分通过反馈信息使控制部分活动减弱的调节过程。当某种生理活动增强时，可通过负反馈调节的加强使该生理活动减弱；而当某种生理活动减弱时，则通过负反馈调节的减弱使该生理活动增强。负反馈在人体功能的调节过程中普遍存在，其主要意义是维持稳态。

（二）正反馈

正反馈是指受控部分通过反馈信息使控制部分活动增强的调节过程。通过正反馈，可使该项生理过程持续加强。人体的分娩、血液凝固、排尿反射、射精反射等过程都存在着正反馈调节机制。正反馈在人体功能的调节过程中存在较少，其意义是使人体内的某一过程一旦发生，在短时间内迅速加强直到最大的反应程度，以使这一过程尽快地完成或终止。

⬡练⬡习⬡题⬡

答案解析

一、最佳选择题

1. 人体生理学主要研究（　　）

A. 各种生物体生命活动的规律　　　　B. 体内系统与器官之间的关系

C. 人体功能活动的异常变化　　　　　D. 正常人体功能活动的规律

2. 生命活动最基本的特征是（ ）

    A. 新陈代谢   B. 兴奋性

    C. 生殖   D. 适应性

3. 组织细胞分解自身成分并将代谢产物从细胞中排出的过程是（ ）

    A. 新陈代谢   B. 消化

    C. 异化   D. 能量合成

4. 下列不属于人体功能的调节方式的是（ ）

    A. 神经调节   B. 体液调节

    C. 自身调节   D. 心理调节

5. 在人体功能的调节过程中普遍存在，用于维持稳态的反馈调节方式是（ ）

    A. 负反馈   B. 正反馈

    C. 反馈   D. 稳态

6. 神经调节的基本方式是（ ）

    A. 反射   B. 反射弧

    C. 反馈   D. 效应器

二、综合问答题

1. 人体生命活动的基本特征是什么？举例说明生命活动最基本的特征。

2. 兴奋性的高低用哪一指标衡量？它与兴奋的关系是什么？

3. 简述人体功能的调节方式及主要调节特点。

4. 简述反馈的类型及主要生理意义。

5. 简述内环境稳态的主要生理意义。

（刘梅青）

书网融合……

本章小结   微课   题库

第二章

细胞的基本功能

PPT

学习目标

知识目标

1. 掌握 细胞膜物质转运方式及转运特点。

2. 熟悉 神经－肌肉接头处兴奋传递过程及特点；骨骼肌的兴奋－收缩耦联；影响肌肉收缩的因素。

3. 了解 肌细胞的结构。

能力目标

1. 学会用专业、科学的语言解释下列概念：单纯扩散、易化扩散、主动转运、入胞与出胞、兴奋－收缩耦联。

2. 能运用所学知识解释人体内不同营养物质通过细胞膜转运的方式及转运特点。

素质目标

1. 通过对人体细胞结构和功能的学习，体会生命过程的精致完美，珍爱生命、崇尚科学。

2. 树立结构与功能相适应、局部与整体相统一的生物学观点。

情境导入

情境 人体内有200多种不同的细胞，构成不同的器官或组织，执行不同的功能，如腺细胞可以分泌、肌细胞能够收缩等，人体的各种生命活动都是以细胞为基础进行的。人体的细胞是由细胞膜、细胞质和细胞核构成的。

思考 1. 细胞膜是由哪些物质构成的？

2. 葡萄糖和氨基酸等物质是如何跨膜转运的？

细胞是人体的基本结构和功能单位。人体的各种生理活动都是在细胞功能基础上进行的。因此，了解细胞的基本功能对更好地掌握和理解人体各组成部分的功能是十分重要的。

第一节　细胞的物质转运功能

细胞在新陈代谢过程中所需的营养物质和细胞代谢产物都必须跨越细胞膜这一屏障。细胞在新陈代谢过程中需要不断选择性地摄入和排出多种多样的物质，这些物质的跨膜转运途径是：脂溶性小分子物质可通过物理扩散透过细胞膜；水溶性小分子物质和带电离子需要借助一系列相关膜蛋白的介导来完成转运；大分子物质或物质颗粒则通过细胞膜的变形运动转运进出细胞。根据物质通过细胞膜是否消耗能量以及进出细胞膜的方式，物质跨膜转运功能可分为被动转运、主动转运以及入胞和出胞三种形式。

一、小分子物质和离子的转运

（一）单纯扩散

单纯扩散是脂溶性小分子物质由细胞膜高浓度一侧向低浓度一侧跨膜转运的过程。由于细胞膜的基架是脂质双分子层，只有脂溶性物质才能以单纯扩散的方式通过细胞膜。如 CO_2、O_2 等气体分子属于脂溶性物质，因而可以靠各自的浓度差以单纯扩散的形式通过细胞膜或肺泡膜。单纯扩散的量和速度取决于膜两侧物质的浓度差和膜对该物质的通透性。

（二）易化扩散

水溶性的小分子物质或离子在特殊膜蛋白的帮助下，由细胞膜高浓度一侧向膜的低浓度一侧跨膜转运的过程，称易化扩散。根据膜蛋白的作用和形态的不同，将易化扩散分为载体易化扩散和通道易化扩散。

1. 载体易化扩散　是指通过细胞膜载体蛋白的帮助完成的易化扩散。载体把物质由高浓度的一侧转运到低浓度的另一侧后，载体与被转运物质分离并恢复其原来的构型（图 2-1）。如小肠上皮细胞中葡萄糖和氨基酸从细胞基底面进入血液、血液中葡萄糖进入红细胞等过程都属于载体易化扩散。载体易化扩散具有以下特点。①特异性：即某种载体只选择性地与某种物质特异性结合，如转运葡萄糖的载体只能与葡萄糖结合进行易化扩散，而转运氨基酸的载体只能与氨基酸结合进行易化扩散。②饱和现象：由于膜上载体数量或载体上与该物质结合的位点数目有限，如果易化扩散的物质浓度过高，超过相应膜载体结合位点的数量，即使再增加易化扩散物质的浓度，转运量也不会继续增加。③竞争性抑制：如果某一膜载体对结构相似的 A、B 两种物质都有转运能力，那么在环境中增加 B 物质将会减弱此载体对 A 物质的转运能力，其主要原因是一定数量的载体或其结合位点被 B 物质占据。

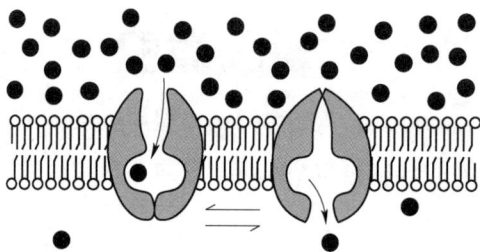

图 2-1　载体易化扩散的转运机制示意图

2. 通道易化扩散　是指通过细胞膜通道蛋白的帮助完成的易化扩散。通道蛋白质就像贯通细胞膜并带有闸门装置的一条管道，在一定条件下迅速开放（激活）或关闭（失活）。开放时，物质从膜的高浓度一侧向低浓度一侧移动；关闭时，尽管膜两侧存在浓度差或电位差，物质也不能通过细胞膜（图 2-2）。离子通道具有两种重要特性：离子选择性和门控特性。根据易化扩散的离子的不同，将膜通道分为 Na^+ 通道、K^+ 通道、Ca^{2+} 通道、Cl^- 通道等。根据控制膜通道开放与关闭的因素的不同，将膜通道分为以下两类。①化学门控通道：通过细胞外液中某种递质、激素或 Ca^{2+} 等化学物质浓度改变来控制通道的开或关，主要分布在神经细胞的突触后膜和骨骼肌细胞终板膜上。②电压门控通道：通过膜两侧电位差改变来控制其开或关。当膜两侧电位差变化到某一临界值时，通道蛋白质分子的结构发生变化，允许某物质从通道通过，该物质即可顺浓度差移动。如 Na^+ 通道、K^+ 通道、Ca^{2+} 通道等，主要分布在神经纤维和肌细胞膜中，是可兴奋性细胞产生生物电的基础。

图 2 - 2 通道易化扩散的转运机制示意图

在单纯扩散和易化扩散过程中，被转运物质都是顺着浓度差或电位差跨膜移动的，其转运动力是高浓度溶液中所蕴含的势能贮备，不需要消耗细胞代谢产生的能量（ATP）。因此，单纯扩散和易化扩散属于被动转运。

（三）主动转运

主动转运是通过细胞膜离子泵的作用，将物质由细胞膜的低浓度、低电位一侧转运到细胞膜高浓度、高电位一侧的过程。这种逆浓度差的转运方式就像"水泵"泵水一样，主动转运也因此称为"泵"转运。离子泵是一种特殊的膜蛋白，具有 ATP 酶的功能。哺乳动物细胞膜上普遍存在的离子泵是钠 - 钾泵（简称钠泵），也称 $Na^+, K^+ - ATP$ 酶，此外还有钙泵、碘泵等。细胞代谢产生的能量，1/3 以上用于维持钠泵活动，钠泵每分解 1 分子 ATP，可将 3 个 Na^+ 移至细胞外，同时将 2 个 K^+ 移至细胞内。由于钠泵的活动，在安静状态下，细胞内液 K^+ 浓度约为细胞外液 K^+ 浓度的 30 倍，而细胞外液 Na^+ 浓度约为细胞内液 Na^+ 浓度的 10 ~ 12 倍。当细胞内液 Na^+ 浓度升高或细胞外液 K^+ 浓度升高时，都可激活钠泵，将 Na^+ 逆着浓度差移至膜外、将 K^+ 逆着浓度差移至膜内，恢复到安静状态下细胞内液与细胞外液中 Na^+ 和 K^+ 的浓度分布（图 2 - 3）。

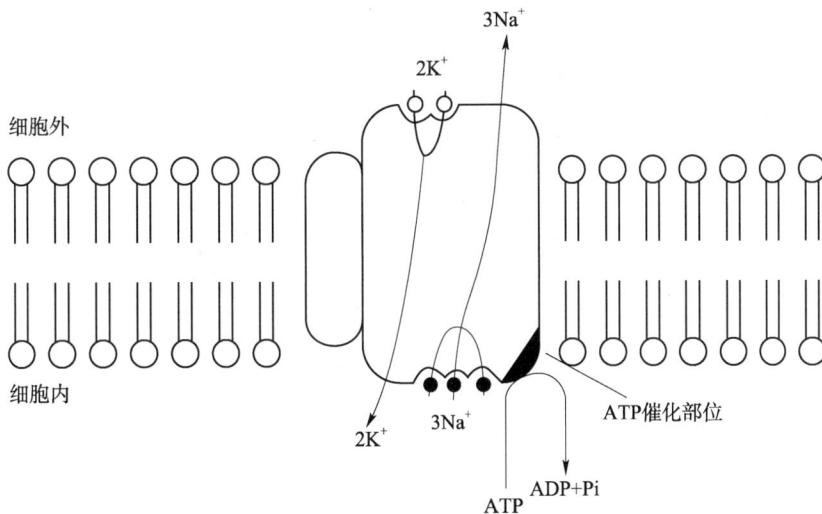

图 2 - 3 钠泵主动转运示意图

钠泵活动造成的细胞内高 K^+、细胞外高 Na^+ 具有重要的生理意义：①是细胞产生生物电的重要条件；②细胞内高 K^+ 是细胞内代谢反应的需要，如核糖体合成蛋白质的过程需要在高 K^+ 环境中完成；③降低细胞内 Na^+ 浓度，防止细胞内渗透压过高，以避免过多水分子进入细胞，维持细胞的正常容积及正常形态；④Na^+ 在膜两侧的浓度差是继发性主动转运（如葡萄糖、氨基酸等物质在肾小管、消化管的吸收过程）的动力，也是细胞内外进行 $Na^+ - H^+$ 交换、$Na^+ - K^+$ 交换、$Na^+ - Ca^{2+}$ 交换的动力。

继发性主动转运通常是由一种称为转运体的膜蛋白利用细胞膜两侧的 Na^+ 浓度梯度完成的跨膜转

运。转运体和载体具有相似的转运机制，因而其转运速率在同一水平，也会出现饱和现象，它们之间没有严格的界线，但通常转运体总是同时转运两种或更多的物质。如果被转运的离子或分子都朝同一方向运动，称同向转运，相应的转运体称为同向转运体；如果被转运的离子或分子彼此朝相反方向运动，则称反向转运或交换，相应的转运体称为反向转运体或交换体。葡萄糖和氨基酸在小肠黏膜上皮的吸收以及在肾小管上皮被重吸收的过程，神经递质在突触间隙被神经末梢重摄取的过程，甲状腺上皮细胞的聚碘过程，细胞普遍存在的 $Na^+ - H^+$ 交换和 $Na^+ - Ca^{2+}$ 交换等过程，均属于继发性主动转运。

二、大分子或团块物质的转运

小分子物质可以通过上述的物理扩散或经膜蛋白的介导穿过细胞膜，而大分子或团块物质是不能直接穿过细胞膜的，需要细胞膜做"变形运动"，以入胞或出胞的方式完成跨膜转运。

1. 入胞　是指大分子或团块状物质（细菌或细胞碎片等）通过细胞膜的变形运动或在膜受体的帮助下进入细胞的过程（图 2 - 4）。入胞分为吞噬和吞饮。入胞的物质是固态的，此入胞过程称为吞噬，只发生在人体内的某些细胞如中性粒细胞、单核细胞和巨噬细胞等中；入胞的物质是液态的，此入胞过程称为吞饮，人体内大多数物质的入胞过程是通过吞饮完成的。吞饮可分为液相入胞和受体介导入胞两种。受体介导入胞是通过被转运物质与膜受体的特异性结合，选择性地促进被转运物质进入细胞。

2. 出胞　是指胞质内的大分子物质以分泌囊泡的形式排出细胞的过程（图 2 - 4）。出胞过程主要见于细胞的各种分泌活动，如内分泌腺分泌激素、神经末梢释放递质、消化腺分泌消化酶等都是以出胞方式完成的。

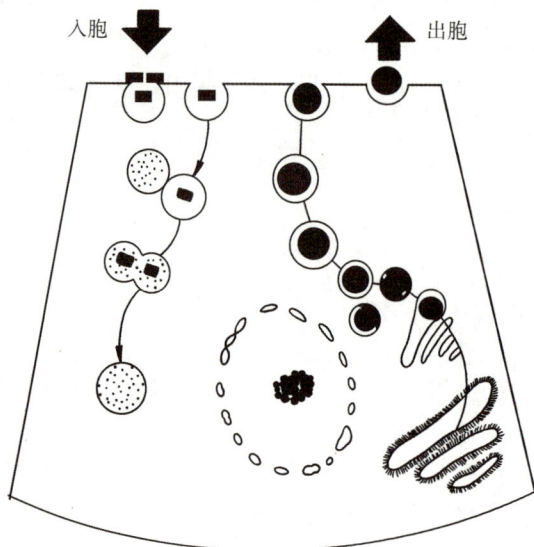

图 2 - 4　入胞和出胞示意图

知识链接

家族性高胆固醇血症

低密度脂蛋白（LDL）在体内的存在是有一定时间的，通常为 2.5 天，过了这个时间之后，LDL 以受体介导方式入胞并最终被肝脏消化和吸收。家族性高胆固醇血症主要是肝脏表面的 LDL 受体数量减少，引起其与 LDL 的结合减少，从而导致血液中 LDL 浓度增高。过量的 LDL 沉积于吞噬细胞和其他细胞，形成黄色瘤和粥样斑块，最终导致心脑血管疾病的发生。

第二节　肌细胞的收缩功能

人体的肌肉分为骨骼肌、心肌、平滑肌三种，它们的主要功能是收缩，三种肌细胞的收缩原理基本相同；但骨骼肌是随意肌，其活动受意识控制，这与心肌和平滑肌是不同的。本节以骨骼肌为例，讨论肌细胞的兴奋－收缩耦联过程以及影响肌肉收缩的因素。

一、肌细胞的结构

骨骼肌细胞含有大量的肌原纤维和丰富的肌管系统，这些结构排列高度规则，是骨骼肌细胞在结构上最突出的特点，也是进行收缩、舒张和做功的基础。

（一）肌原纤维与肌小节

每个肌细胞或肌纤维都包含大量直径为 $1 \sim 2\mu m$ 的纤维状结构，称肌原纤维。它们平行排列，纵贯肌纤维全长，在一个肌细胞中可以有上千条之多，且每条肌原纤维上有规则的明带和暗带交替。明带中央有一条与肌原纤维垂直的横线，称 Z 线。暗带中央有一段相对透亮区，称 H 带，其中央有一条暗线，称 M 线。两条相邻 Z 线之间的区域称为肌小节，它由位于中间的一个完整的暗带和其两侧各 1/2 明带组成；通常肌小节的长度在 $2.0 \sim 2.2\mu m$，但在骨骼肌收缩和舒张时，肌小节的长度有所变化，可变动于 $1.5 \sim 3.5\mu m$ 之间。用电子显微镜观察，肌小节的明带和暗带由不同的肌丝组成。暗带由粗肌丝与细肌丝重叠而成，但其中的 H 带只有粗肌丝；明带只有细肌丝（图 2-5）。

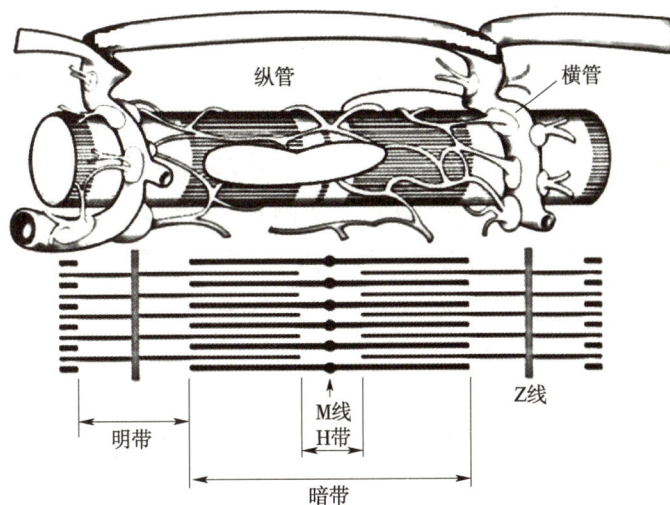

图 2-5　骨骼肌超微结构模式图

（二）肌丝的分子组成

研究表明，粗肌丝主要由肌球蛋白组成。每一个肌球蛋白分为杆部和头部。杆部相互聚合朝向 M 线，构成粗肌丝的主干；头部则有规律地伸出粗肌丝主干的表面，形成横桥。横桥在肌丝滑行中的重要作用如下。①横桥具有 ATP 酶作用：当横桥与细肌丝上的相关位点结合时，其 ATP 酶作用被激活，可分解肌质中的 ATP，为横桥的摆动提供能量。②横桥能够可逆性地与细肌丝结合或解离：当横桥与细肌丝上的相关位点结合后，获得能量的横桥就会发生方向一致的"摆头"运动，结果是使细肌丝向 M 线移动，随后横桥与结合位点分离，再快速与细肌丝上新的位点结合，连续产生同方向的摆动，使细肌丝渐渐滑行至 M 线。

细肌丝由三种蛋白质组成。①肌动蛋白：占细肌丝的 60%，构成细肌丝的主干；上有能与横桥结合的位点。②原肌球蛋白：在肌肉舒张时，其位置正好处于肌动蛋白与横桥之间，起着掩盖肌动蛋白作用点、阻止横桥与肌动蛋白结合的作用。③肌钙蛋白：与 Ca^{2+} 有很强的亲和力，是 Ca^{2+} 的受体蛋白，当与 Ca^{2+} 结合后，则将信息传给原肌球蛋白，使其构象和位置发生改变，解除原肌球蛋白的"阻碍"作用，使横桥能够与肌动蛋白结合，引发肌丝滑行，使肌肉收缩（图 2－6）。

肌球蛋白和肌动蛋白是直接参与肌肉收缩的蛋白质，称收缩蛋白；原肌球蛋白和肌钙蛋白因不直接参与肌肉收缩，而是对收缩过程起调控作用，故称调节蛋白。

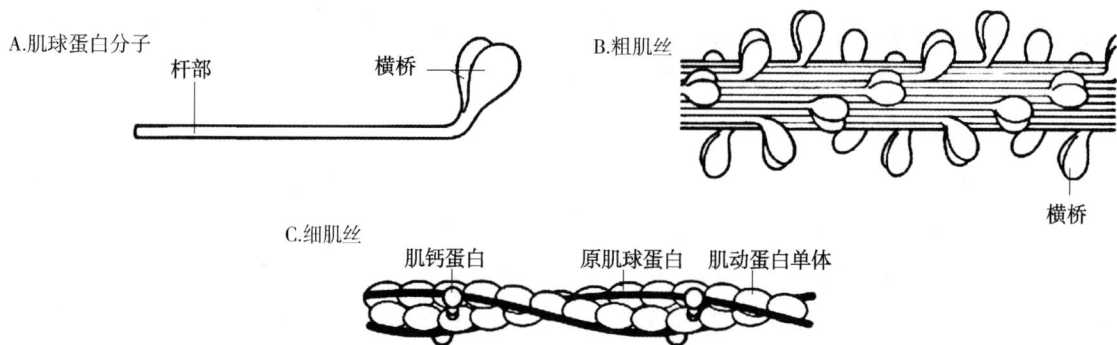

A.肌球蛋白分子　杆部　横桥　B.粗肌丝　横桥　C.细肌丝　肌钙蛋白　原肌球蛋白　肌动蛋白单体

图 2－6　粗肌丝和细肌丝的分子结构示意图

（三）肌管系统

肌管系统是指包绕在每一条肌原纤维周围的膜性囊管状结构，包含两部分。一部分是走行方向与肌原纤维垂直的管道，称横管。它由肌膜在 Z 线处向细胞内凹陷而形成，与细胞外液相通。当肌膜兴奋时，动作电位可沿横管传入肌细胞内部。另一部分是走行方向与肌原纤维平行的管道，称纵管，又称肌质网。它纵向地包绕在肌原纤维的周围。在肌小节两端的 Z 线附近，即靠近横管的部位，纵管管腔膨大，形成终池。骨骼肌细胞的终池非常发达，因此贮存的 Ca^{2+} 非常多，骨骼肌收缩所需要的 Ca^{2+} 90%以上来自终池。一个横管与两侧肌小节的终池一起合称为"三联管"结构，其作用是将从横管传来的电信息（动作电位）与终池释放的 Ca^{2+} 联系起来，完成横管向纵管的信息传递，而终池释放的 Ca^{2+} 则是引起肌细胞收缩的直接动因。

二、肌细胞的兴奋－收缩耦联

（一）神经－骨骼肌接头处的结构

神经－骨骼肌接头由接头前膜、接头间隙、接头后膜组成（图 2－7）。接头前膜是运动神经轴突的细胞膜，即突触小体膜，其特点是突触小体内含有大量的乙酰胆碱（Ach）递质囊泡。接头后膜是骨骼肌运动终板膜，其上有与 Ach 特异性结合的 N_2 型胆碱能受体，它是化学门控通道的一部分，属于离子通道耦联受体。接头前膜与终板膜之间的间隙称为接头间隙，宽约 50nm，其间充满细胞外液和胆碱酯酶。

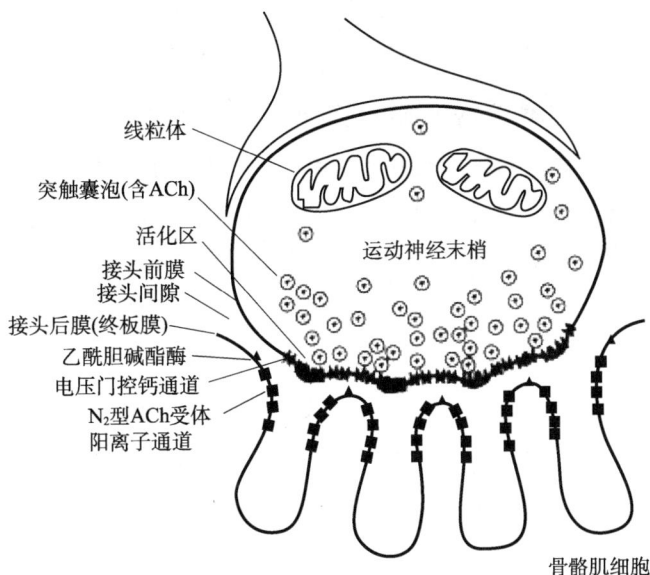

图 2-7　神经－骨骼肌接头结构示意图

线粒体
突触囊泡(含ACh)
活化区
接头前膜
接头间隙
接头后膜(终板膜)
乙酰胆碱酯酶
电压门控钙通道
N₂型ACh受体
阳离子通道
运动神经末梢
骨骼肌细胞

(二) 神经－骨骼肌兴奋的传递过程 📱微课

骨骼肌是随意肌，受运动神经支配。运动神经的兴奋通过神经－骨骼肌接头处传递给骨骼肌，具体过程为：当运动神经兴奋时，神经冲动沿着神经纤维以局部电流的方式传到轴突末梢，引起轴突膜上的 Ca^{2+} 通道开放，Ca^{2+} 由细胞外液顺着电化学梯度进入轴突末梢（突触小体），触发其中的 Ach 递质囊泡向接头前膜方向移动，之后递质囊泡膜与接头前膜发生融合破裂，以出胞的方式将贮存在囊泡内的 Ach 分子"倾囊"释放进入接头间隙（量子性释放）。一次动作电位能使 200～300 个囊泡内的 Ach 全部释放，约合 10^7 个 Ach 分子进入并通过接头间隙与接头后膜（骨骼肌终板膜）上的 N₂型胆碱能受体结合，使其通道开放，允许 Na^+、K^+ 等通过（以 Na^+ 为主），Na^+ 顺着电化学梯度流入终板膜内并使其发生去极化，产生终板电位。终板电位属于局部电位，其去极化的幅度与接头前膜释放的 Ach 的量成正变关系。由于终板膜去极化，终板膜与其邻近的普通肌细胞膜之间出现电位差并产生电流，电流刺激邻近肌细胞膜上的 Na^+ 通道使其大量开放，从而产生动作电位。动作电位通过局部电流传遍整个肌膜，引起骨骼肌兴奋。接头前膜释放的 Ach 并不进入肌细胞，它只在神经与肌细胞之间起信息传递作用，很快被存于接头间隙与终板膜上的胆碱酯酶水解为胆碱和乙酸而失去作用，这样就能够保证一次神经兴奋只引起它所支配的骨骼肌兴奋一次，随后引发一次收缩。

神经－骨骼肌接头处兴奋传递的特点如下。①单向传递：即兴奋只能由接头前膜传至接头后膜。②时间延搁：是指传递过程耗时较长，每次过程需要 0.5～1.5 毫秒，远比神经冲动的传导速度慢得多。③易受环境因素影响：传递过程容易受到 Ca^{2+} 浓度和肉毒素、新斯的明、筒箭毒等外界药物的影响。

例如肉毒梭菌产生的毒素可以抑制接头前膜释放 Ach，从而使神经－骨骼肌接头处兴奋传递减弱，引起骨骼肌收缩力降低，因此，临床上肉毒梭菌中毒的人可表现出肌无力等症状。有机磷农药及新斯的明能够抑制胆碱酯酶的活性，使 Ach 不能被及时水解而在终板膜处堆积，导致骨骼肌持续兴奋和收缩，故有机磷农药中毒时会出现肌肉震颤；氯解磷定和碘解磷定可恢复胆碱酯酶的活性，是治疗有机磷农药中毒的特效药物。箭毒是 N 型胆碱能受体拮抗剂，能与 Ach 竞争结合终板膜上的 N₂型胆碱能受体，使之不能产生终板电位，从而使骨骼肌细胞不能兴奋，导致骨骼肌松弛。

> **知识链接**
>
> ### Ca²⁺在心肌细胞和平滑肌细胞中的作用
>
> 心肌细胞和平滑肌细胞与骨骼肌细胞有所不同，前两者终池并不发达。心肌细胞和平滑肌细胞表面有大量的Ca^{2+}通道，发生兴奋-收缩耦联时所需Ca^{2+}可通过离子通道从细胞外摄取。临床上，使用钙离子通道阻滞剂可以起到抑制心脏、舒张血管和降低血压的作用。

（三）骨骼肌兴奋-收缩耦联的过程

骨骼肌细胞由兴奋的电变化导致其收缩的机械性变化的过程称为兴奋-收缩耦联。神经-骨骼肌接头处传递产生的兴奋（动作电位）沿着肌膜以局部电流的形式迅速传播，经过横管到达三联管处，使终池膜上的Ca^{2+}通道开放，终池内的Ca^{2+}顺着浓度差流入肌质，使肌质中的Ca^{2+}浓度逐渐升高。当肌质中的Ca^{2+}浓度$\geqslant 10^{-5}$mol/L时，Ca^{2+}与细肌丝上的肌钙蛋白结合，引起肌钙蛋白分子构象发生改变，牵拉原肌球蛋白发生移位，暴露肌动蛋白与横桥结合的位点，使横桥与肌动蛋白结合，同时横桥的ATP酶活性增加，分解ATP，释放能量，使横桥发生扭动，牵拉细肌丝向粗肌丝中央滑行，从而使肌小节缩短，即可引起肌细胞收缩。相反，当运动神经不再发放神经冲动时，横管膜电位恢复到静息电位，其两侧终池膜上的Ca^{2+}通道关闭，同时终池膜上的钙泵激活，将肌质中的Ca^{2+}逆着浓度差转运到终池内，从而使肌质中的Ca^{2+}浓度逐渐降低。当肌质中的Ca^{2+}浓度$< 10^{-5}$mol/L时，Ca^{2+}与肌钙蛋白分离，肌钙蛋白恢复安静时的构象，原肌球蛋白复位，位阻效应重新出现，横桥与肌动蛋白脱离，细肌丝滑出，肌小节恢复原长度，即可引起肌细胞舒张（图2-8）。

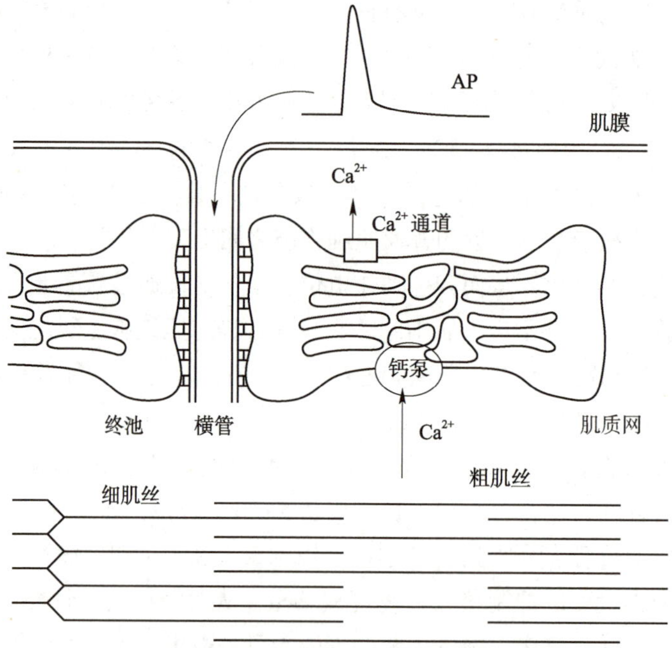

图2-8 骨骼肌的兴奋-收缩耦联示意图

AP：动作电位

三、影响肌肉收缩的主要因素

（一）骨骼肌细胞收缩的形式

骨骼肌的主要功能是收缩，它在收缩时可以表现为两种状态：一是长度缩短，二是张力增加。收缩形式包括等长收缩和等张收缩、单收缩和强直收缩。

1. 等长收缩和等张收缩

（1）等长收缩　是指肌肉收缩时长度不变而张力增加。在正常人体内，等长收缩的主要作用是保持一定的肌张力和位置，维持人体姿势。

（2）等张收缩　是指肌肉收缩时张力不变而长度缩短。等张收缩时，由于长度缩短，被肌肉作用的物体产生移位，所以能够做功。

人体骨骼肌的收缩在大多情况下是混合式的，既有张力增加，又有长度缩短，而且总是张力增加在前，长度缩短在后。

2. 单收缩和强直收缩

（1）单收缩　是指肌肉受到一次有效刺激时，先产生一次动作电位，接着发生一次迅速的收缩。单收缩曲线可分为潜伏期、收缩期和舒张期。根据肌肉所承受负荷的不同，单收缩可以是等长收缩，也可以是等张收缩。在正常人体内，由于运动神经传到骨骼肌的兴奋冲动都是快速连续的过程，体内骨骼肌的收缩都属于强直收缩，但持续时间长短不一。

（2）强直收缩　是指肌肉受到连续的有效刺激时出现强而持久的收缩。强直收缩又可分为不完全强直收缩和完全强直收缩。前者是指肌肉受到连续的有效刺激后，每一个新刺激落在前一收缩过程的舒张期，收缩曲线为锯齿状（图2－9A）；后者是指肌肉受到连续的有效刺激后，每一个新刺激都落在前一收缩过程的收缩期，各次收缩完全融合在一起，收缩曲线呈一平直线（图2－9B）。强直收缩所产生的张力可达单收缩的3~4倍。

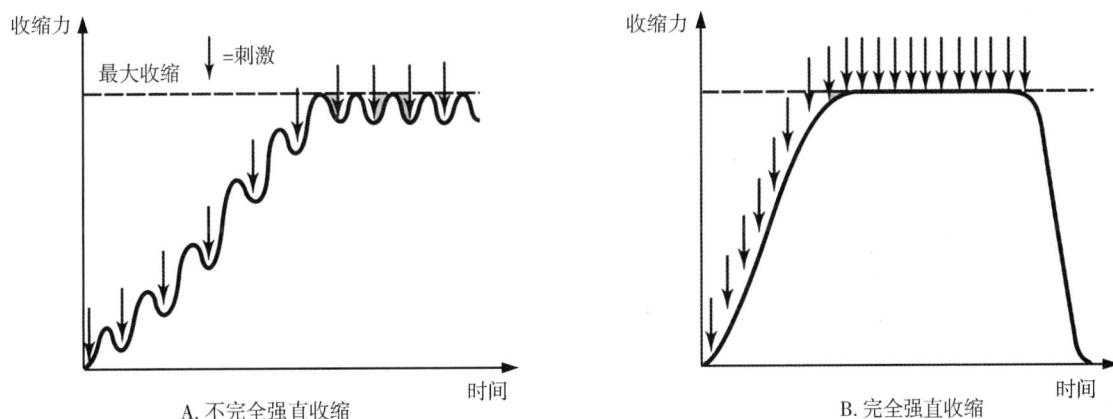

图2－9　骨骼肌强直收缩曲线

（二）影响骨骼肌收缩的因素

影响骨骼肌收缩的因素主要有前负荷、后负荷以及肌肉收缩能力，其中，前负荷与后负荷是来自骨骼肌以外的外部因素，而肌肉收缩能力是来自骨骼肌自身的内部因素。

1. 前负荷　是指肌肉收缩前所承受的负荷，其大小决定肌肉收缩之前的长度，即肌肉的初长度。若其他因素不变，在一定范围内，前负荷越大，肌肉初长度越长，产生的收缩力越大。当前负荷和初长度达到某一数值时，肌肉产生的收缩力最大，此时的前负荷称为最适前负荷，而此时肌肉的长度则称为最适初长度。当前负荷过大时，肌肉的收缩力反而减弱，这是因为肌肉只有在最适初长度下收缩时，粗、细肌丝才能处于最理想的重叠状态，粗肌丝上的横桥与细肌丝上的结合点数量才最多，肌肉收缩的效果才最好。

2. 后负荷　是指肌肉收缩后承受的负荷，它不影响肌肉的初长度，只影响肌肉缩短的速度和程度。肌肉在有后负荷作用的情况下收缩，总是先有张力的增加以克服后负荷的阻力，然后才有长度的缩短。

即后负荷越大，肌肉收缩产生的张力越大，肌肉缩短出现得越晚，缩短速度越慢。因此，后负荷的大小影响肌肉收缩的张力、时间和缩短速度。当后负荷超过肌肉所产生的最大张力时，肌肉的缩短速度为零，所以，保持适度的后负荷才能获得肌肉做功的最佳效率。

3. 肌肉收缩能力 是指在前负荷与后负荷不变的情况下，由肌肉内部的功能状态所决定的肌肉收缩效率。它主要取决于兴奋 – 收缩耦联过程中肌质内的 Ca^{2+} 水平和横桥的 ATP 酶活性。在前负荷与后负荷不变的情况下，肌肉收缩能力增强，可以使肌肉的收缩力增加、收缩速度加快、做功效率提高。肌肉收缩能力受环境因素的影响，如缺氧、酸中毒、疲劳时肌肉收缩能力降低，而 Ca^{2+}、咖啡因、肾上腺素等则能显著提高肌肉收缩能力。

练 习 题

答案解析

一、最佳选择题

1. 下列物质中，以单纯扩散方式进出细胞的是（　　）

    A. O_2、CO_2
    B. NaCl、H_2O
    C. 葡萄糖、氨基酸
    D. 细菌和病毒

2. 神经末梢释放神经递质的过程属于（　　）

    A. 主动转运
    B. 出胞
    C. 易化扩散
    D. 入胞

3. 白细胞吞噬细菌的过程属于（　　）

    A. 单纯扩散
    B. 易化扩散
    C. 主动转运
    D. 入胞作用

4. 骨骼肌收缩和舒张的基本功能单位是（　　）

    A. 肌原纤维
    B. 肌小节
    C. 粗肌丝
    D. 细肌丝

5. 肌管系统中，兴奋 – 收缩耦联的结构基础是（　　）

    A. 肌质网
    B. 终池
    C. 纵管
    D. 三联管

6. 兴奋 – 收缩耦联的重要物质是（　　）

    A. 钠离子
    B. 钾离子
    C. 钙离子
    D. 镁离子

7. 增加刺激频率使每个刺激落在前一次收缩的收缩期内，骨骼肌可出现（　　）

    A. 单收缩
    B. 不完全强直收缩
    C. 强直收缩
    D. 等长收缩

8. 在骨骼肌中，能与胞质中 Ca^{2+} 结合的位点位于（　　）

    A. 肌纤蛋白
    B. 肌球蛋白
    C. 原肌球蛋白
    D. 肌钙蛋白

二、综合问答题

1. 阐述载体易化扩散转运物质的种类及转运特点。

2. 不同物质通过细胞膜分别采用何种方式？举例说明。

3. 神经－肌肉接头处兴奋传递的化学物质及传递特点是什么？

4. 影响骨骼肌收缩的因素有哪些？这些因素如何发挥作用？

（胥　颖）

书网融合……

| 本章小结 | 微课 | 题库 |

血 液

学习目标

知识目标

1. 掌握 血液的组成；红细胞的正常值及功能；红细胞的生成与破坏；血小板的正常值、生理特性与生理功能；凝血因子的特点；血液凝固的基本步骤及类型；ABO 血型及 Rh 血型系统的分型原则与分型。

2. 熟悉 血浆渗透压的组成及生理作用；红细胞的生理特性；抗凝血酶Ⅲ及肝素的抗凝机制；血量，输血的原则。

3. 了解 血液及血浆的比重；白细胞的正常值及分类；纤溶系统的组成及纤溶过程。

能力目标

1. 学会用科学的语言解释下列概念：血细胞比容、血浆渗透压、红细胞沉降率、血液凝固、凝血因子、血清、血浆。

2. 能运用所学知识简单分析血液相关异常。

素质目标

通过本章的学习，认识到血液的重要性，提升学习的兴趣和积极主动性，激发深入探索生命现象本质的欲望和热情，形成科学探索知识的价值观。

情境导入

情境 2019 年，刚满 18 岁的小杨姑娘将无偿献血作为庆祝自己年满 18 岁的生日礼物。2021 年，小杨姑娘了解到造血干细胞捐献的知识后，又主动采集血样加入中华骨髓库。2023 年，她成功捐献了 156ml 造血干细胞混悬液。这份"生命的礼物"由工作人员运送到患者所在的医院，输注到患者体内，为他点燃生命的新希望。

思考 1. 血液是由什么构成的？

2. 人体的血量有多少？献血多少毫升是安全的？

3. 是否可直接输血？输血前需要做哪些检查？

血液是存在于心血管系统内的不断流动的液体组织。通过心脏有节律性的舒缩活动，血液在心血管系统内周而复始地循环流动，为全身组织器官输送营养，并将机体代谢产物运输到排泄器官；血液中含有多种缓冲物质，可调节机体的酸碱平衡，维持机体内环境稳态；除此之外，血液还在机体的免疫防御、体温调节、生理性止血等方面具有重要作用。当机体因各种因素导致血容量不足、血液理化性质发生改变或血液循环障碍时，都会引起机体组织器官生理功能的障碍以及血液成分的改变，因此，临床上可通过检查血液的变化来了解身体健康状况。

第一节 血液的组成及理化特性

一、血液的组成

取一定量的血液经抗凝处理后，置于分血计中离心，血液分为三层：上层淡黄色透明液体是血浆，占全血容积的50%~60%；下层深红色不透明的是红细胞，占全血容积的40%~50%；介于两者之间的一层灰白色薄层为白细胞和血小板，约占容积的1%（计算容积时常可忽略）（图3-1）。红细胞、白细胞和血小板合称为血细胞。因此，血液由血浆和血细胞组成。血细胞在血液中所占的容积百分比称为血细胞比容。正常成年男性的血细胞比容为40%~50%，成年女性为37%~48%，新生儿约为55%。由于在血细胞中白细胞和血小板仅占总容积的0.15%~1%，血细胞比容亦称为红细胞比容。在血液浓缩如严重腹泻或大面积烧伤时，血细胞比容增高；贫血患者的红细胞数量减少，血细胞比容降低。

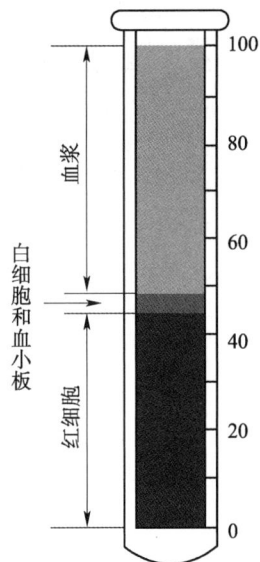

图3-1 血液的组成

（一）血浆

血浆的主要成分是水、血浆蛋白、电解质、气体（O_2、CO_2）、代谢产物和激素等。这些成分是决定血浆理化特性和生理功能的物质基础。

1. 水和无机盐 血浆中的水对于实现血液的物质运输、调节体温等功能具有重要作用。血浆中含有大量的晶体物质，如无机盐、葡萄糖、氨基酸、尿素等。无机盐中的阳离子有Na^+、K^+、Ca^{2+}、Mg^{2+}等，其中主要是Na^+；阴离子有Cl^-、HCO_3^-、HPO_4^{2-}等，其中主要是Cl^-。晶体物质中的无机盐在形成并维持血浆晶体渗透压、调节酸碱平衡、维持神经与肌肉的兴奋性等方面发挥着重要的作用。正常情况下，血浆中的各种溶质成分在一定范围内保持相对稳定（表3-1）。

表3-1 血浆的化学成分及正常值

化学成分	正常值	化学成分	正常值
总蛋白	65~85g/L	Cl^-	96~107mmol/L
白蛋白（A）	40~48g/L	Na^+	135~148mmol/L
球蛋白（G）	15~30g/L	K^+	4.1~5.6mmol/L
白蛋白/球蛋白（A/G）	1.5~2.5	Ca^{2+}	2.2~2.9mmol/L
纤维蛋白原	2~4g/L	Mg^{2+}	0.8~1.2mmol/L
非蛋白氮（NPN）	200~400mg/L	尿素氮	90~200mmol/L
肌酐（全血）	0.01~0.018g/L	葡萄糖（全血）	3.9~6.1mmol/L
尿酸（全血）	0.02~0.4g/L	总胆固醇	1.1~2.0g/L

2. 血浆蛋白 是血浆中多种蛋白质的总称，包括白蛋白、球蛋白和纤维蛋白原三类。正常成人血浆蛋白含量为65~85g/L，其中，白蛋白（A）为40~48g/L，球蛋白（G）为15~30g/L，纤维蛋白原为2~4g/L。正常人白蛋白与球蛋白浓度的比值（A/G）为1.5~2.5。血浆白蛋白和大多数球蛋白主要由肝脏合成，当肝功能障碍时，会出现A/G比值下降甚至倒置。

血浆蛋白的主要生理功能如下。①形成血浆胶体渗透压：血浆胶体渗透压的大小取决于各种蛋白质的含量和分子大小，白蛋白含量最高，分子量最小，是形成血浆胶体渗透压的主要成分。②运输功能：许多药物和脂肪酸与白蛋白结合运输，而一些激素、维生素、Ca^{2+}和Fe^{2+}也可与血浆蛋白结合在血液中运输。③免疫功能：血浆中的球蛋白可参与机体的多种免疫球蛋白和补体等的构成，抵御病原微生物（如细菌、病毒、真菌等）的入侵。④参与血液凝固、抗凝和纤溶等生理过程。⑤缓冲功能：白蛋白及其钠盐组成缓冲对，可调节酸碱平衡。

综上所述，血液的主要组成简示如下。

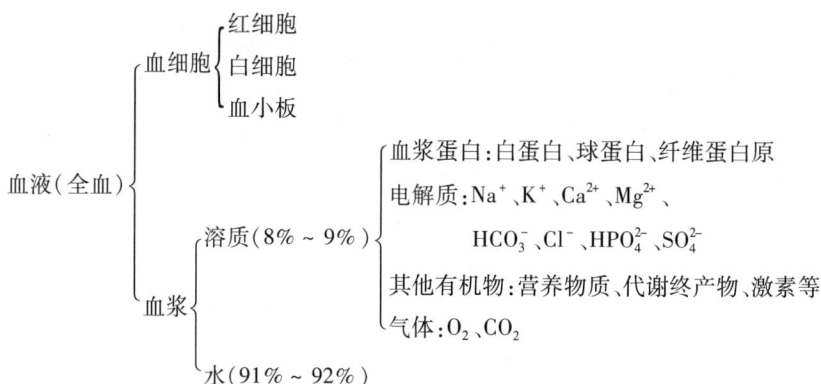

$$\text{血液（全血）}\begin{cases} \text{血细胞}\begin{cases}\text{红细胞}\\\text{白细胞}\\\text{血小板}\end{cases}\\[2em] \text{血浆}\begin{cases}\text{溶质（8\%~9\%）}\begin{cases}\text{血浆蛋白：白蛋白、球蛋白、纤维蛋白原}\\\text{电解质：}Na^+、K^+、Ca^{2+}、Mg^{2+}、\\\qquad\quad HCO_3^-、Cl^-、HPO_4^{2-}、SO_4^{2-}\\\text{其他有机物：营养物质、代谢终产物、激素等}\\\text{气体：}O_2、CO_2\end{cases}\\[2em]\text{水（91\%~92\%）}\end{cases}\end{cases}$$

（二）血量

血量指全身血液的总量。正常成年人的血液总量相当于体重的7%~8%，即每千克体重有血液70~80ml。例如，体重60kg的成年人，其血量为4.2~4.8L。全身血液的大部分在心血管中流动，称循环血量；小部分血液滞留在肝、肺、脾和静脉丛等储血库中，称储存血量。人体在剧烈运动、情绪激动或失血等情况下，储血库中的血液可释放进入血液循环，补充循环血量的不足。

正常情况下，人体内的血量总是保持相对恒定，以维持正常的血压和各组织器官正常的血液供应。当机体少量失血（不超过总血量的10%）时，由于神经和体液调节、心血管活动增强、血管收缩、储存血量释放等功能代偿，机体可无明显的临床症状。因此，一次献血200~300ml对健康不会带来损害。中等失血（达全身血量20%）时，机体会出现脉搏细速、四肢发冷、血压下降、眩晕甚至昏倒，机体各种生命活动将受到影响。严重失血（达全身血量30%以上）时，如不及时抢救，将危及生命。

二、血液的理化特性

（一）血液的颜色

血液的颜色主要由红细胞内血红蛋白的颜色所决定。动脉血中氧合血红蛋白较多，故呈鲜红色；静脉血中去氧血红蛋白较多，故呈暗红色；血浆因含微量的胆色素，故呈淡黄色。空腹的血浆清澈透明；进食后，尤其是摄入较多的脂类食物后，血浆中因悬浮脂蛋白微滴增多而变得混浊。因此，临床上对血液化学成分进行检测时要求空腹采血，以避免食物对血液检测结果产生影响。

（二）血液的比重

正常成年人全血比重为1.050~1.060，其大小主要由红细胞数量所决定。血浆比重为1.025~1.030，其高低主要由血浆中血浆蛋白的含量所决定。红细胞的比重为1.090~1.092，其大小与红细胞内血红蛋白的含量密切相关。由于红细胞比重及血浆比重之间的差异，可进行红细胞与血浆的分离以及血细胞比容和红细胞沉降率的测定。

（三）血液的黏滞性

血液的黏度主要来源于血液内部分子或颗粒间的摩擦，即内摩擦。全血的黏滞性主要取决于血细胞比容的高低，而血浆的黏滞性主要取决于血浆蛋白的含量。通常将水的黏滞性定为1，全血的相对黏滞性为水的4~5倍，血浆的相对黏滞性为水的1.6~2.4倍。血液的黏滞性与血流阻力呈正相关。如休克的微循环淤血期，血浆外渗，血液黏滞性升高，血流阻力增加，严重影响组织器官的血液灌流量。

（四）血浆的酸碱度

正常人血浆的 pH 为 7.35~7.45，当血浆 pH 低于 7.35 时即为酸中毒，高于 7.45 时则为碱中毒。血浆 pH 低于 6.9 或高于 7.8 时都将危及生命。因此，血浆 pH 的相对恒定对维持机体正常代谢和功能活动十分重要。血浆 pH 的相对恒定有赖于血浆中的多种缓冲物质以及肺和肾的正常功能，其中以 $NaHCO_3/H_2CO_3$ 最为重要，只要两者比值在 20:1，血浆 pH 就可以稳定在正常范围内。除此之外，血浆中还有蛋白质钠盐/蛋白质、Na_2HPO_4/NaH_2PO_4 等缓冲对，红细胞中还有血红蛋白钾盐/血红蛋白、氧合血红蛋白钾盐/氧合血红蛋白等多种缓冲对，参与维持血浆 pH 的相对恒定。

（五）血浆渗透压 🅔 微课1

1. 血浆渗透压的组成及正常值 溶液的渗透压是指溶液中的溶质分子对水分子的吸引能力。渗透压是所有溶液所具有的一种特性，渗透压越大表示溶液吸引和保留水分子的能力越强。其大小与单位体积溶液中溶质颗粒（分子或离子）数目的多少有关，与溶质的种类和颗粒大小无关。

血浆渗透压接近 $300mOsm/(kg \cdot H_2O)$，相当于 770kPa，由晶体渗透压和胶体渗透压两部分组成：①由血浆中晶体物质（主要是 Na^+ 和 Cl^-）所形成的渗透压称为血浆晶体渗透压，其数值占血浆渗透压的绝大部分；②血浆中的胶体物质（如血浆蛋白）分子量大，颗粒数目少，由其所形成的渗透压称为血浆胶体渗透压，数值很小，仅为 $1.5mOsm/(kg \cdot H_2O)$，相当于 3.3kPa。在血浆蛋白中，白蛋白的分子量小，其数量远多于球蛋白，故血浆胶体渗透压的大小主要受血浆白蛋白数量所影响。

2. 血浆渗透压的作用 细胞膜和毛细血管壁对于水、晶体物质和胶体物质具有不同的通透性。如细胞膜允许水通过，不允许蛋白质通过，无机盐离子也不容易通过；而毛细血管壁允许水、大部分离子通过，不允许血浆蛋白通过。因此，在血细胞内外和血管内外，血浆晶体渗透压和胶体渗透压表现出不同的生理作用。

（1）**血浆晶体渗透压的作用** 血浆中的水分子可以自由通过细胞膜，而大部分晶体物质则不易通过细胞膜，因此，血浆晶体渗透压对调节细胞内外水的平衡、维持红细胞的正常形态和功能发挥重要作用。在生理状态下，细胞内、外溶液的晶体渗透压相等。若血浆晶体渗透压升高，红细胞内的水分就会渗出而使之发生皱缩；当血浆晶体渗透压降低时，进入红细胞的水分增加而致细胞肿胀甚至破裂。红细胞由于各种原因破裂而使血红蛋白逸出的现象称为溶血。

（2）**血浆胶体渗透压的作用** 由于血浆蛋白分子量较大，不易透过毛细血管壁，由其所形成的血浆胶体渗透压虽然较低，但对于调节血管内外水平衡和维持正常的血浆容量具有重要作用。临床上，肝、肾功能障碍或营养不良导致血浆蛋白减少时，可因血浆胶体渗透压降低，导致组织液回流减少而滞留于组织间隙，形成水肿（图3-2）。

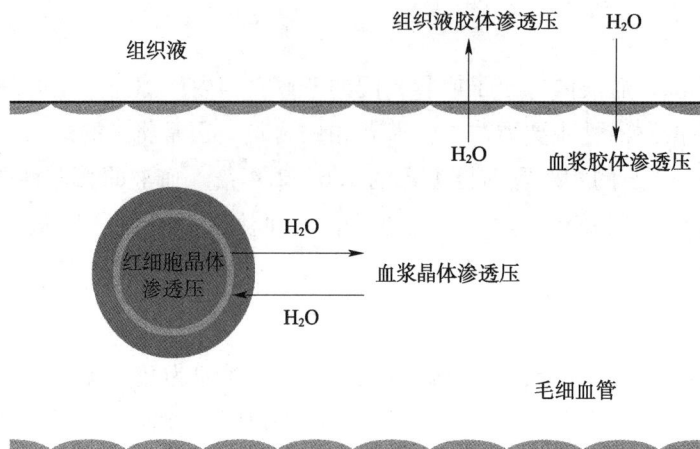

图3-2 血浆渗透压的组成及作用

图示红细胞膜内的晶体渗透压与血浆晶体渗透压基本相等，可维持红细胞正常形态；

血浆胶体渗透压大于组织液胶体渗透压，可将组织液中的水转移到血管内（图中数字单位为mmHg）

知识链接

等渗溶液与等张溶液

渗透压与血浆渗透压相等或相近的溶液称为等渗溶液，如0.9% NaCl溶液（生理盐水）、5%葡萄糖溶液和1.9%尿素溶液；渗透压高于或低于血浆渗透压的溶液称为高渗溶液或低渗溶液。

张力是指溶液中不能通过红细胞膜的溶质颗粒所形成的渗透压。1.9%尿素溶液虽为等渗溶液，但由于尿素能透过红细胞膜而进入其内，使得红细胞内渗透压升高，水分进入红细胞内，导致其肿胀破裂，发生溶血，所以它不是等张溶液。

因此，临床上给患者输液时，多采用既是等渗溶液也是等张溶液的0.9% NaCl溶液和5%葡萄糖溶液。

第二节 血细胞

血细胞是血液中的细胞成分，包括红细胞、白细胞和血小板。

一、红细胞

（一）红细胞的形态、数量和功能

1. 形态 正常成熟红细胞呈双凹圆碟形，直径为$7 \sim 8\mu m$，中央薄，周边较厚，无核。

2. 数量 红细胞是血液中数量最多的细胞。我国正常成年男性红细胞数量为$(4.0 \sim 5.5) \times 10^{12}/L$，平均为$5.0 \times 10^{12}/L$；成年女性为$(3.5 \sim 5.0) \times 10^{12}/L$，平均为$4.2 \times 10^{12}/L$；新生儿为$6.0 \times 10^{12}/L$。正常成年人的外周血中除成熟红细胞外，尚有一种未完全成熟的网织红细胞，其数量占红细胞总数$0.5\% \sim 1.5\%$。红细胞内的蛋白质主要是血红蛋白，我国成年男性为$120 \sim 160g/L$，女性为$110 \sim 150g/L$，新生儿为$170 \sim 200g/L$。

生理状态下，红细胞数量和血红蛋白含量会随年龄、性别、体质和生活环境的不同而有一定差异，如长期居住在高山地区的人，其红细胞数量和血红蛋白含量均高于居住在平原地区的人；孕妇妊娠后期由于血浆量相对增多，血红蛋白的浓度会相对减少。末梢血中的红细胞数量或血红蛋白含量低于正常，称贫血。

3. 生理功能 红细胞的主要功能是运输 O_2 和 CO_2，这一功能主要是由红细胞内的血红蛋白完成的。血红蛋白只有存在于红细胞内才具有携带 O_2 和 CO_2 的功能，一旦发生溶血，血红蛋白逸出到血浆中，血红蛋白将丧失运输气体的功能。红细胞内含有多种缓冲对，参与对血液中酸、碱等物质的缓冲作用。

（二）红细胞的生理特性

1. 可塑变形性 红细胞在全身的血管中运行时，常要通过比其直径小的毛细血管和血窦孔隙，这时红细胞可以改变形状，通过后又恢复其正常形态，这一特性称为红细胞的可塑变形性。该特性与红细胞的形状、红细胞膜的弹性、红细胞黏度有关。可塑变形性是红细胞生存所需的最重要特性。衰老红细胞和遗传性球形红细胞增多症患者，其红细胞的变形能力均降低。

2. 渗透脆性 是反映红细胞抵御低渗溶液能力的指标。在 0.9% NaCl 溶液（等渗溶液）中，红细胞可保持正常的形态和大小。若将红细胞置于不同浓度的低渗 NaCl 溶液中，随着低渗 NaCl 溶液浓度的递减，红细胞肿胀变形直至破裂溶血。当 NaCl 浓度降至 0.42% 时，部分红细胞开始破裂而发生溶血；当 NaCl 浓度降至 0.35% 时，则全部红细胞破裂溶血。这一现象说明红细胞膜具有一定的抵御低渗盐溶液的能力，其能力大小用渗透脆性来表示。渗透脆性大，说明红细胞对低渗溶液抵抗力小，易发生破裂溶血；渗透脆性小，说明红细胞对低渗溶液抵抗力大，不易发生溶血。生理情况下，衰老红细胞渗透脆性大，而初成熟的红细胞渗透脆性小。临床上，遗传性球形红细胞增多症患者的红细胞渗透脆性变大。

3. 悬浮稳定性 正常红细胞能相对稳定地悬浮在血浆中而不易下沉，这一特性即为红细胞的悬浮稳定性。这是因为红细胞呈双凹圆碟形，其表面积与容积的比值较大，可使红细胞与血浆之间产生较大的摩擦力，故红细胞下沉缓慢。红细胞的悬浮稳定性可通过测定其沉降率来表示。红细胞沉降率简称血沉，是将抗凝的静脉血置于血沉管内，垂直静置，以第一小时末红细胞下沉的距离来表示。正常值为男性 0～15mm/h，女性 0～20mm/h（魏氏检测法）。血沉加快，表示红细胞的悬浮稳定性降低。在某些疾病如风湿热、活动期肺结核等时，血沉加快的原因是红细胞彼此之间以凹面相贴，形成叠连，使红细胞团块的总表面积与总容积的比值减小，与血浆之间的摩擦力减小，因此红细胞下沉加快。经研究发现，红细胞的叠连与血浆成分的变化有关。血浆中纤维蛋白原、球蛋白及胆固醇含量增多，血沉加快；而血浆中白蛋白和卵磷脂含量增多，则血沉减慢。

（三）红细胞的生成与破坏

1. 红细胞的生成

（1）生成部位 胚胎时期，红细胞在卵黄囊、肝、脾和骨髓生成；出生后，红骨髓是生成红细胞的唯一场所。骨髓中的造血干细胞分化为红系祖细胞，经原红细胞发育为早幼红细胞、中幼红细胞、晚幼红细胞、网织红细胞，最后成为成熟的红细胞。在整个过程中，红细胞的体积由大到小，细胞核逐渐消失，细胞内的血红蛋白逐渐增多。因某些物理因素（X 射线、放射性核素等）、化学药物（抗癌药、氯霉素）等严重影响骨髓造血功能时，会出现全血细胞减少，这种因骨髓造血功能障碍引起的贫血称为再生障碍性贫血。

（2）生成原料 红细胞的主要成分是血红蛋白，铁和蛋白质是合成血红蛋白的主要原料。正常成年人体内铁的含量为 3～4g，其中约 2/3 存在于血红蛋白内。成人每日需 20～30mg 的铁用于红细胞生成。铁主要来源于衰老的红细胞在体内破坏后释放的内源性铁，约占 95%；仅 5% 的铁来自食物供给，是外源性铁。外源性铁多以高铁（Fe^{3+}）化合物的形式存在，需在胃酸的作用下转变成 Fe^{2+} 才能被吸收。长期铁的摄入不足，或铁需要量增加（如婴幼儿、孕妇、哺乳期妇女），或慢性失血性疾病使铁丢失过多，均可导致血红蛋白合成减少，称缺铁性贫血，因这种贫血的红细胞体积较小，又称小细胞低色素性贫血。可通过口服硫酸亚铁或枸橼酸铁等补充铁盐。因红细胞可优先利用体内的氨基酸合成血红蛋白，甚少出现因缺乏蛋白质而发生的贫血。

（3）成熟因子 叶酸和维生素 B_{12} 是合成 DNA 所必需的辅酶物质。叶酸须在体内转化为四氢叶酸才能参与 DNA 的合成，此转化过程需要维生素 B_{12} 的参与。两者若缺乏，势必会影响 DNA 的合成，从而引起细胞核发育异常，导致巨幼红细胞贫血。正常情况下，食物中不缺乏维生素 B_{12}，但维生素 B_{12} 的吸收需要胃黏膜壁细胞分泌的内因子的参与。内因子与维生素 B_{12} 结合形成复合物，能保护维生素 B_{12} 免受肠道内消化酶的破坏，并促进维生素 B_{12} 在回肠远端的吸收。临床上患有萎缩性胃炎、胃癌等疾病的患者出现巨幼红细胞贫血，就是因为缺乏内因子而影响维生素 B_{12} 的吸收。

2. 红细胞生成的调节 红细胞的生成主要受促红细胞生成素（EPO）的调节，此外，性激素、甲状腺激素、糖皮质激素等也直接或间接影响红细胞的生成。

（1）促红细胞生成素 是一种由肾间质细胞合成的糖蛋白，晚期红系祖细胞是 EPO 作用的主要靶细胞，其作用主要为：①促使晚期红系祖细胞的增殖；②促进红系祖细胞向原红细胞分化及幼红细胞血红蛋白的合成；③促进红细胞发育和血红蛋白的合成；④促进网织红细胞的成熟与释放。贫血、缺氧或肾血流减少时，均可促进 EPO 的合成与释放。肾功能受损的患者因 EPO 合成不足而发生的贫血称为肾性贫血。

（2）其他激素 雄激素、甲状腺激素、糖皮质激素和生长激素也可促进红细胞生成。尤其是雄激素不仅可直接刺激骨髓的造血功能，而且还可以通过刺激肾脏产生 EPO 来间接促进红细胞生成；雌激素则抑制红细胞的生成。这也是成年男性红细胞数量和血红蛋白含量高于女性的原因之一。

3. 红细胞的破坏 正常人红细胞在血液中的平均寿命约 120 天。每天约有 0.8% 的红细胞因衰老而被破坏。约 90% 的衰老红细胞因其可塑性变差、脆性增高，难以通过微小的孔隙，常在脾、骨髓中被巨噬细胞吞噬破坏（血管外破坏）。血红蛋白经吞噬细胞消化后释放出铁、氨基酸和胆红素。其中，铁和氨基酸可被再利用，而胆红素由肝排入胆汁，最后排出体外。其余 10% 的衰老红细胞因血流的机械冲击而直接被破坏（血管内破坏）。血管内破坏所释出的血红蛋白在血浆中与触珠蛋白结合，进而被肝摄取。若血管内大量红细胞被破坏，释放出的血红蛋白超过触珠蛋白的结合能力时，未结合的血红蛋白随尿排出，形成血红蛋白尿。

知识链接

EPO 应用的两面性

EPO 即促红细胞生成素，在成年人主要由肾脏分泌，其作用是促进红细胞的生成。现已能用基因工程技术重组红细胞生成素（rhEPO），其作用与天然 EPO 一样，可提高人血液中红细胞的含量。rhEPO 的问世给肾性贫血、肿瘤性贫血和失血性贫血患者带来了福祉，同时也给竞技体育的公平竞争带来了挑战。因为 rhEPO 与天然 EPO 一样，可通过增加红细胞的数目来提高运动员的耐力。某些耐力性运动项目的运动员大剂量地使用 rhEPO 以达到提高成绩夺取金牌的目的，但大剂量的 rhEPO 注射会对运动员的身体造成很大的危害，同时也亵渎了体育比赛的公平性。因此，EPO 已被国际奥委会列入兴奋剂名录，运动员禁止使用。

二、白细胞

（一）白细胞的数量和分类

白细胞是一类无色、球形、有核的细胞。白细胞可分为中性粒细胞、嗜酸性粒细胞、嗜碱性粒细胞、单核细胞和淋巴细胞五类（表3-2）。前三者因其胞质内有嗜色颗粒，故总称为粒细胞。正常成年人白细胞总数为（4.0~10.0）×10⁹/L。白细胞数目可因年龄和机体的功能状态而发生较大波动，如婴幼儿、月经期、妊娠和剧烈运动等情况下，白细胞数量显著增加。在各种急慢性炎症反应、组织损伤和白血病等情况下，白细胞的总数和分类计数可发生特征性变化，在临床诊断中具有重要参考价值。

表3-2 正常成人血液白细胞正常值及主要功能

分类名称		百分比	主要功能
粒细胞	中性粒细胞	50%~70%	吞噬与清除细菌和衰老的红细胞
	嗜酸性粒细胞	0.5%~5%	抑制过敏反应物质，参与蠕虫的免疫反应
	嗜碱性粒细胞	0~1%	参与超敏反应，释放肝素抗凝
无粒细胞	单核细胞	3%~8%	吞噬抗原、诱导特异性免疫应答
	淋巴细胞	20%~40%	细胞免疫和体液免疫

（二）白细胞的生理功能

不同种类白细胞具有不同的生理功能（表3-2），它们是机体防御系统的重要组成部分。白细胞的变形、游走、趋化和吞噬等特性是执行机体防御功能的生理基础。

1. 中性粒细胞 是白细胞中数量最多的一种，占总数的50%~70%。中性粒细胞具有很强的变形能力和吞噬能力，通过变形运动穿出毛细血管壁，向感染组织游走，到达病灶处进行吞噬活动，并将吞噬入细胞的细菌和组织碎片消化、分解和杀死。临床上，白细胞总数和中性粒细胞百分比升高，常常提示机体有急性化脓性细菌感染。

2. 嗜酸性粒细胞 因细胞质内充满均匀分布的橘红色嗜酸性颗粒而得名，占白细胞总数的0.5%~5%。因缺乏溶菌酶和吞噬能力较弱，嗜酸性粒细胞的主要作用是减轻由肥大细胞和嗜碱性粒细胞引起的过敏反应，还参与对蠕虫的免疫反应。当机体出现过敏性疾病（支气管哮喘等）或蠕虫感染时，嗜酸性粒细胞数量常增加。

3. 嗜碱性粒细胞 因细胞质内含有分布不均、大小不等的蓝紫色嗜碱性颗粒而得名，是白细胞中数量最少的一种，占白细胞总数的0~1%。嗜碱性粒细胞的颗粒内含有肝素、组胺和慢反应物质等。肝素有抗凝血作用，组胺和慢反应物质可引起过敏反应。

4. 单核细胞 是体积最大的白细胞，占白细胞总数的3%~8%。单核细胞具有活跃的变形能力，在血液中停留1~2天即离开血管进入结缔组织形成巨噬细胞。单核细胞具有吞噬细菌和异物、识别和杀伤肿瘤细胞、参与激活淋巴细胞的特异性免疫功能。

5. 淋巴细胞 占白细胞总数的20%~40%。按淋巴细胞的发生和免疫功能的差异，通常将淋巴细胞分为T淋巴细胞和B淋巴细胞两类。前者是由骨髓生成的淋巴干细胞，在胸腺激素的作用下发育成熟，参与细胞免疫；后者是在骨髓及肠道淋巴组织中发育成熟，参与体液免疫。

（三）白细胞的生成和破坏

各种白细胞均起源于红骨髓的造血干细胞，由造血干细胞依次发育为定向祖细胞、可识别的前体细胞等，最后成为具有多种细胞功能的成熟白细胞。粒细胞的生成受集落刺激因子（CSF）的调节。目前发现，CSF 包括粒细胞–巨噬细胞集落刺激因子、粒细胞集落刺激因子和巨噬细胞集落刺激因子等。这些集落刺激因子均能促进各种不同阶段的前体白细胞的增殖和分化。

不同类型的白细胞寿命不同。中性粒细胞在血液中停留 6~8 小时后进入组织，4~5 天后衰老死亡；若吞噬过量细菌，因释放溶菌酶而发生"自我溶解"，与破坏的组织碎片和细菌共同形成脓液。单核细胞在血液中停留 2~3 天，然后进入组织成为组织巨噬细胞，可存活 3 个月。衰老的白细胞可被肝、脾等处的巨噬细胞吞噬清除，或经消化道和呼吸道黏膜排出。

三、血小板

（一）血小板的形态和数量

血小板是从骨髓成熟的巨核细胞胞质裂解脱落下来的具有代谢能力的细胞碎片。血小板体积小，直径 2~3μm，表面有完整的细胞膜，无细胞核，呈双面微凸的圆盘形。血小板被激活时，可伸出伪足呈不规则形。

正常成年人血小板数量为 $(100~300)×10^9/L$。妇女月经期血小板减少，运动、进食、妊娠及缺氧时血小板数量增加。血小板数量减少到 $50×10^9/L$ 以下时，机体有出血倾向；血小板数量超过 $1000×10^9/L$ 时，易发生血栓性疾病。

（二）血小板的生理特性

血小板具有黏附、聚集、释放、收缩和吸附等多种生理特性。

1. 黏附 血小板与受损的血管壁或异物表面黏着的现象称为血小板黏附。血管受损后，内皮下胶原暴露，血小板便黏附其上，这也是生理性止血过程的起始。

2. 聚集 血小板之间相互黏着的现象称为血小板聚集。这一过程需要纤维蛋白原、Ca^{2+} 及血小板膜上凝血因子的参与。血小板的聚集通常先后出现两个时相：第一时相，发生迅速，是由受损组织释放的二磷酸腺苷（ADP）所引起，是可逆聚集，聚集后还可解聚；第二时相，发生缓慢，是由血小板本身释放的 ADP 所引起，一旦发生即为不可逆聚集。

3. 释放 是指血小板受到刺激后，将贮存在其颗粒中的 ADP、5–羟色胺（5–HT）、儿茶酚胺等活性物质向外排出的现象。释放出的 ADP 可使血小板聚集，形成血小板血栓，堵塞损伤血管；5–HT、儿茶酚胺可使小动脉收缩，参与生理性止血和凝血过程。

4. 收缩 血小板的收缩与其含有的收缩蛋白有关。收缩蛋白活化时，血小板收缩，血凝块硬化，利于止血。若血小板数量减少或功能下降，则可出现血凝块回缩不良。临床上可根据体外血凝块的回缩情况判断血小板的数量和功能。

5. 吸附 血管内皮破损时，随着血小板黏附和聚集于破损局部，血小板还可吸附大量凝血因子，使破损部位凝血因子的浓度显著增高，加速血液凝固和生理性止血。

（三）血小板的生理功能

1. 维持血管内皮的完整性 血小板可黏附并融合到血管内皮细胞中，从而维持血管内皮的完整性。此外，血小板还可释放血管内皮生长因子（VEGF）等物质，促进血管内皮细胞、血管平滑肌细胞和成纤维细胞增殖，有利于受损血管的修复，对血管内皮具有营养、支持作用。临床上，当患者血小板数量低于 $50×10^9/L$ 时，其毛细血管脆性增高，微小的创伤和血压升高即可使之破裂而出现小的出血点。

2. 参与生理性止血 正常情况下，小血管损伤后引起的出血在数分钟后自行停止的现象，称生理性止血。这是机体重要的保护机制之一。临床上用采血针刺破指尖或耳垂，让血液自然流出，测定出血延续的时间，称出血时间，正常为 1~3 分钟。出血时间可以反映机体生理性止血的状态。在血小板数量减少或功能缺陷时，出血时间延长甚至出血不止。

生理性止血过程包括受损血管收缩、血小板止血栓形成和血凝块形成三个时相。在生理性止血过程中，血小板发挥以下作用。①释放缩血管物质：黏附于损伤处的血小板可释放 5 - HT 等缩血管物质，促使局部血管收缩以利于止血。②形成血小板止血栓：血小板黏附、聚集于血管破损处形成松软的止血栓，暂时堵塞伤口实现初步止血。③激活凝血系统：血小板提供磷脂表面，吸附凝血因子等，参与并促进血液凝固，血小板收缩形成坚实的止血栓子，封住血管破口，从而有效止血（图 3 - 3）。

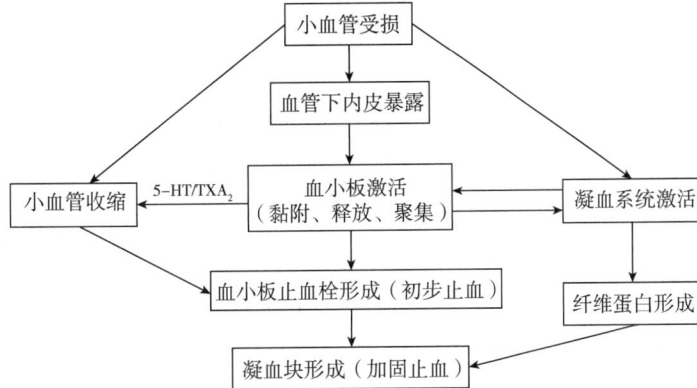

图 3 - 3　生理性止血过程示意图

5 - HT：5 - 羟色胺；TXA$_2$：血栓素 A$_2$

3. 促进血液凝固　血小板含有多种与凝血相关的因子，如血小板磷脂表面因子（PF$_3$）、抗肝素因子（PF$_4$）、抗纤溶因子（PF$_6$）等，使凝血酶原的激活速度加快。此外，血小板还可以吸附多种凝血因子，加快血液凝固过程。

第三节　血液凝固和纤维蛋白溶解

一、血液凝固

血液凝固是指血液由流动的液体状态变成不流动的凝胶状态的过程。其实质就是血浆中的可溶性纤维蛋白原转变为不溶性的纤维蛋白，纤维蛋白交织成网，网罗血细胞和血液的其他成分，从而形成凝血块。血液凝固是一系列复杂的酶促反应过程，需要多种凝血因子的参与。

（一）凝血因子

血浆与组织中直接参与血液凝固的物质统称为凝血因子。目前已知的凝血因子有 14 种，即按发现的先后顺序，以罗马数字依次命名的 12 种凝血因子（表 3 - 3），以及前激肽释放酶和高分子量激肽原。

表 3 - 3　血液中的凝血因子（以罗马数字命名）

凝血因子	同义名	合成部位	凝血因子	同义名	合成部位
I	纤维蛋白原	肝细胞	VIII	抗血友病因子	肝细胞
II	凝血酶原	肝细胞（需 VitK）	IX	血浆凝血激酶	肝细胞（需 VitK）
III	组织因子	内皮细胞	X	斯图亚特因子	肝细胞（需 VitK）
IV	钙离子		XI	血浆凝血激酶前质	肝细胞
V	前加速素	内皮细胞、血小板	XII	接触因子	肝细胞
VII	前转变素	肝细胞（需 VitK）	XIII	纤维蛋白稳定因子	肝细胞、血小板

注：研究发现凝血因子VI为凝血因子V的活性形式，即两者为同一物质，故表中剔除了凝血因子VI。

凝血因子具有以下特点：①除凝血因子Ⅳ为 Ca^{2+} 外，其余均为蛋白质；②凝血因子Ⅲ是由组织释放的，其余凝血因子均存在于新鲜血浆中；③正常情况下，多数凝血因子以无活性的酶原形式存在，须通过其他酶的水解激活后才具有活性，习惯上，被激活的凝血因子在其代号右下角标"a"表示，如凝血因子$Ⅱ_a$、$Ⅳ_a$等；④多数凝血因子在肝脏合成，其中凝血因子Ⅱ、Ⅶ、Ⅸ、Ⅹ合成时需维生素 K（VitK）参与。因此，当维生素 K 缺乏或肝功能障碍时，都会导致凝血功能障碍。

（二）血液凝固过程

在血液凝固过程中，一系列凝血因子按一定顺序相继激活生成凝血酶，促使纤维蛋白原变成纤维蛋白。因此，凝血过程可分为三个基本步骤，即凝血酶原激活物的形成、凝血酶的形成和纤维蛋白的形成（图 3-4）。

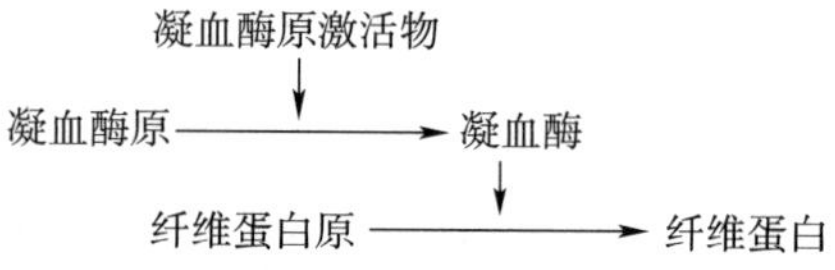

图 3-4 血液凝固的基本步骤

1. 凝血酶原激活物的形成 在此过程中，通常根据是否有血液以外的凝血因子参与，分为内源性凝血途径和外源性凝血途径两种。

（1）内源性凝血途径 是指参与凝血过程的凝血因子均存在于血液中。内源性凝血的启动因子为凝血因子Ⅻ。当血液与带负电荷的异物表面（如血管内膜下的胶原、玻璃等）相接触后，凝血因子Ⅻ激活为$Ⅻ_a$，$Ⅻ_a$再激活凝血因子Ⅺ为$Ⅺ_a$，启动内源性凝血途径。在 Ca^{2+} 的参与下，凝血因子Ⅸ激活为$Ⅸ_a$，凝血因子$Ⅸ_a$再与凝血因子Ⅷ、Ca^{2+} 和血小板第三因子（PF_3）组成凝血因子Ⅷ复合物，后者能使凝血因子Ⅹ激活为$Ⅹ_a$，$Ⅹ_a$与凝血因子Ⅴ被 Ca^{2+} 连接在 PF_3 血小板磷脂表面上，形成凝血酶原激活物，完成凝血过程的第一步。此阶段，凝血因子Ⅷ是一辅助因子，它能大大加速凝血因子$Ⅸ_a$对凝血因子Ⅹ的激活。因此，缺乏凝血因子Ⅷ的 A 类血友病患者，常会因凝血功能障碍，即使发生微小创伤也会出血不止（图 3-5）。

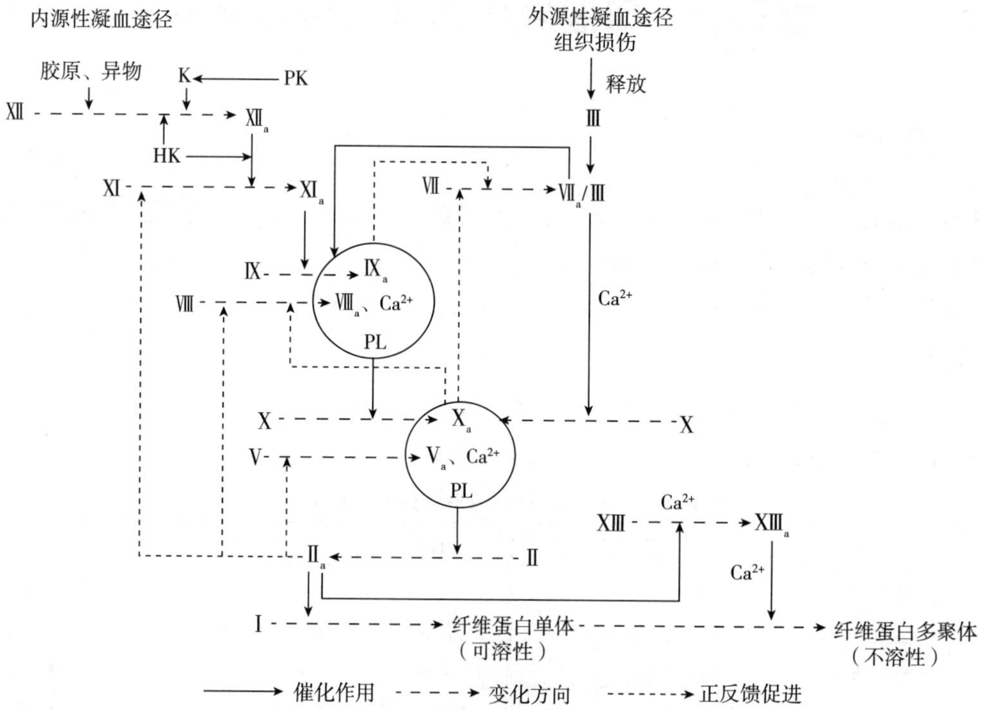

图 3-5 血液凝固示意图

PL：磷脂；PK：前激肽释放酶；K：激肽释放酶；HK：高分子量激肽原；罗马数字表示相应凝血因子

（2）**外源性凝血途径** 是指由来自血液之外的组织因子（凝血因子Ⅲ）暴露于血液而启动的凝血过程。组织因子是一个跨膜糖蛋白，广泛地存在于血管外组织中。在组织损伤、血管破裂的情况下，暴露出的凝血因子Ⅲ进入血液，启动外源性凝血途径。凝血因子Ⅲ与血浆中的凝血因子Ⅶ$_a$、Ca^{2+}形成复合物，激活凝血因子Ⅹ为Ⅹ$_a$（图3-5）。

2. 凝血酶的形成 凝血酶原激活物形成后，可迅速激活血浆凝血酶原（凝血因子Ⅱ）为凝血酶（Ⅱ$_a$）。凝血酶具有多种功能：①使纤维蛋白原（多聚体）转变为纤维蛋白单体；②激活凝血因子ⅩⅢ，在Ca^{2+}的参与下，使纤维蛋白单体聚合成不溶性的纤维蛋白多聚体凝块；③活化血小板，使之为酶复合物的形成提供磷脂表面。

3. 纤维蛋白的形成 在凝血酶的作用下，一方面使纤维蛋白原（凝血因子Ⅰ）转变为纤维蛋白单体；另一方面，激活凝血因子ⅩⅢ，使纤维蛋白单体转变成纤维蛋白多聚体。不可溶性的纤维蛋白多聚体交织成网，将血细胞网罗其中形成血凝块，完成凝血过程。

综上所述，凝血过程是一个正反馈过程，一旦触发，凝血因子的相继激活就会迅速连续进行，直到完成为止；在凝血过程中，Ca^{2+}具有重要的促凝作用，在临床上可用于促进凝血（加入Ca^{2+}）或抗凝血（去除血浆中的Ca^{2+}）；凝血过程的每个阶段都是密切联系的，任何一个环节受阻，整个凝血过程就会停止。

临床上测定的凝血时间是指自血液流出到血管外至出现纤维蛋白所需的时间。正常人的凝血时间为5～15分钟，凝血因子缺乏或凝血功能障碍会导致凝血时间延长。血液凝固后，血凝块发生回缩，析出的淡黄色液体称为血清。血清与血浆的区别是血清中缺乏纤维蛋白原和部分参与凝血过程的凝血因子，但增添了少量凝血时由血管内皮细胞和血小板释放的物质。

（三）血液凝固过程的调节

正常循环血液并不凝固，即使在发生生理性止血时，止血栓也仅限于病变部位。这是一个多因素作用的结果，包括循环血液的稀释作用、血管内皮的完整和光滑、单核-巨噬细胞的吞噬、纤维蛋白的吸附、血浆中生理性抗凝物质及纤溶系统的作用等。下面就血浆中生理性抗凝物质介绍如下。

1. 抗凝血酶Ⅲ 是由肝细胞和血管内皮细胞分泌的丝氨酸蛋白酶抑制物，能与凝血因子Ⅱ$_a$、Ⅸ$_a$、Ⅹ$_a$、Ⅺ$_a$、Ⅻ$_a$分子活性中心的丝氨酸残基结合，抑制其活性。在无肝素的情况下，抗凝血酶Ⅲ的直接抗凝作用缓慢且微弱，但与肝素结合后，其抗凝作用增强2000倍以上。正常情况下，循环血液中几乎无肝素存在，抗凝血酶Ⅲ主要是与内皮细胞表面的硫酸乙酰肝素结合来增强血管内皮的抗凝功能。

2. 蛋白C系统 蛋白C系统包括蛋白C、蛋白S、蛋白C抑制物和凝血酶调节蛋白。蛋白C是由肝脏合成的维生素K依赖因子，以酶原形式存在于血浆中。激活的蛋白C可水解灭活凝血因子Ⅷ$_a$、Ⅴ$_a$，抑制凝血因子Ⅹ和凝血酶原的激活以及促进纤维蛋白的溶解。

3. 肝素 是由肥大细胞和嗜碱性粒细胞产生的一种酸性黏多糖。生理情况下，血浆中几乎不含肝素。肝素本身的抗凝作用很微弱，但它可与抗凝血酶Ⅲ结合，通过增强抗凝血酶Ⅲ的活性来发挥强大的抗凝作用。此外，肝素还能抑制血小板发生黏附、聚集和释放反应，抑制血小板表面凝血酶原的激活，刺激血管内皮细胞大量释放组织因子途径抑制物和其他抗凝物质来抑制凝血过程和激活纤溶过程。在临床及实验工作中，肝素作为一种高效能抗凝物质，广泛应用于体内、体外抗凝。

4. 组织因子途径抑制物 是主要由血管内皮细胞分泌的一种糖蛋白，是体内主要的生理性抗凝物质。它的作用是直接抑制凝血因子Ⅹ$_a$的活性，在Ca^{2+}存在的情况下，灭活凝血因子Ⅲ-凝血因子Ⅶ复合物，阻断外源性凝血途径。

二、纤维蛋白溶解

纤维蛋白被降解液化的过程称为纤维蛋白溶解（简称纤溶）。纤溶系统主要包括纤溶酶原、纤溶酶、纤溶酶原激活物和纤溶抑制物。纤溶的生理作用是溶解生理性止血过程产生的血凝块，防止血栓形成，保证血流通畅。纤溶的基本过程分为两个阶段，即纤溶酶原的激活和纤维蛋白的降解（图 3 - 6）。

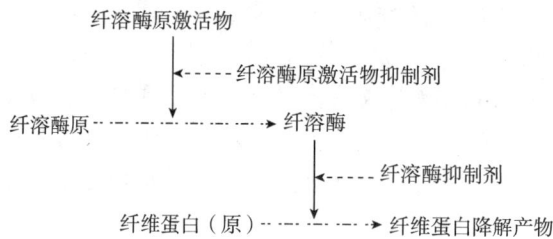

纤溶酶原激活物

      ←----- 纤溶酶原激活物抑制剂

纤溶酶原 ·······----------→ 纤溶酶

       ←----- 纤溶酶抑制剂

纤维蛋白（原）·······------→ 纤维蛋白降解产物

图 3 - 6　纤维蛋白溶解系统激活与抑制示意图

·······→ 变化方向；——→ 催化方向；---→ 抑制作用

1. 纤溶酶原的激活　纤溶酶原是由肝脏合成的、存在于血浆中的一种无活性 β 球蛋白，只有在纤溶酶原激活物的作用下转变成纤溶酶后才具有活性。纤溶酶原激活物主要有以下三种。①血管激活物：主要由小血管内皮细胞合成释放，这类激活物又称为依赖于凝血因子Ⅻ的激活物。②组织激活物：广泛分布于子宫、前列腺、肾上腺、甲状腺和肺等器官的组织中。临床上，这些器官手术后渗血以及妇女月经血不凝固都与组织激活物有关；肾及泌尿道上皮细胞释放的组织激活物称为尿激酶，也是一种活性很强的组织激活物，在临床已被应用于治疗脑栓塞、心肌梗死等血栓栓塞性疾病。③激肽释放酶：来源于前激肽释放酶，也可激活纤溶酶原为纤溶酶。

2. 纤维蛋白降解　在纤溶酶的作用下，纤维蛋白和纤维蛋白原水解为水溶性的纤维蛋白降解产物，这些降解产物通常不再凝固，其中一部分尚有抗凝血作用。

3. 纤溶抑制物　血浆中的纤溶抑制物主要有两类：一类为抗纤溶酶，是一种 α 球蛋白，与纤溶酶结合形成复合物，使纤溶酶失去活性，对抗纤维蛋白溶解；另一类为抗活化素，能够抑制纤溶酶原的激活，如血浆中的 α_2 巨球蛋白。

凝血系统与纤溶系统是两个既对立又统一的功能系统，两者之间的动态平衡使机体在出血时既能有效地止血，又能防止血凝块堵塞血流，使血液维持流动状态。若两者之间的平衡被破坏，势必导致血栓的形成或出现出血倾向。

第四节　血型和输血

一、血型

血细胞膜上特异性凝集原的类型称为血型，包括红细胞血型、白细胞血型、血小板血型等。一般临床工作中所说的血型是指红细胞血型。自 1901 年 Landsteiner 发现第一个人类血型系统即 ABO 血型系统以来，至今已经发现 25 个不同的红细胞血型系统。其中与临床关系最为密切是 ABO 血型系统和 Rh 血型系统。

（一）ABO 血型系统

1. ABO 血型系统的凝集原与分型　根据红细胞膜上 A、B 凝集原分布的不同，将 ABO 血型系统分为四种类型，即 A 型、B 型、AB 型和 O 型。凡红细胞膜上只含有 A 凝集原的为 A 型，只含有 B 凝集原的为 B 型，同时含有 A、B 凝集原的为 AB 型，既不含 A 凝集原也不含 B 凝集原的为 O 型。人类血清中含有与 A、B 凝集原相对应的凝集素，即抗体。凝集素也有两种，分别称为抗 A 凝集素和抗 B 凝集素。

ABO 血型系统各血型凝集原和凝集素的分布情况见表 3 – 4。

ABO 血型系统还有几种亚型，其中最为重要的亚型是 A 型中的 A_1 与 A_2 亚型。A_1 型红细胞上含有 A 凝集原和 A_1 凝集原，而 A_2 型红细胞上仅含有 A 凝集原；A_1 型血清中只含有抗 B 凝集素，而 A_2 型血清中则含有抗 B 凝集素和抗 A_1 凝集素。同理，AB 型血型中也有 A_1B 和 A_2B 两种主要亚型（表 3 – 4）。因此，输血时即便做了 ABO 血型鉴定，仍要考虑亚型的存在。

表 3 – 4　ABO 血型系统的凝集原与凝集素

血型	亚型	红细胞膜上的凝集原	血清中的凝集素
A 型	A_1	$A + A_1$	抗 B
	A_2	A	抗 B + 抗 A_1
B 型		B	抗 A
AB 型	A_1B	$A + A_1 + B$	无
	A_2B	A + B	抗 A_1
O 型		无	抗 A + 抗 B

2. ABO 血型系统的抗体　人 ABO 血型系统的凝集素是一种天然抗体，属 IgM，分子量大，不能通过胎盘。因此，在血型不同的孕妇和胎儿之间不会出现胎儿的溶血。在同一个体的血清中，也不会存在抗自身凝集原的凝集素。当凝集原与其相对应的凝集素相遇时，将发生红细胞彼此聚集成簇的现象，称红细胞凝集。红细胞凝集的本质是抗原 – 抗体反应，是免疫反应的一种形式。在补体的作用下，凝集的红细胞还可出现溶解，发生溶血。

3. ABO 血型系统的鉴定　临床上 ABO 血型的鉴定原理，是用已知的抗体来鉴别未知的红细胞膜上的凝集原类型，同时用标准的 A 型及 B 型红细胞来鉴定被鉴定人血清中的凝集素。最后，结合两个方面的实验结果确定血型。

（二）Rh 血型系统

Rh 凝集原是人类红细胞膜上存在的另一类凝集原，因最先在恒河猴的红细胞上发现而得名。与临床密切相关的 Rh 凝集原有 C、c、D、d、E、e 六种，其中 D 凝集原的抗原性最强。通常将红细胞膜上含有 D 凝集原的称为 Rh 阳性，不含 D 凝集原的称为 Rh 阴性。

Rh 血型有明显的种族差异，我国汉族人口中有 99% 是 Rh 阳性，只有 1% 的人为 Rh 阴性；而有些少数民族 Rh 阴性人口较多，如塔塔尔族为 15.8%、苗族为 12.3%、维吾尔族为 4.7%。

Rh 血型系统没有天然的凝集素，只有 Rh 阴性者在接受 Rh 阳性的血液输注后，通过体液免疫产生抗 Rh 的免疫性抗体。因此，Rh 阴性受血者第一次接受 Rh 阳性血液后，一般不会发生明显的输血反应，但可产生抗 Rh 凝集素。当他们再次接受 Rh 阳性血液时，就会发生抗原 – 抗体反应，输入的 Rh 阳性红细胞被破坏而发生溶血。

不同于 ABO 血型系统，Rh 系统的抗体主要是 IgG，分子量小，能透过胎盘进入胎儿体内。Rh 阴性的妇女怀孕后，胎儿红细胞可因胎盘绒毛脱落等原因进入母体循环，如果胎儿是 Rh 阳性，使母体产生抗 D 抗体；当再次怀有 Rh 阳性胎儿时，抗 D 抗体透过胎盘屏障进入胎儿血液，使胎儿血液中的红细胞出现凝集反应而发生新生儿溶血，严重时导致胎儿死亡。

二、输血 🅔 微课 2

输血已成为临床上抢救急性大失血、治疗某些疾病的有效方法之一。当输入血型不相符时，凝集的红细胞可堵塞毛细血管，造成组织缺血缺氧；凝集的红细胞发生溶血，血红蛋白阻塞肾小管导致肾小管上皮细胞坏死，出现少尿、无尿等急性肾功能衰竭症状。因此，必须遵守输血原则，严格掌握输血指征，输血中严密观察，确保输血安全。

输血原则如下。①输血前，必须首先进行血型鉴定，保证供血者与受血者的 ABO 血型相一致。对于生育年龄的女性和需要反复多次输血的患者，还必须进行 Rh 血型鉴定，保证 Rh 血型也要一致。②由于存在多种血型系统和亚型，为确保安全，输血前无论是同型输血还是异型输血，都必须进行交叉配血试验。将供血者的红细胞混悬液和受血者的血清相混合，称主侧试验；将受血者的红细胞混悬液和供血者的血清相混合，称次侧试验（图 3-7）。分别观察结果，以两侧均无凝集反应者最为理想，称配血相合，可以输血（表 3-5）；如果主侧试验有凝集反应，不管次侧试验结果如何，绝对不能输血；如果主侧试验不发生凝集反应而次侧发生凝集者，一般不宜进行输血，在紧急情况下必须输血时，应按异型输血的原则处理。交叉配血试验，可以避免由于亚型和血型不合等原因引起的输血凝集反应。

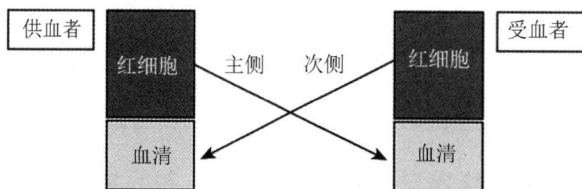

图 3-7　交叉配血试验示意图

表 3-5　输血原则

	供血者	受血者	结果			
主侧试验	红细胞	血清	-	-	+	+
次侧试验	血清	红细胞	-	+	-	+
输血原则			佳	慎重，少量	不能	不能

随着医学技术的发展，输血疗法已从原来的单纯输全血发展为成分输血。成分输血就是把人血液中的各种有效成分，如红细胞、粒细胞、血小板和血浆分别制备成高纯度或高浓度的制品，按照患者需要输入，具有提高治疗效果、减少不良反应、节约血源和减少输血传染病等优点。目前，自身输血疗法也在迅速发展。自体输血是采集患者自身的血液或血液成分，经过储存或一定的处理，在术中或术后需要时再回输给患者，是一种较为安全的输血方法。自体输血包括贮存式自体输血、回收式自体输血和稀释式自体输血，具有不良反应少、新鲜、安全、经济和缓解用血紧张等优点，尤其适合稀有血型的手术患者。

练习题

答案解析

一、最佳选择题

1. 血浆晶体渗透压主要来自（　　）

　　A. 白蛋白　　　　　　　　　　　　B. 纤维蛋白

　　C. 球蛋白　　　　　　　　　　　　D. NaCl

2. 血浆胶体渗透压主要来自（　　）

　　A. 白蛋白　　　　　　　　　　　　B. 纤维蛋白

　　C. 球蛋白　　　　　　　　　　　　D. 葡萄糖

3. 调节血管内外水分布以维持正常血浆容量的主要因素是（　）

    A. 中心静脉压   B. 血浆晶体渗透压

    C. 血浆胶体渗透压   D. 组织液的静水压

4. 维生素 B_{12} 和叶酸缺乏引起的贫血是（　）

    A. 再生障碍性贫血   B. 缺铁性贫血

    C. 巨幼红细胞贫血   D. 溶血性贫血

5. 当血液中血小板在（　）以下时，可引起出血

    A. $150 \times 10^9/L$ B. $120 \times 10^9/L$

    C. $50 \times 10^9/L$ D. $100 \times 10^9/L$

6. 血小板减少的患者，其皮肤黏膜常出现自发性出血点和紫癜，主要是由于（　）

    A. 不易形成止血栓   B. 血管不易收缩

    C. 血凝块回缩障碍   D. 不能维持血管内皮的完整性

7. 具有吞噬病原微生物和清除坏死细胞能力的细胞是（　）

    A. 中性粒细胞   B. 嗜碱性粒细胞

    C. 嗜酸性粒细胞   D. T 淋巴细胞

8. ABO 血型的分型依据是（　）

    A. 血清中的凝集素   B. 红细胞膜上的凝集原

    C. 血浆中的凝集原   D. 血小板上的凝集原

9. Rh 阳性是指红细胞膜上含有（　）

    A. C 抗原   B. A 抗原

    C. D 抗原   D. E 抗原

10. 60kg 成年男性的血液总量为（　）

    A. 3200～4000ml   B. 4200～4800ml

    C. 5200～5600ml   D. 5700～6400ml

二、综合问答题

1. 血浆晶体渗透压的作用是什么？为什么高血压患者需要低盐饮食？

2. ABO 血型系统分型的依据是什么？分为几种类型？

3. 输血的基本原则是什么？输血前为什么必须鉴定血型并做交叉配血试验？

（高　玲）

书网融合……

      本章小结   微课1   微课2   题库

第四章

血液循环

PPT

学习目标

知识目标

1. **掌握** 心脏泵血过程的分期，各期心室内压的变化、心脏瓣膜的开闭及血流方向；心肌的生理特性；第一心音、第二心音的意义；动脉血压的正常值，动脉血压的形成，影响动脉血压的因素；影响静脉回流的因素；微循环血流通路及作用；组织液生成的动力，影响组织液生成的因素。

2. **熟悉** 肺循环和体循环的途径；心脏泵功能的评价指标；心脏泵血功能的调节；中心静脉压的正常值及意义；淋巴的生成，淋巴回流的意义。

3. **了解** 心脏的位置、结构；血管的分类；正常心电图波形的组成及意义；心力储备；微循环血流量的调节。

能力目标

1. 学会用科学的语言解释下列概念：心动周期、每搏输出量、心输出量、射血分数、心指数、收缩压、舒张压、脉压、平均动脉压、中心静脉压、微循环。

2. 能运用所学知识分析比较第一心音和第二心音的音调高低、产生机制、生理意义有何不同；能解释临床上是如何界定高血压和低血压的。

素质目标

通过本章的学习，认识到生命的奇妙，树立人体结构和功能相适应的观点，热爱科学，建立科学的价值观。

情境导入

情境 患者，男，12岁，运动时不小心划破了小腿，伤口红肿发炎。为了消炎、防止感染，医生建议小明按处方口服消炎药。

思考 消炎药经过口腔到达伤口的途径是怎样的？

第一节 循环系统的基本组成

循环系统是相对封闭的管道系统，分布于人体各部，包括起主要作用的心血管系统和起辅助作用的淋巴系统。心血管系统由心脏、动脉、静脉和毛细血管组成，血液在其中循环流动。其中，心脏是血液循环的动力器官，血管是输送血液的管道和物质交换的场所。血液循环的主要功能是完成体内物质运输：通过给机体内的细胞运送新陈代谢所需的营养物质和 O_2，并将代谢产物运送到排泄器官，保证新陈代谢正常进行；通过运输激素或其他生物活性物质到相应的靶细胞，实现机体的体液调节；通过血液的循环流动，实现血液的防卫免疫功能及维持机体内环境理化特性相对稳定。

淋巴系统由淋巴管道、淋巴器官和淋巴组织构成，外周淋巴管收集部分组织液，淋巴沿淋巴管向心流动汇入静脉。因此，淋巴管道可视为静脉的辅助管道。

一、心脏的结构和位置

心脏是连接动、静脉的枢纽和心血管系统的"动力泵"，是一个中空的肌性纤维性器官，其长轴自右肩斜向左肋下区，形似倒置的、前后稍扁的圆锥体，周围裹以心包；斜位于胸腔的中纵隔内，约 2/3 位于正中线的左侧，1/3 位于正中线的右侧；前方对向胸骨体和第 2~6 肋软骨，后方平对第 5~8 胸椎，两侧与胸膜腔和肺相邻，上方连接出入心的大血管，下方邻膈（图 4-1）。

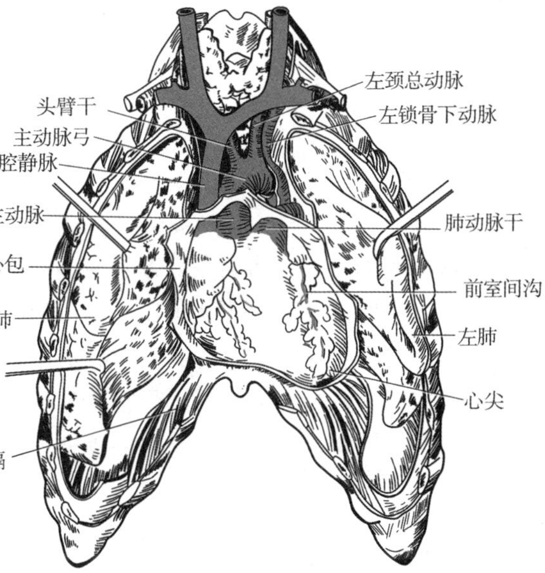

图 4-1　心的位置

心可分为一尖、一底、两面、三缘，表面有 4 条沟（图 4-2）。

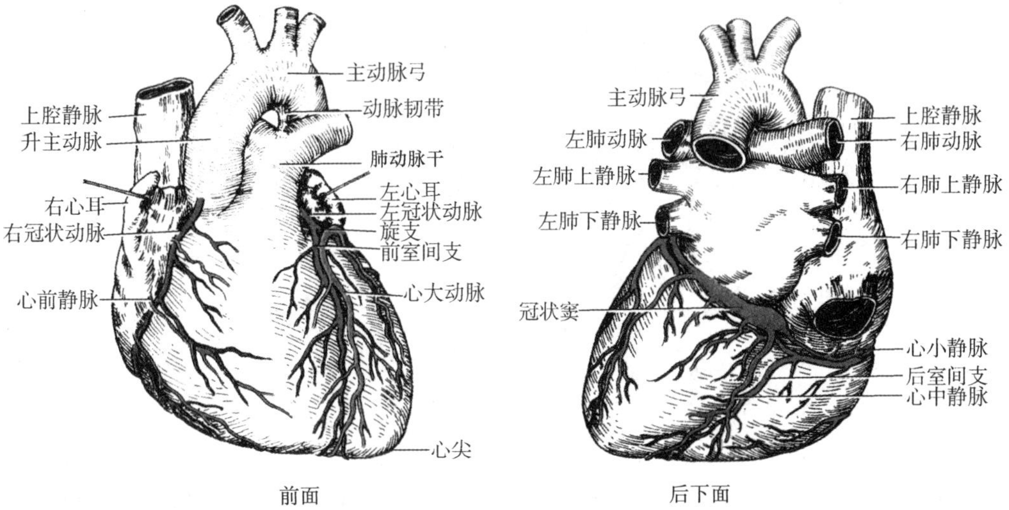

前面　　　　后下面

图 4-2　心的外形和血管

心尖，游离、圆钝，由左心室构成，朝向左前下方，与左胸前壁接近，在左侧第5肋间隙锁骨中线内侧1~2cm处可触及心尖搏动。

心底，朝向右后上方，主要由左心房和小部分右心房构成。上、下腔静脉分别从上、下注入右心房，左、右肺静脉分别从两侧注入左心房。

心的胸肋面（前面），朝向前上方，大部分由右心房和右心室构成，一小部分由左心耳和左心室构成。

心的膈面（下面），几乎呈水平位，朝向下方并略朝向后，隔心包与膈毗邻，大部分由左心室构成，一小部分由右心室构成。

心的下缘介于膈面与胸肋面之间，接近水平位，由右心室和心尖构成；左缘居胸肋面与肺面之间，绝大部分由左心室构成，仅上方一小部分由左心耳参与；右缘由右心房构成。

心表面有4条沟，可作为4个心腔的表面分界。冠状沟几乎呈额状位，近似环形，前方被肺动脉干所中断，是右上方的心房与左下方的心室表面的分界。前室间沟和后室间沟分别在心室的胸肋面和膈面，是左、右心室在心表面的分界。在心底，右心房与右肺上、下静脉交界处的浅沟称为后房间沟，与房间隔后缘一致，是左、右心房在心表面的分界。

心被心间隔分为左、右两半心，左、右半心各分成左、右心房和左、右心室4个腔，同侧心房和心室借房室口相通。

右心房：位于心的右上部，壁薄而腔大，右心房向左前方呈锥形的突起称为右心耳。右心房有3个入口和1个出口。入口有上腔静脉口、下腔静脉口和冠状窦口，出口为右房室口。它们分别导入来自上半身、下半身和心壁回流的静脉血。冠状窦口位于下腔静脉口与右房室口之间，右房室口通右心室。右心房前部的内面有许多平行排列的肌束，心内血流淤滞时，易在此处形成血栓。在右心房房间隔的下部有一浅窝，称卵圆窝，为胚胎时期卵圆孔闭锁后的遗迹，是房间隔缺损的好发部位（图4-3）。

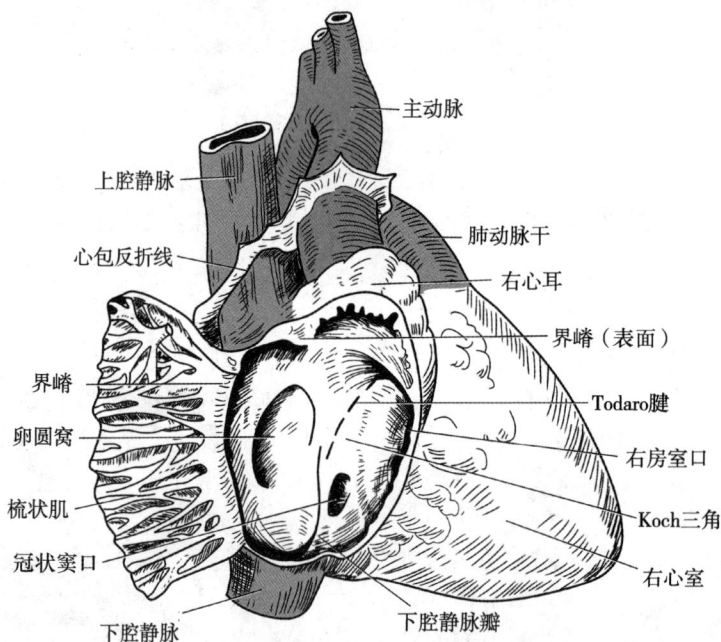

图4-3 右心房

右心室：构成心胸肋面的大部分，有1个入口和1个出口。入口即右房室口，周缘附有3片三角形的瓣膜，称三尖瓣。瓣膜的游离缘借腱索连于乳头肌上。乳头肌是从心室壁突入室腔的锥体形肌隆起。当心室收缩时，三尖瓣被血液推动而互相对合，封闭右房室口。由于乳头肌和腱索的牵拉作用，瓣膜不致翻向右心房，因而可防止血液向右心房逆流。出口为肺动脉口，通肺动脉干。肺动脉口周缘有3片半月形的袋状瓣膜，称肺动脉瓣，其袋口朝向肺动脉干方向。当心室舒张时，血液流入袋内，瓣膜互相对合，封闭肺动脉口，防止肺动脉干的血液向右心室逆流（图4-4）。

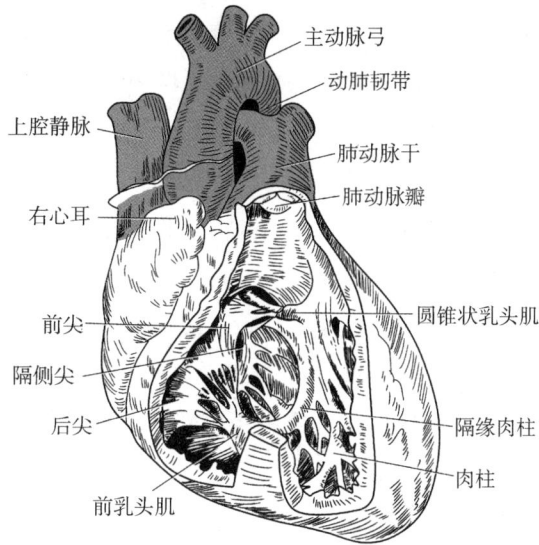

图4-4 右心室

左心房：位于右心房的左后方，构成心底的大部，有4个入口和1个出口。入口为其后壁左、右各1对肺静脉口，导入由肺静脉回流的动脉血；出口为左房室口，通向左心室。

左心室：大部分位于右心室的左后方，其左前下部构成心尖。有1个入口和1个出口。入口是左房室口，周缘附有2片三角形瓣膜，即二尖瓣；二尖瓣的游离缘借多条腱索连于乳头肌，可阻止左心室的血液向左心房反流。出口是主动脉口，通主动脉。主动脉口周围有与肺动脉瓣相似的瓣膜，称主动脉瓣，可阻止主动脉内的血液向左心室反流。室间隔分隔左、右心室，其大部分由心肌构成，称肌部；在其近心房处有一卵圆形区域无心肌，称膜部，为室间隔缺损的好发部位（图4-5）。

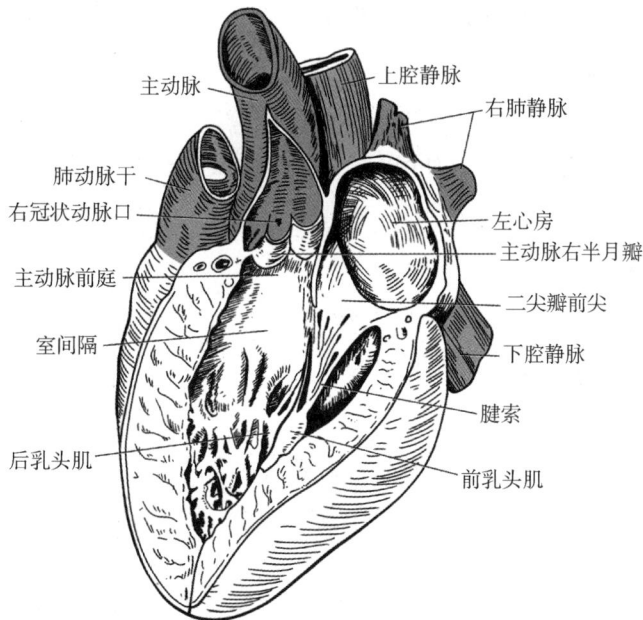

图4-5 左心房和左心室

二、血管的分类

人体内的血管是一个连续且相对封闭的管道系统，包括动脉、毛细血管和静脉，它们与心脏一起构成心血管系统。血管系统中动脉、毛细血管和静脉三者依次串联，以实现血液运输和物质交换的生理功能。血管按照组织学结构可分为大动脉、中动脉、小动脉、微动脉、毛细血管、微静脉、小静脉、中静脉和大静脉，而按生理功能的不同则分为以下几类。

（一）弹性贮器血管

弹性贮器血管是指主动脉、肺动脉主干及其发出的最大分支。这些血管口径粗、管壁厚，富含弹性纤维，具有良好的弹性和可扩张性。当左心室收缩射血时，从心室射出的一部分血液流入外周，另一部分则暂时储存于大动脉中，使其被动扩张，动脉压升高，同时也将心脏收缩产生的部分动能转化为血管壁的弹性势能。当心室舒张时，主动脉瓣关闭，大动脉弹性回缩使得储存的弹性势能转变为动能，推动射血期多容纳的那部分血液继续流向外周。大动脉的这种"弹性贮器作用"使心脏的间断射血变成血管系统中的连续血流，同时使心动周期中血压的波动幅度减小。

（二）分配血管

分配血管是指从弹性贮器血管以后到分支为小动脉前的中等动脉，其主要功能是将血液运输至各器官组织。

（三）毛细血管前阻力血管

毛细血管前阻力血管包括小动脉和微动脉。这类血管管径小，血流阻力大，尤其是微动脉，管壁富含平滑肌，通过平滑肌舒缩活动可使血管口径发生明显的变化，从而改变对血流的阻力及其所在器官、组织的血流量，对维持一定的动脉血压起着重要的作用。

（四）交换血管

交换血管即位于动、静脉之间的毛细血管，分布广泛，相互连通，形成毛细血管网。其口径小，数量多，管壁薄，仅由一层内皮细胞构成，故通透性很高，是血液和组织液进行物质交换的场所。

（五）毛细血管后阻力血管

毛细血管后阻力血管指微静脉，其管径较小，对血流产生一定的阻力。微静脉的舒缩活动可影响毛细血管前、后阻力的比值，继而改变毛细血管血压、血容量及滤过作用，影响体液在血管内、外的分配情况。

（六）毛细血管前括约肌

毛细血管前括约肌指环绕在真毛细血管起始部的平滑肌，其舒缩活动可控制毛细血管的开放或关闭，因而可以控制某一时段内毛细血管开放的数量。

（七）容量血管

容量血管即静脉系统。与同级的动脉相比，静脉数量多、管壁薄、口径大、可扩张性较大，故容量大。在安静状态下，循环血量的60%～70%容纳在静脉系统中，故静脉起血液储存库的作用。

（八）短路血管

短路血管指血管床中小动脉和小静脉之间的直接吻合支。它们主要分布在手指、足趾、耳廓等处的皮肤中，当短路血管开放时，小动脉内的血液可不经毛细血管直接进入小静脉，因而在功能上与体温调节有关。

三、体循环和肺循环

血液由心室射出，依次流经动脉、毛细血管和静脉，然后返回心房。这种血液在心血管系统中按照一定方向周而复始流动的过程，称血液循环。血液循环可分为相互连续的体循环和肺循环（图4-6）。

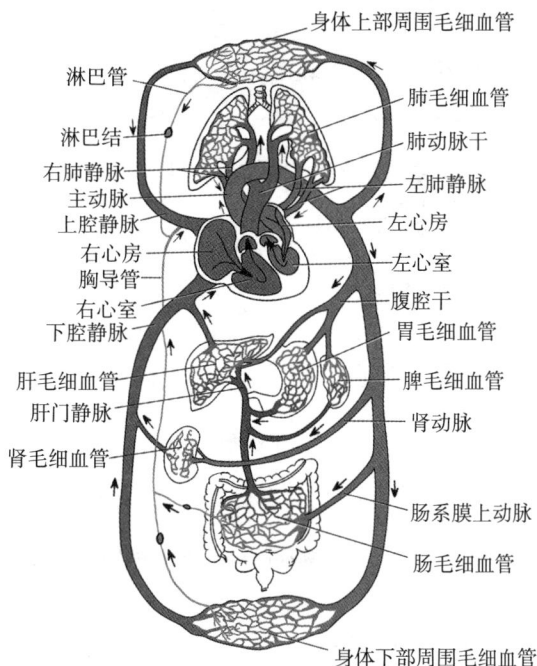

身体上部周围毛细血管
淋巴管
肺毛细血管
淋巴结
肺动脉干
右肺静脉
左肺静脉
主动脉
上腔静脉
左心房
右心房
左心室
胸导管
腹腔干
右心室
胃毛细血管
下腔静脉
肝毛细血管
脾毛细血管
肝门静脉
肾动脉
肾毛细血管
肠系膜上动脉
肠毛细血管
身体下部周围毛细血管

图4-6　人体的循环系统

（一）体循环

当左心室收缩时，含有丰富 O_2 和营养物质的动脉血由左心室射入主动脉，再经主动脉的各级分支流向全身毛细血管网，经毛细血管与组织、细胞进行物质交换。交换后，血液变成 O_2 含量较低而 CO_2 含量较高的静脉血，再经各级静脉回流，最后经上、下腔静脉反流回右心房。

（二）肺循环

由体循环回到右心房的静脉血进入右心室，之后由右心室射入肺动脉，再由肺动脉的各级分支流向肺泡壁的毛细血管网，在这里进行气体交换后，血液又变成 O_2 含量较高而 CO_2 含量较低的动脉血，再经肺内各级静脉，最后在肺门处汇合成肺静脉，流回左心房。之后，血液进入左心室，再次进行体循环。

第二节　心脏生理

心脏是血液循环的动力（泵）器官，其泵血功能是通过不停地节律性收缩和舒张来实现的。而心脏节律性兴奋的产生、传播及心脏收缩和舒张的交替进行均与心肌细胞的生物电活动有关。

一、心脏的生理特性

根据组织学和电生理学特性，心肌细胞可分为工作细胞和自律细胞。前者包括心房肌和心室肌，它们有稳定的静息电位，主要执行收缩功能。后者主要包括窦房结细胞和浦肯野细胞，大多没有稳定的静息电位，可以自动产生节律性兴奋，故又称自律细胞。各类心肌细胞动作电位的形状及其形成机制不尽相同，跨膜电位的产生过程存在很大差异（图4-7）。下面分别讲述工作细胞和自律细胞的跨膜电位及其形成机制。

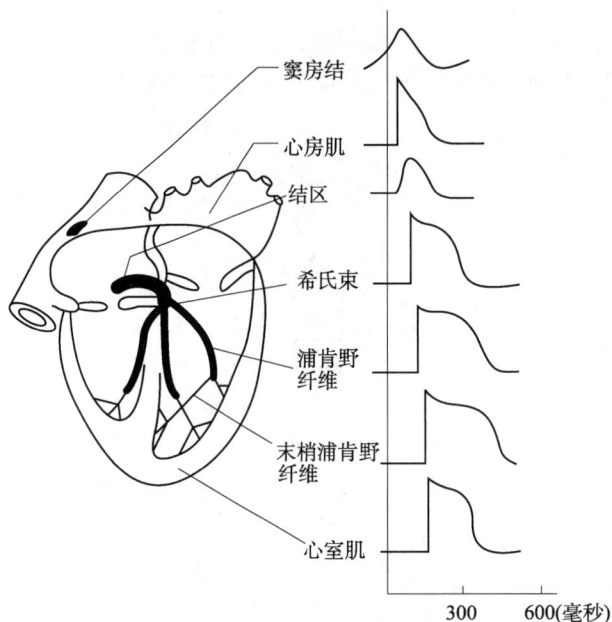

图4-7 心脏各部分心肌细胞的跨膜电位

（一）工作细胞的跨膜电位及其形成机制

1. 静息电位 以心室肌细胞为例，其静息电位稳定，为 $-80 \sim -90mV$。其形成机制与神经元、骨骼肌细胞相似，主要是因 K^+ 外流引起的 K^+ 平衡电位而产生。

2. 动作电位 心室肌细胞的动作电位由去极化和复极化两个过程或五个时期组成，即0期（快速去极期）、1期（快速复极初期）、2期（平台期）、3期（快速复极末期）和4期（静息期）（图4-8）。

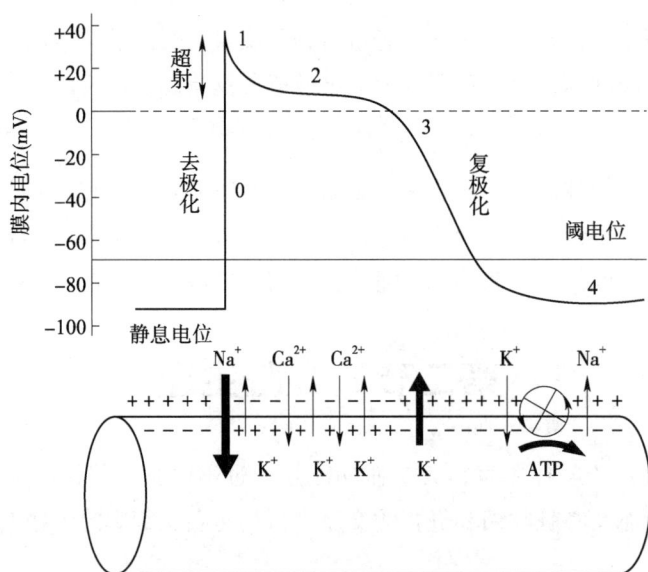

图4-8 心室肌细胞动作电位及主要离子流示意图

0期：快速去极期。心室肌细胞受刺激而兴奋时发生去极化，膜电位由静息状态时的 $-90mV$ 上升到 $+30mV$ 左右，构成动作电位的上升支，幅度约为 $120mV$。0期去极化主要是由快钠通道介导的 Na^+

内流引起的，快钠通道激活快，失活也快，因此该过程十分短暂，仅占 1~2 毫秒。

1 期：快速复极初期。0 期后，膜电位由 +30mV 迅速下降到 0mV 左右，形成动作电位的快速复极初期。此期是由快钠通道关闭致 Na^+ 内流停止、钾通道激活致 K^+ 外流引起的。该过程快速而短暂，历时 10 毫秒左右。0 期和 1 期膜电位变化迅速，在记录的动作电位图形上呈尖峰状，因而常将这两部分合称为峰电位。

2 期：平台期。当 1 期复极到接近 0 电位上下时，便进入动作电位的复极 2 期。在 2 期内，复极化速度极其缓慢，历时 100~150 毫秒，膜电位几乎停滞于同一水平而形成平台，故称平台期。此期形成主要是由于心室肌细胞膜上 Ca^{2+} 开放，Ca^{2+} 缓慢内流，同时 K^+ 外流逐渐增加，这两种相反方向的离子流处于相对平衡状态。平台期是心室肌细胞动作电位时程较长的主要原因，也是区别于神经、骨骼肌动作电位的主要特征。

3 期：快速复极末期。2 期结束后，复极加快而进入快速复极末期，直至膜电位恢复至静息电位水平。3 期历时 100~150 毫秒。此期形成是由于 Ca^{2+} 通道失活，Ca^{2+} 内流停止，而 K^+ 外流逐渐增强所致。

4 期：静息期。此期膜电位已恢复并稳定于静息电位水平，但并不意味着各种离子流的停息。在动作电位期间，由于有一定量的 Na^+、Ca^{2+} 内流和 K^+ 外流，造成细胞内、外离子的分布发生变化，这种变化激活了细胞膜上的 Na^+-K^+ 泵及 Na^+-Ca^{2+} 交换体，将内流的 Na^+、Ca^{2+} 排出细胞，将外流的 K^+ 摄入细胞，恢复细胞内、外离子的正常浓度梯度，保持心室肌细胞的正常兴奋性。

（二）自律细胞的跨膜电位及其形成机制

特殊传导系统的心肌细胞具有自动节律性，属于自律细胞，包括窦房结、房室结、房室束、束支和浦肯野细胞。自律细胞动作电位 3 期末达到最大极化状态时的电位值称为最大复极电位，此后的 4 期膜电位并不稳定在这一水平，而是立即开始自动去极化。因此，自律细胞与工作细胞的最大区别在于没有稳定的静息电位，4 期自动去极化是自律细胞产生自动节律性兴奋的基础。不同类型自律细胞的 4 期自动去极化速度和机制均有差异（图 4-9）。

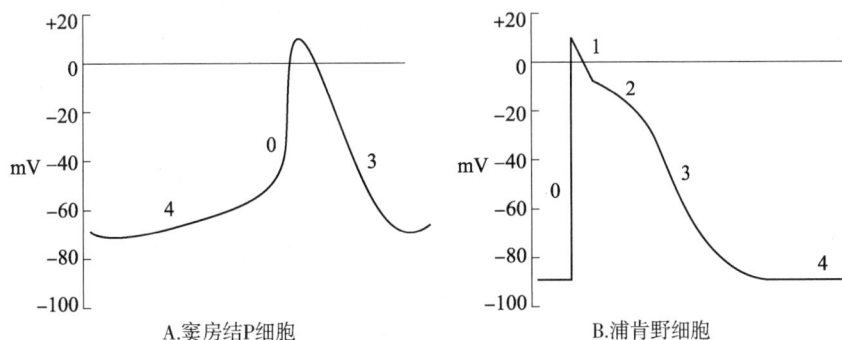

图 4-9　自律细胞动作电位示意图

1. 窦房结 P 细胞　窦房结内的自律细胞为 P 细胞，其含量十分丰富。窦房结细胞的动作电位与心室肌细胞、浦肯野细胞明显不同，分为 0 期、3 期和 4 期三个时相。其主要特点如下。①0 期去极化速度慢，幅度小，膜电位由最大复极电位（-70mV）去极化到 0mV 左右；0 期是由慢钙通道介导的 Ca^{2+} 缓慢内流所致，因此 P 细胞属于慢反应细胞。②无明显的 1 期和 2 期。③3 期复极主要由 K^+ 外流引起。④4 期自动去极化，速度快，主要与 K^+ 外流衰减（重要的离子基础）、Na^+ 内流进行性增强有关。

2. 浦肯野细胞　动作电位与心室肌细胞相似，分为 0 期、1 期、2 期、3 期和 4 期五个时相。不同的是 4 期膜电位不稳定，发生自动去极化，速度较慢，主要与 Na^+ 内流进行性增强（起主要作用）和 K^+ 外流衰减有关。0 期去极化速度较快，故浦肯野细胞属于快反应细胞。

（三）体表心电图

在正常人体，由窦房结发出的兴奋按照一定的传递途径和时程依次传向心房和心室，引起整个心脏的兴奋。人体可看成一个容积导体，心脏各部分在兴奋过程中出现的生物电变化可通过周围的导电组织和体液传到体表。临床上将心电图机的测量电极置于体表的一定部位，即可记录心脏兴奋过程中所发生的电变化，所记录到的波形称为心电图。心电图是一种无创记录方法，在临床上已被广泛应用于心律失常和心肌损害等疾病的辅助诊断。

心电图的基本组成包括 P 波、QRS 波群、T 波以及各波间隔时间的线段（图 4 - 10）。其中，波幅表示电位的值，以 mV 为单位；波宽表示电变化的时间，以秒为单位。

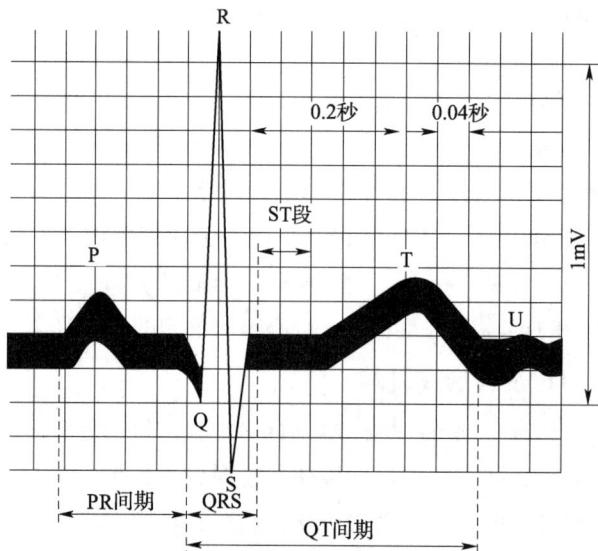

图 4 - 10　正常人体心电图模式图

1. P 波　在一个心动周期中，首先出现的一个小而圆钝的波称为 P 波，反映左、右心房的去极化过程。P 波正常时程为 0.08 ~ 0.11 秒，波幅不超过 0.25mV。

2. QRS 波群　继 P 波之后，出现一个短时程、较高幅度且波形尖锐的波群，称 QRS 波群，反映左、右两心室的去极化过程。典型的 QRS 波群包括 3 个紧密相连的电位波动：第 1 个向下的波为 Q 波，第 1 个向上的波为 R 波，R 波后面向下的波为 S 波。在不同的导联记录中，这 3 个波不一定都能出现。正常 QRS 波群历时 0.06 ~ 0.10 秒，代表兴奋在心室内传播所需的时间，若时间延长，表示心室肥厚、扩张或传导阻滞。

3. T 波　QRS 波群后的一个持续时间较长、波幅较低的向上的波，称 T 波，反映心室的复极化过程。T 波历时 0.05 ~ 0.25 秒，幅度 0.1 ~ 0.8mV，在 R 波波幅较高的导联中不低于 R 波的 1/10。T 波方向与 QRS 波群的主波方向相同，如果出现 T 波低平、双向或倒置，称 T 波改变，主要反映心肌缺血。

4. PR 间期　是指从 P 波起点到 QRS 波群起点之间的时程，正常值为 0.12 ~ 0.20 秒。PR 间期代表由窦房结产生的兴奋，经过心房、房 - 室交界区、房室束及其束支、浦肯野纤维到达心室并引起心室开始兴奋所需的时间，故又称房室传导时间。PR 间期延长，表示房室传导阻滞。

5. QT 间期　是指从 QRS 波群起点到 T 波终点的时程，一般历时 0.36 ~ 0.40 秒。它反映从心室开始去极化到复极化结束所经历的时间。QT 间期的长短与心率成反变关系，心率越快，QT 间期越短。

6. ST 段　是指 QRS 波群终点到 T 波起点之间的线段。它反映心室各部分细胞都处于去极化状态，各部分之间无电位差，处于基线水平。ST 段异常压低或抬高，表示心肌缺血或损伤。

（四）心肌细胞的生理特性

心肌细胞具有兴奋性、传导性、自律性和收缩性等四种基本的生理学特性。前三个特性以心肌细胞的生物电活动为基础，属于电生理特性；而收缩性则以细胞的收缩蛋白的功能活动为基础，属于机械特性。

1. 自动节律性　简称自律性，指心肌在无外来刺激的条件下能自动产生节律性兴奋的能力或特性。能产生自律性的细胞属于特殊传导系统，包括窦房结、房室结、房室束和浦肯野细胞等。自律细胞具有自律性的原因是其动作电位4期的自动去极化过程。

不同自律细胞的自律性高低不等。正常情况下，窦房结自律性最高，约为100次/分；浦肯野细胞自律性最低，约为25次/分。生理情况下，心脏活动总是按照自律性最高的细胞发出的节律性兴奋来进行，因此窦房结P细胞是心脏活动的正常起搏点，以窦房结起搏而形成的心脏节律称为窦性心律。其他自律细胞在正常情况下仅起传导兴奋的作用，不表现其自律性，故称潜在起搏点。当正常起搏点或传导发生障碍时，潜在起搏点将代替窦房结产生可传播的兴奋而控制心脏的活动，此时异常的起搏部位称为异位起搏点，由异位起搏点形成的心脏节律称为异位心律。

知识链接

人工心脏起搏器发展简史

1819年，意大利学者Aldini首先发现用电刺激停跳的心脏可引起心脏的跳动。1929年Conld等用电脉冲刺激心脏，可使心脏产生随电刺激频率跳动的现象。1932年Hyman等首次制造出重达7.2kg的人工起搏器，当时由于战争原因，其产品未用于临床。1952年，Zoll将经胸壁起搏应用于临床。1958年世界上第一例心脏起搏器植入体内成功，揭开了人工心脏起搏器临床治疗的序幕。1980年，具有除颤功能的植入式心脏复律除颤器（ICD）面市。1998年，三腔心脏起搏器（CRT）应用于临床，在房室顺序起搏的基础上增加了心室同步起搏的功能。2002年，整合了ICD功能的CRT-D上市，进一步解决了晚期心衰同时具有恶性心律失常及恶性心律失常风险患者的后顾之忧。无电极起搏器的发展和应用已经挽救了很多心脏病患者的生命。

---

2. 兴奋性　所有的心肌细胞都具有兴奋性，即具有接受刺激产生动作电位的能力或特性。

（1）心肌兴奋性的周期性变化　心肌细胞每产生一次兴奋，其膜电位将发生一系列规律性变化，兴奋性也随之发生相应的周期性变化。现以心室肌细胞为例，说明在一次兴奋过程中兴奋的周期性变化（图4-11）。

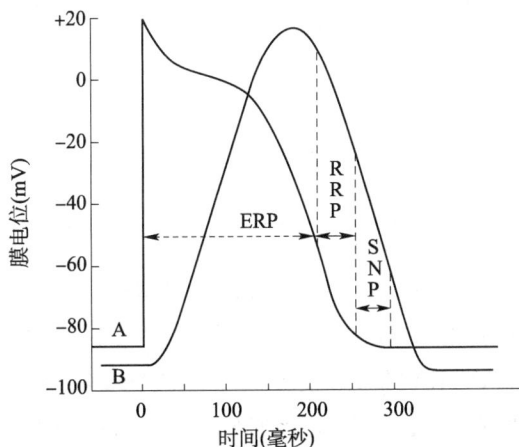

图4-11　心室肌动作电位、兴奋性及其与机械收缩之间的关系

1）有效不应期 心肌细胞发生一次兴奋后，从0期去极化开始，至复极3期膜电位达到 -55mV 这段时间内，无论给予心肌多强的刺激，都不会引起去极化反应，这段时间称为绝对不应期。在从复极化 -55mV 继续复极至 -60mV 期间，给予阈上刺激可产生局部兴奋，但不会产生新的动作电位，因此这一时段称为局部反应期。上述两个时段可合称为有效不应期，此期心肌细胞兴奋性暂时缺失或极度下降是由于钠通道完全失活或仅有少量复活。

2）相对不应期 从有效不应期之后到复极基本完成（-60mV ~ -80mV）这段时间内，若给予阈上刺激可产生新的动作电位，这一时期称为相对不应期。因为此期已有相当数量的钠通道恢复至静息状态，但在阈刺激下激活的钠通道数量仍不足以产生去极化达到阈电位的内向电流，故需要加大刺激强度才能产生新的动作电位。

3）超常期 随着复极的继续，膜电位从 -80mV 复极化至 -90mV 这段时间内，给予阈下刺激即可产生动作电位，说明心肌的兴奋性高于正常，称超常期。此期，钠通道基本恢复至静息状态，并且此时膜电位与阈电位水平差距较小，所以容易兴奋。

（2）兴奋性的周期性变化的特点与意义 与神经和骨骼肌细胞相比，心肌兴奋过程中的有效不应期特别长，一直延续到心肌舒缩活动的舒张早期，因此心肌不会产生完全强直收缩。这种特性使得心脏始终保持收缩和舒张活动的交替进行，从而保证心脏得以完成泵血功能。

（3）期前收缩和代偿间歇 正常情况下，当窦房结产生的每一次兴奋传至心房肌和心室肌时，心房肌和心室肌前一次兴奋的不应期均已结束，因此能不断产生新的兴奋，于是，整个心脏就能按照窦房结发出兴奋的节律进行活动。如果在心室肌的有效不应期之后，下一次窦房结传来的兴奋到达之前，心室受到一次外来刺激，将会提前产生一次兴奋和收缩，分别称为期前兴奋和期前收缩（临床上又称早搏）。期前兴奋也有自身的有效不应期，当紧接期前兴奋的一次窦房结兴奋传至心室时，如果正好落在期前兴奋的有效不应期内，则此次正常下传的窦房结兴奋将不能引起心室的兴奋和收缩，形成一次兴奋和收缩的"脱失"，因此在一次期前收缩后有一段较长时间的心室舒张期，称代偿间歇。直到下次窦房结兴奋传来，才能引起兴奋和收缩（图4-12）。

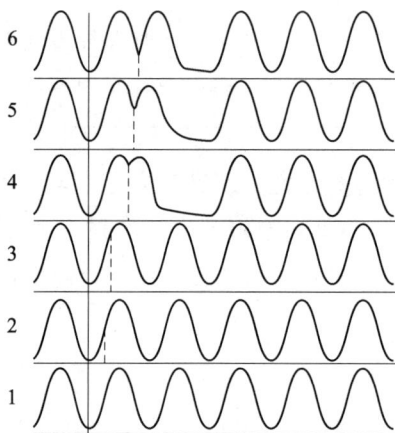

图4-12 期前收缩和代偿间歇

虚线表示给予刺激的时间。1~3：刺激落在有效不应期内，不引起反应；
4~6：刺激落在相对不应期内，引起期前收缩和代偿间歇

3. 传导性 指心肌细胞具有传导兴奋的能力和特性。兴奋传导不仅发生在同一心肌细胞上，而且能在相邻细胞之间进行。相邻细胞之间以闰盘相连接，心肌细胞的兴奋以局部电流的形式通过闰盘上的缝隙连接直接进入邻近细胞，引发动作电位并迅速扩布，实现同步性活动，使整个心房或心室构成一个功能合胞体，从而实现同步收缩或舒张，产生有效的挤压和抽吸血液的力量。

兴奋在心脏内的传播是以特殊传导系统为主干的有序扩布。正常情况下，窦房结的兴奋通过心房肌

直接传至左、右心房，同时沿着心房肌组成的"优势传导通路"迅速传至房室结，后经房室束、左右束支、浦肯野纤维传至心内膜，再由心内膜传至心外膜，引起整个心室兴奋（图4-13）。

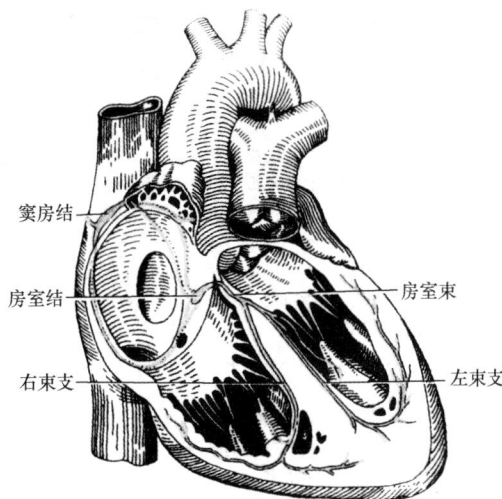

图4-13　心脏特殊传导系统

各类心肌细胞均能传导动作电位，但它们传导动作电位的能力和速度不同。浦肯野纤维传导速度最快，房室结区传导速度非常缓慢，而房室结又是正常时兴奋从心房传至心室的唯一通道，因此兴奋经过此处将出现一个时间延搁，称房-室延搁。房-室延搁使心室在心房收缩完毕之后才开始收缩，不至于产生心房和心室收缩发生重叠的现象，有利于心室的充盈和射血。

4. 收缩性　心肌细胞在动作电位的触发下产生收缩反应，称收缩性。与骨骼肌和神经细胞相比，心肌收缩性有其自身的特点。

（1）对细胞外液 Ca^{2+} 的依赖性较大　心肌细胞的肌质网不如骨骼肌发达，Ca^{2+} 贮存量较少，故心肌兴奋-收缩耦联过程中所需的 Ca^{2+} 要靠细胞外液来补充。

（2）同步收缩　心肌细胞之间有低电阻的闰盘存在，且从解剖结构上看，心房和心室之间存在纤维环和结缔组织将二者隔开，因此整个心脏可以看作分别由左、右心房和左、右心室组成的两个合胞体。心肌一旦兴奋，心房和心室这两个合胞体的所有心肌细胞将先后发生同步收缩，这种同步收缩可保证心脏各部分之间的协同工作和发挥有效的泵血功能。

（3）不发生完全强直收缩　心肌兴奋性周期的有效不应期特别长，相当于整个收缩期和舒张早期。在有效不应期内，心肌细胞不接受任何刺激而产生兴奋和收缩。因此，在正常情况下，心肌不会发生完全强直收缩，这一特征可保证心脏总是处于节律性收缩和舒张交替活动的状态，从而有利于心脏的充盈和泵血功能。

二、心脏的泵血过程

心脏通过节律性收缩和舒张驱动血液流动的作用称为心脏的泵血功能。心脏收缩时将血液射入动脉，并通过动脉系统将血液分配到全身各组织；心脏舒张时血液通过静脉系统回流到心脏，使心脏充盈，为下一次射血做准备。

（一）心动周期与心率

心脏一次收缩和舒张构成一个机械活动周期，称心动周期，包括收缩期和舒张期。

心动周期的长度与心率成反变关系。如果正常成年人的心率为75次/分，则每个心动周期持续0.8秒。如图4-14所示，在心房的活动周期中，先是左、右心房收缩，持续约0.1秒，继而心房舒张，持续约

0.7秒；在心室的活动周期中，也是左、右心室先收缩，持续约0.3秒，随后心室舒张，持续约0.5秒。在一个心动周期中，心房和心室的活动按一定的次序和时程先后进行，左、右两个心房和左、右两个心室的活动都是同步进行的，心房和心室的收缩期都短于各自的舒张期。心率加快时，心动周期缩短，收缩期和舒张期都相应缩短，但舒张期缩短的程度更大，这对心脏活动是不利的。

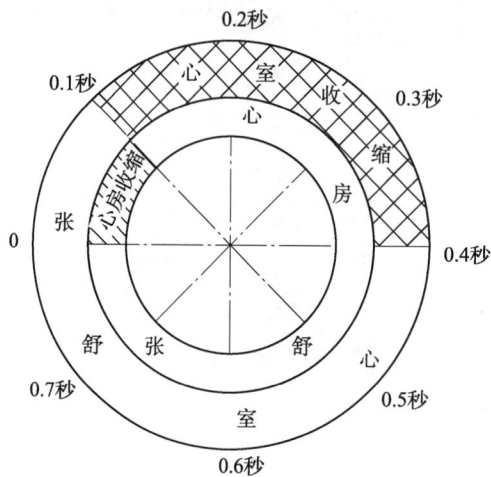

图4-14 心动周期示意图

（二）心脏的泵血过程

左、右心室的泵血过程相似，且几乎同时进行。下面即以左心室为例，阐述在一个心动周期中心室的射血和充盈过程（图4-15），以便了解心脏的泵血机制。

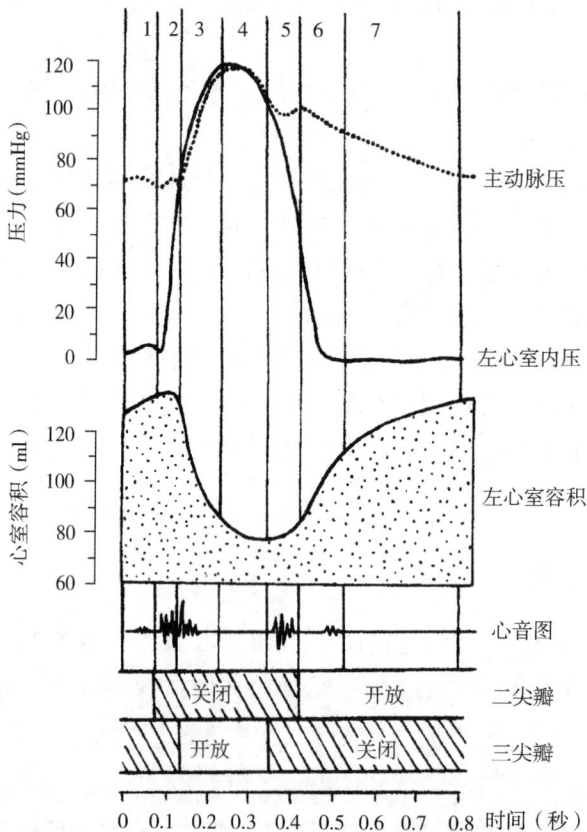

图4-15 心动周期中左心室内压力、容积和瓣膜的变化

1. 心房收缩期；2. 等容收缩期；3. 快速射血期；4. 减慢射血期；

5. 等容舒张期；6. 快速充盈期；7. 减慢充盈期

1. 心室收缩期 可分为等容收缩期和射血期，后者又分为快速射血期和减慢射血期。心室收缩期的主要生理功能是完成射血过程，即将血液由心室射入动脉。

（1）等容收缩期 心室开始收缩后，心室内的压力迅速升高，当心室内压超过心房内压时，即可推动房室瓣关闭，故血液不会倒流入心房；但此时心室内压仍低于主动脉压，因此主动脉瓣处于关闭状态，心室暂时成为一个封闭的腔室，心室容积保持不变，但心室肌在不断收缩，故称等容收缩期。

（2）射血期 心室继续收缩，当心室内压高于主动脉压时，即推动主动脉瓣开放，标志着等容收缩期结束，进入射血期。

1）快速射血期 在射血早期，心室射入主动脉的血液较多，血流速度较快，称快速射血期，此期，心室射出的血液量约占总射出量的2/3。随着心室内的血液射入主动脉，心室容积迅速缩小，但由于心室肌强烈收缩，室内压仍持续上升，并达到峰值。

2）减慢射血期 在射血后期，由于心室收缩强度的减弱，射血速度逐渐减慢，故称减慢射血期。此期，心室内压和主动脉压都由峰值逐渐下降。但需指出的是，在快速射血期的中期或稍后，乃至整个减慢射血期，心室内压已低于主动脉压，但此时心室内的血液因具有较高的动能，仍可逆浓度梯度进入主动脉。

2. 心室舒张期 包括等容舒张期和心室充盈期，后者又分为快速充盈期、减慢充盈期和心房收缩期。心室舒张期的主要生理功能是完成充盈过程，即让血液流回心室，为下一次射血准备。

（1）等容舒张期 射血后，心室开始舒张，心室内压下降，主动脉内血液向心室反流，推动主动脉瓣关闭；但此时心室内压仍高于心房内压，因此房室瓣亦处于关闭状态。心室又暂时成为密闭的腔室，心室容积不变，但心室肌在不断舒张，故称等容舒张期。

（2）心室充盈期 随着心室肌继续舒张，心室内压继续下降，当心室内压低于心房内压时，房室瓣开放，心房内血液流入心室，进入心室充盈期。

1）快速充盈期 房室瓣开启初期，由于心室肌很快舒张，心室内压明显降低甚至呈负压，心房和心室之间形成很大的压力梯度，因此，心室对心房和大静脉内的血液产生"抽吸作用"，血液快速流入心室，使心室容积迅速增大，故这一时期称为快速充盈期。

2）减慢充盈期 随着心室内血液量不断增加，心房和心室之间的压力梯度逐渐减小，血液进入心室的速度也逐渐减慢，这一时期称为减慢充盈期。

3）心房收缩期 在心室舒张期的最后0.1秒，下一个心动周期的心房收缩期开始，使心室进一步充盈。

如上所述，心室肌的收缩和舒张是造成心室内压变化并导致心房与心室之间以及心室与主动脉之间产生压力梯度的根本原因；而压力梯度是推动血液在心房、心室及主动脉之间流动的主要动力。心脏瓣膜的结构特点和启闭活动，保证了血液只能沿一个方向流动。

右心室的泵血过程与左心室基本相同，但由于肺动脉压约为主动脉压的1/6，在心动周期中，右心室内压的变化幅度比左心室内压的变动幅度小得多。

（三）心音

在心动周期中，心肌收缩、瓣膜启闭、血液流速改变形成的湍流和血流撞击心室壁和大动脉壁引起的振动可通过周围组织传递到胸壁，用听诊器便可在胸部某些部位听到相应的声音，称心音。正常人在一次心搏过程中可产生四个心音，即第一、第二、第三和第四心音。通常用听诊方法只能听到第一和第二心音，在某些青年人和健康儿童可听到第三心音。

1. 第一心音 标志着心室收缩的开始，在心尖搏动处（左第5肋间锁骨中线）听诊最为清楚。其特点是音调较低、持续时间较长。第一心音是由于房室瓣突然关闭引起心室内血液和室壁的振动，以及心室射血引起的大血管壁和血液湍流所发生的振动而产生的。

2. 第二心音 标志着心室舒张期的开始，在胸骨左、右两旁第2肋间（即主动脉瓣和肺动脉瓣听诊区）听诊最为清楚。其特点是频率较高、持续时间较短。第二心音是由于主动脉瓣和肺动脉瓣关闭，血流冲击大动脉根部引起血液、管壁及心室壁的振动而产生的。

心脏的某些异常活动可以产生杂音或其他异常的心音。因此，听取心音对于心脏疾病的诊断具有重要意义。

（四）心脏泵血功能的评价

心脏的泵血功能可以随着机体因不同状态下代谢的需要而发生变化。心脏泵血量是评价心脏功能的重要指标，常用的指标有以下几种。

1. 每搏输出量和射血分数

（1）每搏输出量 是指一侧心室一次心脏搏动所射出的血液量，简称搏出量。安静状态下，正常成年人的每搏输出量平均为70ml（60~80ml）。

（2）射血分数 心室在每次射血时，并未将心室内充盈的血液全部射出。搏出量占心室舒张末期容积的百分比，称射血分数。健康成年人安静状态下的射血分数为55%~65%。心室功能减退、心室异常扩大的患者，其搏出量可能与正常人无明显差异，但心室舒张末期容积增大，因此射血分数明显降低。故与搏出量相比，射血分数能更准确地反映心脏的泵血功能，对早期发现心脏泵血功能异常具有重要的临床意义。

2. 每分输出量与心指数

（1）每分输出量 是指一侧心室每分钟射出的血量，简称心输出量。心输出量 = 心率 × 搏出量。若以心率75次/分、搏出量70ml来计算，正常成人安静时心输出量平均为5L/min。心输出量与机体的代谢水平相适应，并与性别、年龄等因素有关。女性的心输出量比同体重男性低10%左右，青年人心输出量较老年人高，剧烈运动时心输出量为安静时的5~6倍，可达25~30ml。

（2）心指数 在相同条件下，不同个体的代谢水平不同，对心输出量的需求也不同，如身材高大者对心输出量的需求大于身材矮小者。因此，用心输出量来评价不同个体的心功能是不全面的。以单位体表面积计算的心输出量，称心指数。研究表明，人在安静时的心输出量与身体、体重并不成正比，而是与体表面积成正比。我国中等身材成人的体表面积为 $1.6~1.7m^2$，安静时心输出量以5L/min计算，心指数为 $3.0~3.5L/(min·m^2)$。心指数是评价不同个体心功能的常用指标。

3. 心力贮备 是指心输出量随着人体代谢的需要而增加的能力。正常成人安静时心输出量约为5L/min，剧烈运动时可高达25~35L/min，说明健康人的心脏有相当大的贮备能力。心力贮备包括心率贮备和搏出量贮备。

（1）心率贮备 正常健康成人安静时的心率为60~100次/分。假设搏出量保持不变，使心率在一定范围内加快，当心率达160~180次/分时，心输出量可增加至静息时的2~2.5倍，称心率贮备。但如果心率过快（大于180次/分），由于舒张期过短，心室充盈不足，会导致搏出量和心输出量减少。

（2）搏出量贮备 包括收缩期贮备和舒张期贮备。心室做最大程度收缩时，心室收缩末期容积可从55ml减少至15~20ml，即收缩期贮备为35~40ml；而心室做最大程度舒张时，心室舒张末期容积从约125ml增加至约140ml，即舒张期贮备为15ml。

（五）心输出量的影响因素

心输出量 = 搏出量 × 心率。因此，凡是影响搏出量和心率的因素均可影响心输出量。而搏出量的多少则取决于心室的前负荷、后负荷和心肌收缩能力等。

1. 前负荷　是指心室舒张末期的充盈量，相当于静脉回心血量与心室射血后剩余血量之和。正常情况下，心室射血后剩余血量基本保持不变，而当静脉回心血量在一定范围内增加时，心室舒张末期容积增大，引起心室肌初长度增加，进而导致心肌收缩力增强，搏出量增多。这种通过改变心肌初长度来引起心肌收缩力量改变的调节，称异长自身调节。

2. 后负荷　是指心室开始收缩后所遇到的阻力，即动脉血压。在心肌初长度、收缩能力和心率都不变的情况下，大动脉血压升高，动脉瓣开放延迟，等容收缩期延长而射血期缩短，搏出量将减少。如果大动脉血压升高超过一定的范围并长期持续，心室肌因长期收缩活动加强，心脏做功量增加而心脏效率降低，久而久之，心室肌肥厚、心室扩大，最终导致泵血功能减退。

3. 心肌收缩能力　是指心肌不依赖于前、后负荷而能改变其力学活动的内在特性。通过改变心肌收缩能力来实现心脏泵血功能调节，称等长自身调节。心肌收缩能力受多种因素影响，凡能影响心肌细胞兴奋－收缩耦联过程中各个环节的因素都可影响收缩能力，其中，活化的横桥数和肌球蛋白 ATP 酶的活性是影响心肌收缩能力的主要环节。

4. 心率　在一定范围内，心率加快可使心输出量增加。但如果心率超过 160 次/分，将会使心室充盈期过短，搏出量减少，故心输出量减少；而如果心率低于 40 次/分，虽然心室充盈期延长，但心室充盈已达极限，心室舒张期的延长已不能进一步增加充盈量和搏出量，因此心输出量也减少。

第三节　血管生理

无论体循环还是肺循环，动脉、毛细血管和静脉三者依次串联，其生理功能各不相同，但主要功能均为运送血液和进行物质交换。动脉将由心室泵出的血液输送到毛细血管，血液在此处与周围组织进行物质交换后，经由静脉回流到心房。

通常我们将血液在心血管系统中流动的力学称为血流动力学，它是流体力学的一个分支，主要研究血流量、血流阻力、血压及其之间的相互关系（图 4-16）。血管系统是比较复杂的弹性管道系统，血液是含有血细胞与胶体物质等多种成分的液体而不是理想液体，因此，血流动力学既具有一般流体力学的共性，又有其自身的特点。

单位时间内流经血管某一横截面的血量称为血流量，通常以 ml/min 或 L/min 为单位。

血流速度是指血液中一个质点在管内移动的线速度，通常以 cm/s 或 m/s 为单位。当血液在血管内流动时，血流速度与血流量成正比，而与血管的横截面积成反比。因此，血流速度在毛细血管中最慢，在主动脉中最快。

血液在血管内流动时遇到的阻力称为血流阻力，其产生的主要原因是血液流动时血液与血管壁以及血液内部发生相互摩擦。根据流体力学原理，血流阻力（R）与血液黏度（η）和血管长度（L）成正比，与血管半径（r）的 4 次方成反比，可用以下公式计算：$R = 8\eta L/\pi r^4$。生理情况下，血管长度和血液黏度变化很小，但血管口径在神经和体液因素的调节下经常发生变化，特别是富含平滑肌的小动脉和微动脉，它们是产生血流阻力的主要部位，此处的血流阻力称为外周阻力。机体对各器官血流量的分配和调节主要是通过控制各器官阻力血管的口径来实现的。

血压是指血管内流动的血液对单位面积血管壁的侧向压力，按照国际标准计量单位规定，血压的单位是帕（Pa）和千帕（kPa），临床上习惯用毫米汞柱（mmHg）表示，通常所说的血压是指动脉血压。而大静脉和心房压较低，常以厘米水柱（cmH_2O）为单位。

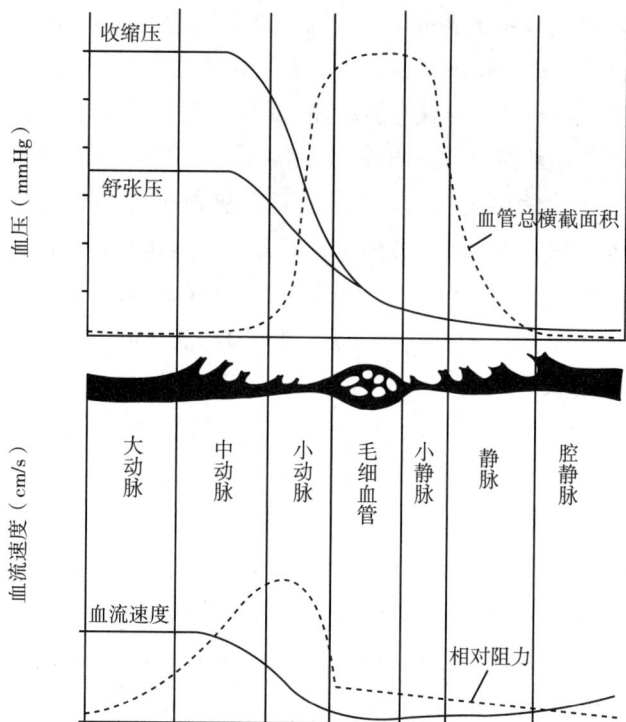

图 4-16　各段血管的血压、血液速度和血管总横截面积关系示意图

一、动脉血压 🄴微课

（一）动脉血压的概念及其正常值

1. 动脉血压的概念　动脉血压是指动脉内流动的血液对单位面积动脉管壁的侧压力；一般指主动脉压，通常用肱动脉压来代表。在一个心动周期中，动脉血压会随着心脏的舒缩活动而发生周期性变化。心室收缩射血时，主动脉压迅速升高，在收缩期的中期，主动脉血压达到最高值，称收缩压；心室舒张时，主动脉压下降，心室舒张末期主动脉血压的最低值称为舒张压。收缩压和舒张压的差值称为脉压。一个心动周期中每一个瞬间动脉血压的平均值，称平均动脉压，约等于舒张压加 1/3 脉压。

2. 动脉血压的数值　我国健康成人在安静状态下的收缩压为 100 ~ 120mmHg，舒张压为 60 ~ 80mmHg，脉压为 30 ~ 40mmHg。临床上动脉血压的惯用记录方式为"收缩压/舒张压 mmHg"，如 120/80mmHg。动脉血压存在着个体、年龄和性别差异。随着年龄的增长，血压呈逐渐升高的趋势。而且，正常人血压呈明显的昼夜波动，大多数人的血压在凌晨 2 ~ 3 时最低，在上午 6 ~ 10 时及下午 4 ~ 8 时各有一个高峰，从晚上 8 时起血压呈缓慢下降趋势，表现为"双峰双谷"，这一现象称为日节律。

高血压的诊断标准不是一成不变的，是随着最新流行病学的调查结果和循证医学的证据而不断修订。我国高血压诊断标准自 1959 年确定至今，已修订 4 次。现认为，成人在安静状态下血压 ≥140/90mmHg 即为高血压，低于 90/50mmHg 即为低血压；血压 <130/85mmHg 为正常血压，理想血压是 <120/80mmHg；当收缩压在 120 ~ 139mmHg 之间或舒张压在 80 ~ 89mmHg 之间时，将被视为高血压前期。

高血压与膳食中营养成分的关系

高血压是一种极为常见的慢性病，在我国患病率呈持续增长态势。如果不积极治疗，高血压将导致多种并发症（心脏病、脑血管病和肾脏疾病等），严重威胁人类健康和生命。高血压患者除了要按时口服降压药外，高质量的睡眠、适当的运动、良好的情绪和合理的膳食等生活方式干预都是十分必要的，尤其膳食在一定程度上更为重要。如膳食中的钠与高血压关系密切，研究证实，高血压患者的血压与膳食中钠摄入量成正比关系，摄钠量越低，血压下降越多；服用维生素A、C、E可降低血压。增加蛋白质摄入量尤其是动物蛋白质，可增加某种氨基酸或某些多肽和多种微量营养素的摄入量，这些成分可能具有降压作用。膳食纤维的摄入量与高血压呈负相关，多食粗粮可降低血压。总的说来，膳食因素对血压的影响是复杂的，由于人类并非食用单一的食物，对高血压患者来说，调整整体膳食结构是预防高血压较好的方法。

3. 动脉血压的意义　动脉血压的相对稳定是维持血液循环和保证各器官血液供应的必要条件。若动脉血压过低，将引起器官血液供应减少，尤其是脑和心脏等重要器官的供血不足而导致严重后果；若动脉血压过高，则心室射血阻力增大，久而久之可导致心室代偿性肥大，甚至造成心力衰竭。

（二）动脉血压的形成

动脉血压的形成条件主要包括以下四个方面。

1. 心血管系统有足够的血液充盈　是形成动脉血压的前提条件。血液在循环系统中充盈的程度可用循环系统平均充盈压来表示。在动物实验中，采用电刺激引起心室颤动使心脏暂时停止射血，血流也就暂停，此时在循环系统各部位所测得的压力值相同，这一压力数值即为循环系统平均充盈压。其大小取决于循环血量与循环系统容积之间的相对关系。如果血量增多或循环系统容积变小，则循环系统平均充盈压升高，反之则降低。

2. 心室射血　是动脉血压形成的必要条件。心室收缩时所释放的能量，一部分作为血液流动的动能，推动血液向前流动；另一部分则转化为大动脉扩张所储存的势能。在心室舒张时，大动脉发生弹性回缩，将储存的势能再转换为动能，继续推动血液向前流动。由于心脏射血是间断的，在心动周期中动脉血压将发生周期性变化，心室收缩时动脉血压升高，舒张时动脉血压降低。

3. 外周阻力　主要指小动脉和微动脉对血流的阻力。由于外周阻力的存在，心室每次收缩射出的血液只有约1/3在心室收缩期流至外周血管，其余的血液暂时蓄积在主动脉和大动脉中，使大动脉扩张，并使动脉血压升高。如果没有外周阻力，心室收缩期射入大动脉的血液将迅速全部流至外周，因此不能使动脉血压升高。

4. 主动脉和大动脉的弹性贮器作用　表现为在心室射血期主动脉和大动脉被动扩张，多容纳一部分血液，因此动脉血压在射血期不至于升得过高。在心室舒张期，被扩张的大动脉发生弹性回缩，将在射血期多容纳的血液继续向外周方向推动（图4-17），一方面可使心脏的间断射血变为动脉内持续的血流，另一方面又能使舒张压保持在一定水平，即在舒张期动脉血压不至于降得过低。因此，在一个心动周期中，动脉血压的波动幅度远小于心室内压的变动幅度。

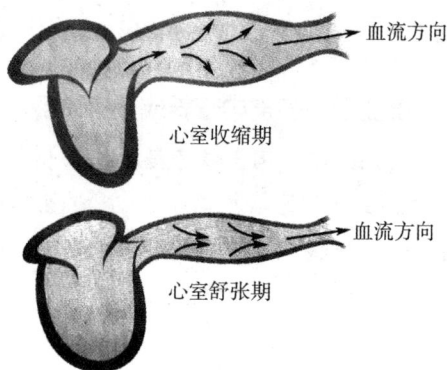

图 4-17 主动脉壁弹性对血流和血压的作用

（三）影响动脉血压的因素

生理情况下，动脉血压的变化是多种因素相互作用的综合结果。为了便于理解，下面在单独分析某一影响因素时，都假定其他因素固定不变。

1. 每搏输出量 当每搏输出量增加时，心室收缩期射入主动脉的血量增多，收缩压明显升高；由于动脉血压升高，血流速度随之加快，心室舒张末期存留在大动脉内的血量增加不多，故舒张压升高的幅度相对较小，脉压增大。每搏输出量减少时，收缩压明显降低，脉压减小。故一般情况下，收缩压的高低主要反映心脏每搏输出量的多少。

2. 心率 心率加快时，心室舒张期明显缩短，血液流向外周的时间也缩短，因此心室舒张末期留在主动脉内的血量增多，舒张压升高；虽然心室收缩期缩短，但较高的动脉血压使血流加快，因此心室收缩期仍有较多的血液流向外周，存留的血液远不如舒张末期多，故收缩压升高程度较小，脉压减小。同理，当心率减慢时，舒张压下降较收缩压下降更显著，因而脉压增大。

3. 外周阻力 外周阻力加大时，心室舒张期血液向外周流动速度减慢，大动脉内存留的血液增多，因而舒张压升高。然而，外周阻力的增加引起动脉血压升高，从而使血液流速加快，心室收缩期向外周流动的血量不会明显减少，因此收缩压升高的幅度比舒张压小，脉压减小。反之，当外周阻力减小时，舒张压和收缩压都降低，但是舒张压降低得更为明显，因此脉压加大。一般情况下，舒张压的高低可反映外周阻力的大小。

4. 主动脉和大动脉的弹性贮器作用 由于主动脉和大动脉的弹性贮器作用，动脉血压的波动幅度明显小于心室内压的波动幅度。老年人的动脉管壁硬化，大动脉的弹性贮器作用减弱，对血压的缓冲作用减弱，因此收缩压增高而舒张压降低，脉压增大。但老年人往往同时还伴有小动脉和微动脉广泛硬化，外周阻力相应增大，因此，收缩压和舒张压其实都升高。

5. 循环血量与血管系统容量的比例 正常情况下，循环血量与血管系统容量是相适应的，循环系统充盈程度相对稳定，产生一定的体循环平均充盈压。失血后，循环血量减小，此时如果血管系统容量变化不大，那么体循环平均充盈压必然降低，动脉血压降低；中毒性休克、药物性过敏等引起全身小血管广泛扩张，这时循环血量不变而血管容积突然增大，会造成动脉血压急剧降低。

二、静脉血压

静脉是血液回心的通道以及容量血管。静脉具有容量大、易扩张又能收缩的特点。静脉的收缩和扩张可有效地调节回心血量和心输出量，使循环功能可适应不同生理条件下的需要。

（一）静脉血压

静脉血压远远低于动脉血压。当体循环血液流经毛细血管到达微静脉时，血压已降至 15～20mmHg，血液最后进入右心房，此时血压已接近 0。通常将右心房和胸腔内大静脉血压称为中心静脉压，而将各器官静脉的血压称为外周静脉压。中心静脉压的正常值为 $4 \sim 12cmH_2O$，其高低取决于心脏射血能力与静脉回心血量之间的相互关系。如心脏射血能力强，及时将回流入心脏的血液射入动脉，中心静脉压就低；如心脏射血能力弱，右心房和腔静脉淤血，中心静脉压就升高。另外，如静脉回流速度加快（如输血、输液过快、过多），中心静脉压就高；反之，如静脉回流速度减慢（如血量不足或静脉回流障碍），中心静脉压就低。由于中心静脉压能反映心脏功能状态和静脉回心血量，临床上监测中心静脉压的动态改变可作为反映血容量的参考。

（二）影响静脉回心血量的因素

静脉回心血量在单位时间内等于心输出量，其取决于外周静脉压与中心静脉压之差以及静脉血流阻力。

1. 体循环平均充盈压　是反映血管充盈程度的指标。实验证明，血管系统内充盈程度越高，静脉回心血量越多。当血量增加或交感神经兴奋使容量血管收缩时，体循环平均充盈压升高，静脉回心血量增多；反之，大出血使血量减少时，静脉回心血量则降低。

2. 心肌收缩力　心脏收缩为推动血液在心血管系统内循环提供动力。心肌收缩力强时，射血时心排空较完全，在心室舒张期室内压就较低，因而对心房和静脉内血液抽吸的力量就较大，回心血量就较多；反之，回心血量则较少。

3. 体位改变　当体位由卧位变为立位时，身体低垂部分的静脉因跨壁压增大而扩张，容纳的血液增多，可多容纳约 500ml 的血液，因此回心血量减少，心输出量减少，动脉血压降低。故长期卧床的患者，其静脉管壁的紧张性较低，可扩张性较高，同时腹壁和下肢肌肉的收缩力量减弱，对静脉的挤压作用降低，当由平卧位突然站起时，大量血液因重力作用而淤滞于下肢，使得回心血量减少，导致心输出量减少，动脉血压下降，脑组织供血不足，严重时可发生昏厥。

4. 骨骼肌的挤压作用　人体在站立的情况下进行下肢肌肉运动，下肢肌肉在收缩时可对肌肉内和肌肉间的静脉产生挤压作用，使静脉回流加快；当肌肉舒张时，位于肌内和肌间的静脉内压力降低，这有利于血液从毛细血管流入静脉而使静脉充盈，当肌肉再次收缩时，又可将较多的血液挤向心脏。而且，静脉内的瓣膜使血液只能向心脏方向流动而不能倒流，因此，骨骼肌和静脉瓣膜对静脉回流起着"泵"的作用，分别称为"静脉泵"和"肌肉泵"。当下肢肌肉进行节律性舒缩活动时，肌肉泵的作用就能很好地发挥；而长期站立工作的人（如售货员），会由于不能及时充分发挥肌肉泵的作用而容易发生下肢静脉淤血，久而久之容易形成下肢静脉曲张。

5. 呼吸运动　能促进静脉回流，故又称呼吸泵。因为胸膜腔内压为负压，胸膜腔内大静脉的跨壁压较大，故大静脉经常处于充盈扩张状态。吸气时，胸腔容积增大，胸膜腔负压值增大，使胸腔内大静脉和右心房进一步扩张，压力进一步降低，有利于外周静脉内的血液回流至右心房；而呼气时，胸膜腔负压减小，静脉回心血量也将减少。

三、微循环

微循环遍布于全身各脏器与组织，是心血管系统与组织直接接触的部分。前已述及，血液循环的基本功能是运输营养物质到组织，并带走组织中的代谢废物，而这一功能就是在微循环部分实现的。因此，微循环发生障碍时，组织器官的功能丧失，将导致衰竭和疾病；同时，微循环还能控制流经组织的血流量，影响动脉血压和静脉回流量，并通过组织液的生成和回流影响全身或局部体液的分布。

（一）微循环的组成

一个典型的微循环结构大致包括微动脉、后微动脉、毛细血管前括约肌、毛细血管和微静脉等部分（图4-18）。

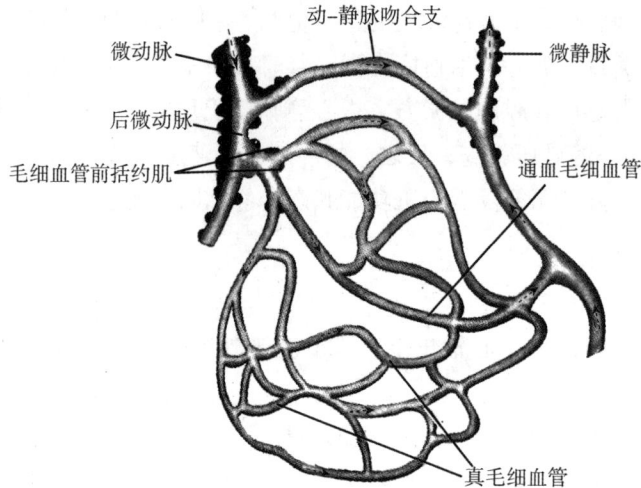

图4-18 微循环组成模式图

1. 微动脉 是微循环的起点，是小动脉末梢的分支，管壁有较丰富的平滑肌，接受神经体液因素的控制而舒缩，起着微循环血流量"总闸门"的作用。

2. 后微动脉 微动脉分支成为管径更细的后微动脉，其管壁只有一层平滑肌细胞。每根后微动脉供血给一根至数根真毛细血管。

3. 毛细血管前括约肌 真毛细血管起始端通常有1~2个平滑肌细胞，形成环状的毛细血管前括约肌，其收缩状态决定进入真毛细血管的血流量，在微循环中起"分闸门"的作用。微动脉、后微动脉和毛细血管前括约肌三者都是微循环的"毛细血管前阻力血管"。

4. 毛细血管 包括真毛细血管、通血毛细血管（又称直捷通路）、动-静脉吻合支。管壁由单层内皮细胞构成，外面包被一薄层肌膜，无平滑肌。内皮细胞之间的相互连接处有微细裂隙，成为沟通毛细血管内外的孔道，因此毛细血管通透性较大。且毛细血管数量多，和组织液进行物质交换的面积大。

5. 微静脉 毛细血管内的血液经微静脉进入静脉，最细的微静脉管径不超过$20\mu m$，管壁没有平滑肌，属于交换血管；较大的微静脉有平滑肌，属于毛细血管后阻力血管，起"后闸门"作用，其舒缩活动可影响毛细血管血压，从而影响体液交换和静脉回心血量。

微动脉和微静脉之间还可以通过直捷通路和动-静脉吻合支相互沟通，它们都为微循环提供不经过真毛细血管网的快速通路。

（二）微循环的血流通路

微循环血管数量多，血管容积大，血液不可能同时经过所有的血管，因而需要进行分流。微循环的血液可经过三条途径由微动脉流向微静脉，它们各有不同的生理意义。

1. 迂回通路 血液经微动脉、后微动脉进入真毛细血管网，最后汇入微静脉。该通路中真毛细血管数量多，管壁薄，相互吻合成网，穿行于各细胞间隙，有较大通透性，血流缓慢，是血液和组织间物质交换的主要场所，所以，迂回通路又称为营养性通路。在一个微循环中，并不是所有的真毛细血管网全部同时开放，开放的毛细血管数量与器官当时的代谢水平相适应。真毛细血管的开放受到毛细血管前括约肌活动的控制。

2. 直捷通路 指血液经微动脉、后微动脉和通血毛细血管进入微静脉的通路。通血毛细血管由后微动脉移行而成，其管壁平滑肌逐渐减少直至消失。直捷通路多见于骨骼肌中，短而直，血流快，经常处于开放状态，主要功能是使一部分血液通过此通路快速流入静脉，从而保证组织血流量的相对恒定。

3. 动-静脉短路 微循环中一部分血液由微动脉经动-静脉吻合支进入微静脉。该通路的血管壁较厚，有较发达的纵行平滑肌和丰富的血管运动神经末梢，血流速度快，无物质交换功能。该通路主要分布于指、趾、唇和鼻等处的皮肤及某些器官内，主要功能是参与体温调节。

（三）微循环血流量的调节

通常情况下，某一器官在一定时间内的血流量一般是稳定的，但是同一时间内不同微血管中以及同一血管中不同时间内的血流速度有很大差异。这是因为后微动脉和毛细血管前括约肌不断发生交替性收缩和舒张活动，称血管舒缩活动，5～10 次/分，微血管的舒缩活动可控制毛细血管的开放和关闭。当毛细血管收缩时，毛细血管关闭，导致毛细血管周围代谢产物积聚、O_2分压降低；而积聚的代谢产物和低氧状态可反过来引起局部后微动脉和毛细血管前括约肌舒张，于是毛细血管开放，局部组织积聚的代谢产物被血流清除。接着，后微动脉和毛细血管前括约肌又收缩，使毛细血管关闭，如此周而复始。微循环血流量与血管舒缩活动有关，而血管舒缩活动主要与局部组织代谢活动有关。

四、组织液和淋巴的生成与回流

血浆中的液体经毛细血管滤过至组织间隙，形成组织液，组织液是细胞赖以生存的内环境。组织液绝大部分呈胶冻状，不能自由流动，故不会因重力作用而流到身体低垂部位。如将注射针头插入组织间隙，也不能抽出组织液。组织液是组织细胞与血液之间进行物质交换的媒介。

（一）组织液的生成与回流

在生理情况下，组织液由毛细血管的动脉端不断产生；生成的组织液一部分经毛细血管静脉端返回毛细血管，一部分经淋巴管回流入血液循环（图 4-19）。故正常组织液的量处于动态平衡状态。这种动态平衡取决于四种因素的共同作用，即：毛细血管血压、组织液静水压、血浆胶体渗透压和组织液胶体渗透压。其中，毛细血管血压和组织液胶体渗透压是促使液体由毛细血管内向外滤过的力量；而组织液静水压和血浆胶体渗透压是促使液体由毛细血管外向内重吸收的力量。滤过的力量和重吸收的力量之差称为有效滤过压，可用下式表示：

有效滤过压 = （毛细血管血压 + 组织液胶体渗透压）-（血浆胶体渗透压 + 组织液静水压）

如有效滤过压为正值，则液体滤过毛细血管；如为负值，则发生重吸收。总的说来，流经毛细血管的血浆有 0.5%～2% 在毛细血管动脉端以滤过的方式进入组织间隙，其中约 90% 的滤出液在静脉端被重吸收，其余约 10% 进入毛细淋巴管，形成淋巴。

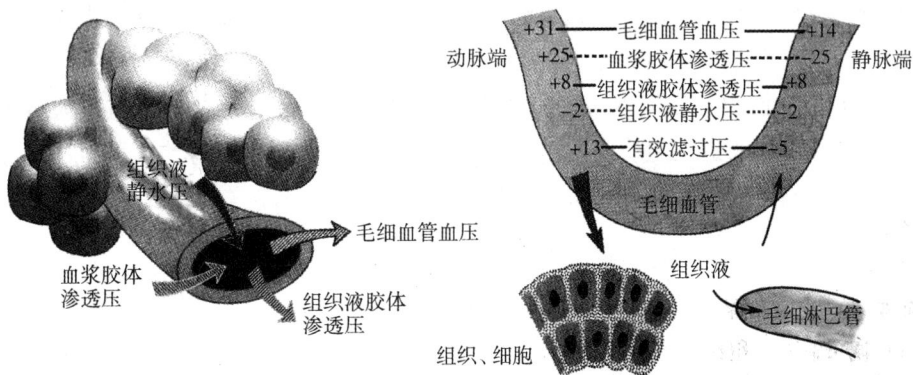

图 4-19　组织液生成与回流示意图

（二）影响组织液生成的因素

在正常机体内，组织液总量维持相对恒定，因为血浆滤过和重吸收之间保持动态平衡。一旦这种平衡被破坏，如发生组织液生成过多或回流减少，则组织间隙就会有过多的液体潴留，形成组织水肿。

1. 毛细血管血压　　毛细血管血压升高，有效滤过压增大，组织液生成增加。如右心衰竭时，静脉回流受阻，导致毛细血管血压升高，组织液生成增加，引起全身性水肿。

2. 血浆胶体渗透压　　以下因素均可使血浆胶体渗透压降低，有效滤过压增大，组织液生成过多而造成组织水肿：长期营养不良，蛋白质摄入过少；肝脏疾病时，肝功能障碍，肝脏合成血浆蛋白减少；某些肾脏疾病引起蛋白尿，血浆蛋白丢失过多。

3. 毛细血管壁的通透性　　在感染、烧伤、冻伤等情况下，微血管受损，毛细血管壁的通透性增加，部分血浆蛋白滤出，从而使组织液胶体渗透压升高，血浆胶体渗透压下降，有效滤过压增大，组织液生成增多，导致水肿。

4. 淋巴回流　　正常情况下，淋巴管中的淋巴回流通畅，这不仅能把毛细血管滤出液中所含的少量蛋白质输送回血液循环，而且在组织液生成增多时还能代偿地增加回流，把增多的组织液带走，以防止组织液在组织间隙过多积聚而发生水肿。在某些病理情况下，如丝虫病或对乳腺肿瘤进行根治手术而将腋窝淋巴结切除后，淋巴管道阻塞，淋巴回流受阻，组织液积聚导致水肿。

（三）淋巴的生成与回流

组织液进入淋巴管即成为淋巴，组织间隙的液体通过毛细淋巴管稍膨大的盲端吸收，吸收的动力来源于组织液与毛细淋巴管内淋巴之间的压力差。淋巴在淋巴系统内流动称为淋巴循环。毛细淋巴管彼此吻合成网，逐渐汇合成较大的集合淋巴管，集合淋巴管管壁平滑肌的收缩活动和淋巴管腔内的瓣膜共同构成"淋巴管泵"，可促进淋巴回流。健康成人在安静时，每小时大约有120ml的淋巴流入血液循环，因此淋巴循环被视为血液循环的一条侧支，是血液循环的重要辅助系统。淋巴回流具有重要的生理学意义。

1. 回收蛋白质　　将组织间隙的蛋白质带回血液循环是淋巴系统的一个重要功能。每天由淋巴运回血液循环的蛋白质为75～200g，约占血液中蛋白质的一半，从而在维持血浆蛋白浓度的稳态中起重要作用，同时也使组织液中蛋白质的浓度保持在较低的水平。若无此功能，机体将会在24小时内死亡。

2. 运输脂肪及其他营养物质　　小肠绒毛的毛细淋巴管对营养物质特别是脂肪的吸收起重要作用。经肠道吸收的脂肪，80%～90%是经过这一途径被输送入血液的。另外，少量胆固醇和磷脂也经淋巴管吸收并被运输进入血液循环。

3. 维持体液平衡　　淋巴的总量虽不大，回流速度也缓慢，但一天中回流的淋巴总量可达2～4L，相当于全身血浆的总量，故淋巴回流在调节血浆量和组织液之间的平衡中起重要作用。严重的淋巴回流受阻可造成局部水肿，甚至可引起循环血量减少。

4. 防御和免疫功能　　淋巴在回流途中要经过多个淋巴结，淋巴结的淋巴窦内有大量具有吞噬功能的巨噬细胞，能将组织损伤时进入组织间隙的红细胞、异物、细菌等清除掉。此外，淋巴结产生的免疫细胞也可经淋巴循环到达外周组织，参与机体免疫。

练习题

答案解析

一、最佳选择题

1. 在心动周期中，心室的充盈主要取决于（　　）

    A. 心房收缩的挤压作用　　　　　　　　B. 心室舒张的抽吸作用

    C. 胸内负压促进静脉回流　　　　　　　D. 骨骼肌活动的挤压作用

2. 在一个心动周期中，心室内压最高的时期为（　　）

    A. 等容收缩期   B. 等容舒张期

    C. 快速射血期   D. 减慢射血期

3. 房室瓣开放见于（　　）

    A. 等容收缩期初   B. 等容收缩期末

    C. 等容舒张期初   D. 等容舒张期末

4. 心输出量是指（　　）

    A. 每分钟由一侧心室射出的血量

    B. 一次心动周期两侧心室射出的血量

    C. 每分钟由一侧心房流入心室的血量

    D. 一次心动周期一侧心室射出的血量

5. 窦房结细胞作为正常起搏点是因为（　　）

    A. 复极 4 期不稳定   B. 能自动除极

    C. 0 期除极速度快   D. 自律性最高

6. 自律细胞与非自律细胞生物电活动的主要区别在于（　　）

    A. 0 期除极化速度   B. 4 期是否自动除极

    C. 3 期复极的离子转运情况   D. 复极化时程的长短

7. 下列血管中，血压最低的是（　　）

    A. 小动脉   B. 毛细血管

    C. 腔静脉   D. 小静脉

8. 体重为 60kg 的健康人，其血量约为（　　）

    A. 5L   B. 6L

    C. 7L   D. 8L

9. 关于动脉血压，叙述正确的是（　　）

    A. 心室收缩时血液对动脉管壁的侧压称为收缩压

    B. 心室舒张时血液对动脉管壁的侧压称为舒张压

    C. 收缩压与舒张压之差称为脉压

    D. 平均动脉压是收缩压和舒张压的平均值

10. 大量输液对心肌负荷的影响是（　　）

    A. 增加心肌前负荷   B. 降低心肌前负荷

    C. 增加心肌后负荷   D. 降低心肌后负荷

11. 老年人动脉管壁组织硬化可引起（　　）

    A. 大动脉弹性贮器作用加大   B. 收缩压和舒张压变化都不大

    C. 收缩压降低，舒张压升高   D. 脉压增大

12. 关于微循环直捷通路，叙述错误的是（　　）

    A. 经常处于开放状态   B. 血流速度较快

    C. 在皮肤中较多见   D. 主要功能不是进行物质交换

13. 促进组织液回流入毛细血管的动力主要是（　　）

    A. 毛细血管血压和血浆胶体渗透压   B. 血浆胶体渗透压和组织液静水压

    C. 毛细血管血压和组织液静水压   D. 血浆胶体渗透压和组织液胶体渗透压

二、综合问答题

1. 简述血液循环的途径及生理学意义。

2. 在心脏的射血期和充盈期内，心室、心房及动脉的压力是如何变化的？瓣膜开闭及血液流动的方向如何？

3. 心脏有哪些生理特性？

4. 哪些原因可引起全身或局部水肿？为什么？

5. 血钾、血钙过高或过低为什么会导致心脏停搏？

6. 简述动脉血压的产生条件及影响因素。

7. 简述微循环的血流通路及生理学意义。

（潘伟男）

书网融合……

| 本章小结 | 微课 | 题库 |

呼 吸

PPT

情境导入

情境 患者，男，45岁，因车祸外伤、呼吸困难而急诊入院。医生诊断为右胸部外伤、开放式气胸，并立即给予急救处理，呼吸逐渐恢复，1周后病情好转出院。

思考 1. 胸膜腔内压形成的原理是什么？

2. 该患者的肺通气功能是否受到影响？

呼吸是人体与外界环境之间气体交换的过程。呼吸系统的主要功能是从外界环境摄取 O_2 供人体新陈代谢使用并排出机体代谢产生的 CO_2。因此，呼吸是维持机体生命活动所必需的基本生理活动之一，呼吸一旦停止，生命便将终结。呼吸的全过程包括三个环节（图5-1）。①外呼吸：包括肺通气和肺换气两个过程。肺通气是肺与外界环境之间的气体交换过程，肺换气是肺泡与肺毛细血管之间的气体交换过程。②气体在血液中的运输：是指通过血液循环，将从肺泡摄取的 O_2 运送到组织，同时把组织细胞产生的 CO_2 运送到肺。③内呼吸：也称组织换气，即组织细胞与组织毛细血管之间的气体交换过程。以上三个环节相互衔接且同时进行，其中肺通气是整个呼吸过程的基础。呼吸过程不仅靠呼吸系统来完成，还需要血液循环系统的配合。通常所称的呼吸，一般指外呼吸。

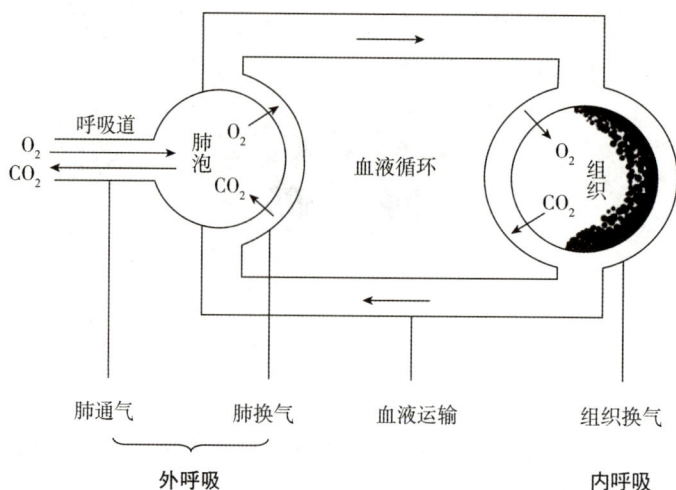

图 5-1 呼吸全过程示意图

第一节　呼吸系统的基本组成

呼吸系统由呼吸道和肺组成。呼吸道是传送气体的通道，肺的主要功能是进行气体交换。

一、呼吸道

呼吸道由鼻、咽、喉、气管和支气管组成。临床上将鼻、咽、喉称为上呼吸道，气管、主支气管及其肺内各级分支称为下呼吸道。呼吸道是气体进出肺的通道，同时还具有加温、加湿、过滤、清洁、吸入气体等功能。

二、肺

肺位于胸腔内，纵隔的两侧，左、右各一，主要功能是进行气体交换。肺表面光滑，质地柔软，富有弹性，呈海绵状。肺由肺实质和肺间质组成，前者包括各级支气管和肺泡，后者包括结缔组织、血管、淋巴管、淋巴结和神经等。肺泡是肺进行气体交换的场所，其壁极薄，由肺泡上皮及其基膜构成。肺泡上皮细胞有两种类型：Ⅰ型细胞数量多，气体交换主要通过该细胞进行；Ⅱ型细胞数量少，嵌于Ⅰ型细胞之间，能分泌表面活性物质，具有降低肺泡表面张力、稳定肺泡的作用。

第二节　肺通气 🅔微课

肺通气是肺与外界环境之间的气体交换过程。实现肺通气的主要结构包括呼吸道、肺泡和胸廓等。胸廓的节律性扩张和收缩是实现肺通气的原动力。气体进出肺取决于推动气体流动的动力和阻碍气体流动的阻力的相互作用。动力克服阻力，建立肺泡与外界环境之间的压力差，才能实现肺通气。

一、肺通气的动力

实现肺通气的直接动力是肺泡与外界大气之间的压力差。通常情况下，外界环境的压力即大气压是相对恒定的，故气体进、出肺完全取决于肺内压的变化。肺内压的高低取决于肺的扩大和收缩，但肺本身并不具有主动扩张和收缩的能力，其扩张和收缩是由胸廓的扩张和收缩引起的，而胸廓的扩缩是由呼吸肌的收缩和舒张所引起的。因此，呼吸肌的舒缩引起的胸廓节律性扩大和缩小（即呼吸运动）是实现肺通气的原动力。

（一）呼吸运动

呼吸运动包括吸气运动和呼气运动，胸廓扩张为吸气运动，胸廓缩小为呼气运动。吸气肌主要包括膈肌和肋间外肌，呼气肌主要为肋间内肌和腹肌。此外还有一些辅助吸气肌，如斜角肌、胸锁乳突肌等。

1. 呼吸运动的过程　平静呼吸时，吸气运动是一个主动过程，由主要的吸气肌（即膈肌和肋间外肌）的收缩实现。吸气时，由于肋间外肌收缩，胸廓的前后径和左右径增大；膈肌收缩引起膈肌下移，胸廓的上下径增大。肺的容积随之增大，肺内压降低。当肺内压低于外界大气压时，外界气体进入肺内，这一过程就是吸气运动。平静呼吸时，呼气运动是一个被动过程，呼气肌不参与运动，而由膈肌和肋间外肌舒张所致。膈肌和肋间外肌舒张时，肺依靠其自身的回缩力而回位，并牵引胸廓，使之收缩，从而引起胸腔和肺的容积减小，肺内压升高。当肺内压高于外界大气压时，肺内气体被呼出，这一过程称为呼气。

用力吸气时，除膈肌和肋间外肌收缩外，辅助吸气肌也参与收缩，使胸廓扩张度增大，以吸入更多的气体。用力呼气时，除吸气肌舒张外，还有呼气肌参与收缩，使呼气运动增强，以呼出更多的气体。因此，用力呼吸时，吸气和呼气都是主动过程。

2. 呼吸运动的形式　根据呼吸用力程度的不同，可将呼吸运动分为平静呼吸和用力呼吸；根据呼吸肌参与的主次不同，呼吸运动可分为腹式呼吸和胸式呼吸。

（1）平静呼吸和用力呼吸

1）平静呼吸　指正常人体在安静状态下的自然呼吸，其特点是呼吸运动平稳而均匀，吸气是主动的，呼气是被动的，呼吸频率为 12～18 次/分。

2）用力呼吸　人在劳动或运动，呼吸道不通畅或肺通气阻力增大，或者吸入气体中 CO_2 含量增多或 O_2 含量减少时，呼吸运动将加深、加快，这种形式的呼吸称为用力呼吸。

（2）腹式呼吸和胸式呼吸　以膈肌的舒缩活动为主，伴有腹壁明显起伏的呼吸运动称为腹式呼吸；以肋间外肌的舒缩活动为主，胸壁起伏明显的呼吸运动称为胸式呼吸。一般情况下，正常成人的呼吸多为胸腹混合式呼吸，只有在胸部或腹部活动受限时才会出现某种单一的呼吸形式。如妊娠晚期女性、腹腔巨大肿块、大量腹水、严重胃肠道胀气或腹膜炎症时，因膈肌运动受限，呼吸主要依靠肋间外肌舒缩而呈胸式呼吸；大量胸腔积液、严重胸膜炎等患者，因胸廓运动受限，呼吸主要依靠膈肌舒缩而呈腹式呼吸。

> **知识链接**
>
> #### 人工呼吸
>
> 　　肺通气的直接动力是肺内压和大气压之间的压力差。根据这一原理，在自然呼吸停止时，可用人为的方法建立肺内压与大气压之间的压力差，以维持肺通气，这就是人工呼吸。人工呼吸可分为正压法和负压法。简易的口对口人工呼吸为正压法，挤压胸廓为负压法。实施人工呼吸前，首先要保持呼吸道畅通，否则无效。

（二）肺内压

肺内压是指肺泡内的压力。在呼吸运动过程中，肺内压随胸腔容积变化而发生周期性变化。吸气时，肺容积随胸廓扩张而增大，肺内压随之下降，当其低于外界大气压时，外界气体在压力差的推动下进入肺泡，随着肺内气体增加，肺内压逐渐升高，至吸气末，肺内压升高到与外界大气压相等，气流暂时停止。呼气时，肺容积随胸廓收缩而减小，肺内压随之增大，当高于外界大气压时，气体由肺内流出，随着肺内气体逐渐减少，肺内压逐渐下降，至呼气末，肺内压又降至与外界大气压相等。

（三）胸膜腔内负压

胸膜腔是由脏层胸膜和壁层胸膜围成的一个密闭的、潜在的腔隙，左、右各一，呈负压，互不相通。胸膜腔内没有气体，仅有少量浆液。浆液一方面起润滑作用，可减少呼吸运动时两层胸膜之间的摩擦；另一方面，浆液分子之间的内聚力可使两层胸膜紧紧贴在一起，不易分开，使肺可随胸廓运动而被动舒缩。

胸膜腔内的压力称为胸膜腔内压，简称胸内压，可采用直接法或间接法进行测量。将连有检压计的注射针头刺入胸膜腔内可直接测定胸内压（图5-2）；间接法是让受试者吞下带有薄壁气囊的导管至食管下段，通过测量呼吸过程中食管内压的变化可间接获知胸膜腔内压的变化。食管位于胸腔内，管壁薄而软，在呼吸过程中食管内压的变化与胸膜腔内压的变化基本一致，故食管内压力的变化可间接反映胸膜腔内压的变化。

胸膜腔内压通常比大气压低，为负压。胸膜腔内压可随呼吸运动而发生波动。在平静呼吸的全过程中，胸膜腔内压始终低于大气压，以大气压为0计，则胸膜腔内压为负值，故称胸膜腔内负压或胸内负压。平静吸气末，胸膜腔内压为 $-10 \sim -5mmHg$；平静呼气末为 $-5 \sim -3mmHg$。关闭声门用力吸气时，胸膜腔内压可降至 $-90mmHg$；而关闭声门用力呼气时，胸膜腔内压可升至 $110mmHg$。

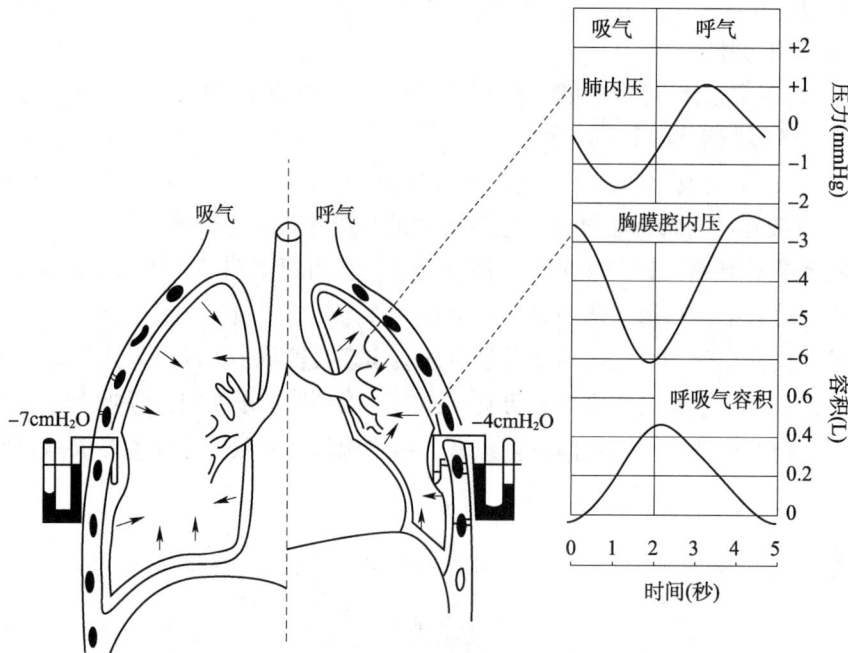

图5-2 呼吸时肺内压、胸内压和肺容积变化示意图

胸膜腔内负压的形成与肺和胸廓的自然容积不同有关。在人生长发育的过程中，胸廓的发育比肺快，胸廓的自然容积大于肺的自然容积。由于两层胸膜紧紧贴在一起不易分开，肺始终受到胸廓的被动牵拉而处于一定程度的扩张状态。即胸膜腔内负压的形成与作用于胸膜腔的两种力有关，一是使肺泡向外扩张的肺内压，二是使肺泡向内回缩的肺回缩压。胸膜腔内压就是这两种方向相反的力的代数和，即：

$$胸膜腔内压 = 肺内压 - 肺回缩压$$

在吸气末和呼气末，肺内压等于大气压，则：

$$胸膜腔内压 = 大气压 - 肺回缩压$$

若以大气压为 0 计，则：

$$胸膜腔内压 = - 肺回缩压$$

可见，胸膜腔内压的大小实际上是由肺的回缩压决定的。在平静呼吸时，肺始终处于扩张状态而具回缩倾向，因此，回缩压总是正值，胸膜腔内压因而保持负值。吸气时，肺扩张程度增大，肺回缩压增大，胸膜腔内负压（绝对值）增大；呼气时，肺扩张程度减小，肺回缩压降低，胸膜腔内负压（绝对值）也减小。

胸膜腔内保持负压具有重要的生理意义：①有利于维持肺的扩张状态而不至于萎缩；②作用于胸腔内的腔静脉和胸导管，使之扩张而压力下降，从而促进静脉血和淋巴的回流。胸膜腔保持密闭性是维持胸膜腔内负压的一个重要前提。当胸膜受损，如胸壁发生贯通伤或肺损伤累及脏层胸膜时，气体将进入胸膜腔内，形成气胸。此时，胸膜腔内负压减小或消失，肺将依其本身的回缩力而回缩，不再随胸廓的运动而收缩舒张，从而影响肺的通气功能，还可导致血液和淋巴回流受阻，气胸严重时可因呼吸、循环功能障碍而危及生命。

综上所述，实现肺通气的直接动力是肺内压与外界大气压之间的压力差；呼吸肌舒缩引起的胸廓扩大、缩小的呼吸运动是肺通气的原动力；胸膜腔内负压的存在保证肺始终处于扩张状态，使肺随胸廓的运动而张缩，是使原动力转化为直接动力的关键。

二、肺通气的阻力

肺通气过程中所遇到的阻力称为肺通气阻力，包括弹性阻力和非弹性阻力。平静呼吸时，弹性阻力约占总阻力的 70%，非弹性阻力约占 30%。肺通气阻力增大是临床上肺通气功能障碍的最常见原因。

（一）弹性阻力

弹性物体受到外力作用而变形时，会产生对抗变形的力，称弹性阻力。弹性阻力大者不易发生变形，弹性阻力小者易变形。弹性阻力的大小可用顺应性的高低来衡量。顺应性是指弹性组织在外力作用下发生变形的难易程度。顺应性与弹性阻力成反变关系，即顺应性越大，弹性阻力越小；反之，顺应性越小，则弹性阻力越大。肺和胸廓均为弹性组织，都具有弹性阻力。肺通气的弹性阻力包括肺的弹性阻力和胸廓的弹性阻力，是平静呼吸时的主要阻力。

1. 肺的弹性阻力　来自两个方面：一是肺泡表面张力，约占肺总弹性阻力的 2/3；二是肺组织本身的弹性回缩力，约占 1/3。

（1）肺泡表面张力　正常情况下，肺泡上皮内表面分布的极薄液体层与肺泡内气体构成液 - 气界面，由于液体分子密度大，导致液体分子间的吸引力大于液、气分子间的吸引力，就像一个拉紧的弹性膜，因而产生表面张力。这种表面张力指向肺泡腔，有助于肺的回缩，是肺弹性阻力的主要来源。肺泡表面张力过大时，可阻碍肺泡扩张，增大吸气阻力；还可使肺组织间隙的静水压下降，从而促使毛细血管中液体进入肺组织间质及肺泡，导致肺水肿。但在生理状态下，由于肺泡液 - 气界面上存在肺泡表面活性物质，上述情况不会发生。

肺泡表面活性物质是由肺泡Ⅱ型上皮细胞合成并分泌的一种含脂质与蛋白质的混合物，主要成分是二棕榈酰卵磷脂。肺泡表面活性物质的主要作用是降低肺泡表面张力，从而使肺泡的回缩力减小。肺泡表面活性物质的作用具有重要的生理意义。①有助于维持肺泡容积的稳定性：因为肺表面活性物质的密度随肺泡半径变小而增大，随肺泡半径增大而减小，可防止肺泡塌陷。②减小肺泡回缩力，有利于肺的扩张，可减少吸气做功。③减少肺间质和肺泡内组织液生成，防止肺水肿的发生：肺泡表面张力的合力指向肺泡腔内，对肺泡间质产生"抽吸"作用，使组织液生成增加。而肺泡表面活性物质可降低肺泡表面张力，减小肺泡回缩力，从而减弱对肺泡间质的"抽吸"作用，防止肺水肿的发生。

成人患肺炎、肺栓塞等疾病时，肺泡表面活性物质减少，肺顺应性降低甚至发生肺不张，导致吸气困难。

胎儿在子宫内6~7个月以后，肺泡Ⅱ型上皮细胞才开始合成分泌肺泡表面活性物质，因此，早产儿可因肺泡Ⅱ型上皮细胞未发育成熟，肺泡表面活性物质分泌不足而引起肺泡极度缩小，产生肺不张，且由于肺泡表面张力过高，吸引肺泡毛细血管血浆进入肺泡，在肺泡内形成一层透明膜，阻碍气体交换，导致呼吸窘迫综合征。

（2）肺组织本身的弹性回缩力　主要来自弹性纤维和胶原纤维等弹性成分。当肺部扩张时，这些弹性纤维被牵拉而趋向于回缩，产生弹性回缩力。在一定范围内，肺扩张程度越大，其牵拉作用越强，肺的回缩力和弹性阻力也越大；反之，则弹性回缩力和弹性阻力越小。

肺的弹性阻力虽然对吸气起阻力作用，但对呼气有动力作用。在肺充血、肺组织纤维化或肺泡表面活性物质减少时，肺弹性阻力增大，顺应性降低，肺不易扩张，吸气阻力增大，患者表现为吸气困难；而在肺气肿等疾病时，肺弹性纤维被大量破坏，弹性回缩力减小，顺应性增大，肺泡气不易被呼出，患者出现呼气困难。

2. 胸廓弹性阻力　来自胸廓的弹性成分。胸廓是一个双向弹性体，其弹性回缩力的方向因胸廓的位置改变而改变。当胸廓处于自然位置，肺容量约为肺总量的67%（相当于平静吸气末的肺容量）时，胸廓无变形，其弹性阻力为0。当肺容量小于肺总量的67%（如平静呼气或深呼气）时，胸廓被牵引向内而缩小，其弹性阻力向外；当肺容量大于肺总量的67%时，胸廓被动扩大，其弹性阻力向内。正常人因胸廓弹性阻力引起肺通气功能障碍的情况少见，所以临床意义不大。

（二）非弹性阻力

非弹性阻力包括气道阻力、惯性阻力和黏滞阻力。正常情况下，气道阻力占非弹性阻力的80%~90%。气道阻力是气体流经呼吸道时，气体分子之间、气体分子与气道壁之间摩擦产生的阻力，气道阻力增大是临床上通气功能障碍的最常见病因。

气道阻力受气流速度、气流形式和气道管径大小等因素的影响。气道管径的大小是影响气道阻力的主要因素。气道阻力与气道半径的4次方成反比，气道管径越小，气道阻力越大；反之，则气道阻力越小。气道管径的大小受神经、体液等因素的影响。交感神经兴奋时，气道平滑肌舒张，气道管径增大，阻力减小；副交感神经兴奋时，气道平滑肌收缩，气道管径减小，阻力增大。儿茶酚胺可使气道平滑肌舒张，气道阻力减小；组胺、5-HT和缓激肽等则可引起气道平滑肌收缩，气道阻力增大。

三、肺通气功能的评价

（一）肺容积和肺容量

肺内气体的含量称为肺容积。通常将肺容积分为潮气量、补吸气量、补呼气量和余气量四个互不重叠的部分（图5-3），四项全部相加后等于肺总量。肺容积中两项或两项以上的联合气体量称为肺容量。

1. 潮气量　是指每次呼吸时吸入或呼出的气量。正常成人平静呼吸时的潮气量为400~600ml，平均500ml。运动时，潮气量增大。

2. 补吸气量　是指平静吸气末，再尽力吸气所能吸入的气量。正常成人的补吸气量为1500~2000ml，此时肺处于最大扩张状态。潮气量与补吸气量之和称为深吸气量，是衡量肺最大通气潜能的一个重要指标。

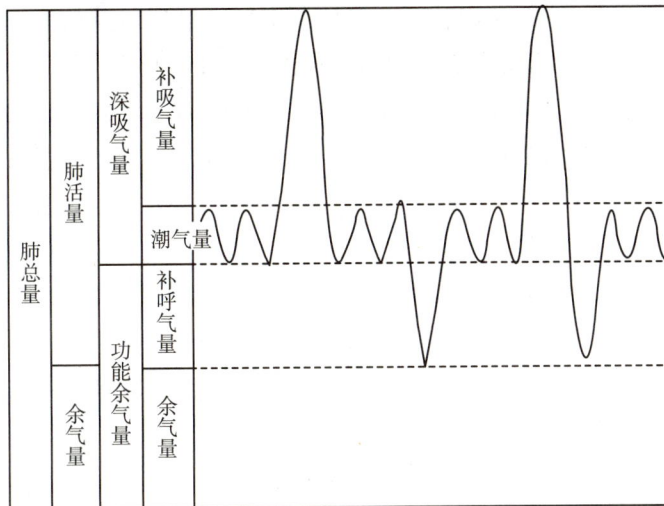

图 5 - 3　肺容积与肺容量示意图

3. 补呼气量　是指平静呼气末，再尽力呼气所能呼出的气量。正常成人的补呼气量为 900 ~ 1200ml，此时肺回缩至最小状态。

4. 余气量和功能余气量　是指最大呼气末，仍存留于肺内不能呼出的气量。正常成人的余气量为 1000 ~ 1500ml，余气量的存在可避免肺泡塌陷。平静呼气末，存留于肺内的气量称为功能余气量。它等于补呼气量和余气量之和，在正常成人约为 2500ml。功能余气量的生理意义是缓冲呼吸过程中肺泡内氧分压和二氧化碳分压的变化幅度，有利于肺换气。

5. 肺活量、用力肺活量和用力呼气量　是指尽力吸气后再尽力呼气，从肺内所能呼出的最大气量。它是潮气量、补吸气量和补呼气量三者之和。肺活量有较大的个体差异，与身材大小、性别、年龄、体位、呼吸肌强弱等有关，在正常成年男性平均为 3500ml，女性平均为 2500ml。肺活量测定方法简单，重复性好，是衡量肺通气功能的常用指标之一，可反映一次肺通气的最大能力。

测定肺活量时，由于不限制呼气的时间，在某些肺组织弹性降低或呼吸道狭窄的患者，虽然肺通气功能已经降低，但所测得的肺活量仍可正常。因此，肺活量测量有其局限性，不能充分反映肺通气功能的状况。为了充分反映肺组织的弹性状态和气道通畅程度等的变化，可测量用力肺活量和用力呼气量。用力肺活量是指一次最大吸气后，尽力尽快呼气所能呼出的最大气量。正常时，用力肺活量略小于在没有时间限制的条件下测得的肺活量。用力呼气量曾称为时间肺活量，是指尽力吸气后，再尽力尽快呼气，在一定时间内所能呼出的气量，它通常以第 1、2、3 秒末呼出气量占肺活量的百分比。正常成人第 1、2、3 秒末正常值分别为 83%、96% 和 99%。其中以第 1 秒末的值最有意义，如果低于 60% 则为异常。时间肺活量不仅反映肺活量的大小，而且能反映呼吸阻力的变化，是评价肺通气功能的一项较理想指标。肺弹性降低或阻塞性肺疾病患者，其时间肺活量可显著降低。

6. 肺总量　是指肺所能容纳的最大气体量。肺总量等于肺活量和余气量之和，在正常成年男性平均为 5000ml，女性平均为 3500ml。

（二）肺通气量

1. 每分钟肺通气量　是指每分钟吸入或呼出肺的气体总量，等于潮气量与呼吸频率的乘积，即：

$$肺通气量 = 潮气量 \times 呼吸频率$$

正常成人平静呼吸时，呼吸频率为 12 ~ 18 次/分，潮气量约为 500ml，则肺通气量为 6 ~ 9L。劳动或运动时，肺通气量增大。

2. 无效腔和肺泡通气量

（1）无效腔　在呼吸的过程中，每次吸入的气体并不能全部到达肺泡，总有一部分气体留在呼吸道内，从鼻到终末细支气管的呼吸道是气体进出肺的通道，留在呼吸道内的气体不参与肺泡和血液之间的气体交换。生理学上将这部分无气体交换功能的呼吸道容积称为解剖无效腔，在正常人其容量较恒定，约为150ml。进入肺泡的气体也可因血流在肺内分布不均而未能全部与血液进行气体交换，未能发生交换的这一部分肺泡容量称为肺泡无效腔。肺泡无效腔与解剖无效腔一起合称为生理无效腔。在健康成人，生理无效腔一般等于或接近解剖无效腔。

（2）肺泡通气量　是指每分钟吸入肺泡的新鲜空气量，等于潮气量和无效腔气量之差乘以呼吸频率。这部分气体一般都能与血液进行气体交换，因而也称有效通气量。计算公式如下：

$$肺泡通气量 = （潮气量 - 无效腔气量）\times 呼吸频率$$

正常成人平静呼吸时，潮气量为500ml，无效腔气量为150ml，则每次吸入肺泡的新鲜空气量为350ml，呼吸频率为12～18次/分，肺泡通气量为4.2～6.3L。

由于无效腔的存在，每次吸入的新鲜空气不能全部到达肺泡与血液进行气体交换，因而肺通气量不能真正反映气体交换的情况，应以肺泡通气量为准。由于无效腔的容积是相对恒定的，肺泡通气量主要受潮气量和呼吸频率的影响。浅而快的呼吸可减少肺泡通气量，对人体不利；适当深而慢的呼吸可增加肺泡通气量，从而提高肺通气效能。

第三节　呼吸气体的交换

一、气体交换的原理

（一）气体的扩散

根据物理学原理，气体分子无论处于气体状态，还是溶解于液体之中，总是由压力高处向压力低处移动，直至两处压力相等为止，这一过程称为扩散。肺换气和组织换气就是以扩散方式进行的。单位时间内气体扩散的容积称为扩散速率。气体的扩散速率与气体的分压差、分子量和溶解度、扩散面积和距离、温度有关。

1. 气体的分压差　在混合气体中，某种气体分子所产生的压力称为该气体的分压。在温度恒定时，每一种气体的分压取决于其自身浓度和混合气体的总压力，不受混合气体中其他气体的影响。计算公式如下：

$$气体分压 = 总压力 \times 该气体的容积百分比$$

某气体在两个区域之间分压的差值称为该气体的分压差，它是气体扩散的动力，也是决定气体扩散方向的关键因素。分压差越大，扩散速率越高；反之，扩散速率越低。

2. 气体的分子量和溶解度　气体扩散速率与气体分子量的平方根成反比，因此，分子量越小的气体扩散越快。如果扩散发生在气相和液相之间，扩散速率还与气体在溶液中的溶解度有关，成正比关系。溶解度越大的气体，扩散越快。气体的溶解度与气体分子量的平方根之比称为扩散系数，它取决于气体分子本身的特性。

CO_2在血浆中的溶解度约为O_2的24倍，CO_2的分子量（44）略大于O_2的分子量（32），所以CO_2的扩散系数是O_2的20倍。CO_2比O_2更易扩散，故临床上气体交换发生障碍时，缺O_2比CO_2潴留更为常见，呼吸困难的患者往往先出现缺氧。

3. 扩散面积和距离　气体扩散速率与扩散面积成正比，与扩散距离成反比。

4. 温度　气体扩散速率与温度成正比。在正常人体，体温相对恒定，故温度因素可忽略不计。

二、气体交换的过程

（一）肺换气的过程

当血流经肺毛细血管时，肺泡气中的 PO_2（102mmHg）高于肺毛细血管血液中的 PO_2（40mmHg），肺泡气中的 PCO_2（40mmHg）低于肺毛细血管血液中的 PCO_2（46mmHg）。因此，肺泡气中的 O_2 就在分压差的作用下由肺泡扩散入血液，而 CO_2 则由血液向肺泡扩散（图 5 - 4）。O_2 和 CO_2 在肺泡和血液之间的扩散极为迅速，不到 0.3 秒即可达到平衡。结果为使静脉血变成含 O_2 较多、含 CO_2 较少的动脉血，完成肺换气过程。通常，血液流经肺毛细血管的时间约为 0.7 秒，而气体交换仅需 0.3 秒就可完成，因此，肺换气有很大的储备能力。

（二）影响肺换气的主要因素

肺换气除了受气体的分压差、分子量和溶解度等因素的影响外，还与呼吸膜的厚度、呼吸膜的面积和通气/血流比值等因素有关。

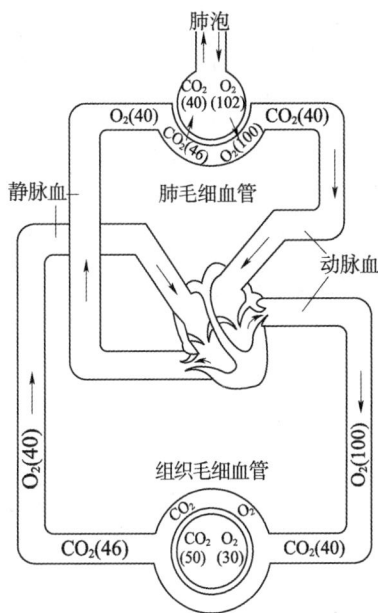

图 5 - 4　肺换气和组织换气过程示意图

1. 呼吸膜的厚度和面积　肺泡与血液进行气体交换须通过呼吸膜，呼吸膜指肺泡腔与肺毛细血管管腔之间的膜。呼吸膜由 6 层结构组成：含肺泡表面活性物质的液体层、肺泡上皮细胞层、肺泡上皮基膜层、肺泡与毛细血管之间的间质层、毛细血管基膜层、毛细血管内皮细胞层（图 5 - 5）。正常呼吸膜非常薄，6 层结构总厚度平均不到 $1\mu m$，有的部位只有 $0.2\mu m$，因而通透性很大，气体易于扩散通过。气体扩散速率与呼吸膜厚度（扩散距离）成反比，呼吸膜越厚，扩散需要的时间就越长，单位时间内交换的气体量就越少。

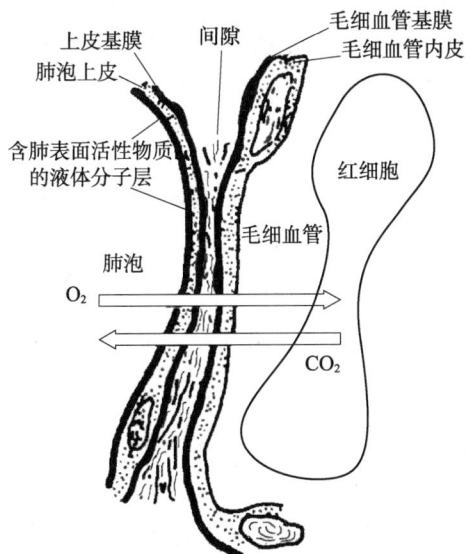

图 5 - 5　呼吸膜结构示意图

正常成人两肺约有3亿个肺泡,总扩散面积约70m²。安静状态下,用于气体扩散的呼吸膜面积仅需40m²左右,因而有相当大的面积储备。气体的扩散速率与扩散面积成正比。

正常情况下,呼吸膜良好的通透性和巨大的储备面积可保证O_2和CO_2在肺泡和血液之间能迅速进行交换。临床上,呼吸膜厚度增大(如肺炎、肺纤维化等)或呼吸膜面积减小(如肺气肿、肺不张、肺实变等)的病理改变都会降低气体的扩散速率,导致扩散量减少。

2. 通气/血流比值 是指每分钟肺泡通气量(V)和每分钟肺血流量(Q)之间的比值,简称V/Q比值。正常成人安静时,每分钟肺泡通气量约为4.2L,每分钟肺血流量(即心输出量)约为5L,V/Q比值为0.84。V/Q比值等于0.84时,两者比例适宜,气体交换率最高,静脉血流经肺毛细血管,全部变为动脉血。若V/Q比值增大,表明肺通气过剩或血流相对不足,部分肺泡气体不能与血液气体进行交换,致使肺泡无效腔增大,换气效率降低,此种情况在临床上多见于肺血管部分栓塞。若V/Q比值下降,则表明肺通气不足或血流相对过多,部分血液流经通气不良的肺泡,得不到气体交换,犹如发生了功能性的动-静脉短路,也使换气效率降低,此种情况在临床上可见于支气管痉挛。由此可见,无论V/Q比值增大或减小,都会妨碍有效的气体交换,使换气效率降低(图5-6),导致机体缺O_2和(或)CO_2潴留,其中主要是缺O_2。

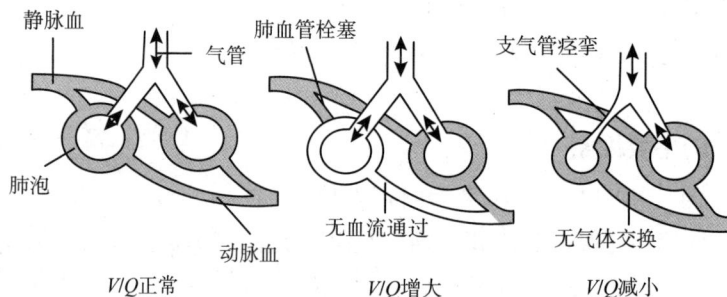

图5-6 通气/血流比值变化示意图

(三)组织换气的过程

组织换气是指细胞体循环毛细血管中的血液与组织细胞之间的气体交换。动脉血中的PO_2为100mmHg,PCO_2为40mmHg;在组织中,由于细胞的有氧代谢,O_2被利用,并产生CO_2,所以组织中的PO_2可低至30mmHg以下,而PCO_2可高达50mmHg以上。因此,动脉血流经组织细胞毛细血管时,在分压差的作用下,O_2就由动脉血向组织细胞扩散;而组织液和组织细胞中的CO_2则扩散入血液。结果为使动脉血变成含O_2较少、含CO_2较多的静脉血,完成组织换气过程。

第四节 气体在血液中的运输

血液是运输O_2和CO_2的媒介。经肺换气进入血液的O_2通过血液循环运输到全身各器官和组织,供组织细胞代谢使用;细胞代谢产生的CO_2经组织换气进入血液后,也必须由血液运输至肺部才能排出体外。

一、O_2和CO_2在血液中的存在形式

O_2和CO_2在血液中的存在形式有两种:物理溶解和化学结合。血液中以溶解形式存在的O_2和CO_2都很少,主要以化学结合形式存在。O_2和CO_2物理溶解的量虽然很少,但很重要,因为气体必须先溶解于

血浆中，才能发生化学结合。在肺换气或组织换气时，进入血液的 O_2、CO_2 都是先溶解在血浆中，提高各自的分压，再发生化学结合；O_2 和 CO_2 从血液释放时，也是溶解的先逸出，分压下降，然后化学结合的 O_2 和 CO_2 再分离出来，分离后必须先溶解到血浆中，才能逸出血液。体内物理溶解和化学结合的气体量处于动态平衡中。

二、O_2 的运输

扩散进入血液的 O_2 绝大部分（98.5%）进入红细胞，与血红蛋白（Hb）结合形成氧合血红蛋白而运输。血液中以物理溶解形式存在的 O_2 量约占血液总 O_2 含量的 1.5%。Hb 的分子结构特征使之成为有效的运输 O_2 的载体，Hb 还参与 CO_2 的运输。

（一）Hb 与 O_2 结合的特征

1. 结合反应迅速而可逆 Hb 与 O_2 的结合反应快、可逆，解离也快。结合和解离不需要酶的催化，主要受 PO_2 的影响。当血液流经 PO_2 高的肺部时，Hb 与 O_2 结合，形成氧合血红蛋白（HbO_2）；当血液流经 PO_2 低的组织时，HbO_2 迅速解离，释放出 O_2，成为去氧血红蛋白。其过程如下式：

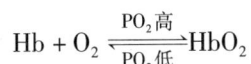

$$Hb + O_2 \underset{PO_2低}{\overset{PO_2高}{\rightleftharpoons}} HbO_2$$

HbO_2 呈鲜红色，动脉血含 HbO_2 多，故呈鲜红色；Hb 呈紫蓝色，静脉血含 Hb 比动脉血多，呈暗红色。当血液中去氧血红蛋白含量达到 50g/L 以上时，口唇、甲床等毛细血管丰富的浅表部位呈现青紫色，这种现象称为发绀。临床上一般将发绀作为缺 O_2 的标志。但一些严重贫血患者虽严重缺 O_2，但由于 Hb 总量达不到 50g/L 以上，并不表现为发绀；而高原性红细胞增多症患者，由于 Hb 总量过多，超过 50g/L，虽不缺 O_2，却出现发绀。

2. 结合反应是氧合而非氧化 Hb 与 O_2 结合后，Hb 中的 Fe^{2+} 仍保持低价状态。因此，该结合反应是氧合，而不是氧化。

（二）Hb 与 O_2 结合的量

1 分子中 Hb 有 4 个 Fe^{2+}，每一个 Fe^{2+} 都能与 O_2 进行可逆性结合，因此，1 分子 Hb 最多可结合 4 分子的 O_2。以此推算，在 100% 氧饱和状态下，1g Hb 可结合的最大 O_2 量为 1.39ml。由于正常时红细胞中含有少量不能结合 O_2 的高铁 Hb，1g Hb 实际结合的 O_2 量低于 1.39ml，通常按 1.34ml 计算。评价 Hb 结合 O_2 量的指标有 Hb 氧容量、Hb 氧含量和 Hb 氧饱和度。在 100ml 血液中，Hb 所能结合的最大 O_2 量称为 Hb 的氧容量，又称血氧容量。按正常人平均 Hb 浓度为 150g/L 计算，Hb 的氧容量为 201ml/L（1.34ml × 150 = 201ml）。但实际上，血液的含 O_2 量一般并不能达到最大值。100ml 血液中 Hb 实际结合的 O_2 量称为 Hb 的氧含量，又称血氧含量。血氧含量占血氧容量的百分比称为血氧饱和度。正常人动脉血 PO_2 高，血氧含量约为 194ml/L，血氧饱和度约为 98%；静脉血 PO_2 低，血氧含量约为 144ml/L，血氧饱和度约为 75%。

（三）氧解离曲线及其影响因素

1. 氧解离曲线 是指表示血液 PO_2 与 Hb 氧饱和度（血氧饱和度）关系的曲线，简称氧离曲线，又称氧合血红蛋白解离曲线。在一定的范围内，血氧饱和度与 PO_2 呈正相关，但并非完全的线性关系，因此氧解离曲线近似"S"形（图 5-7）。根据氧解离曲线的变化趋势和功能意义，一般将曲线分为三段。

（1）氧解离曲线上段 相当于血液 PO_2 在 60~100mmHg 时的 Hb 氧饱和度，一般认为上段是反映 Hb 与 O_2 结合的部分。该段曲线的特点是相对比较平坦，表明在这个范围内 PO_2 的变化对血氧饱和度（或血液氧含量）的影响不大。这一特点具有重要的生理意义，在高原地区生活或患某些呼吸系统疾病时，肺泡气 PO_2 会有所下降，但只要不低于 60mmHg，血氧饱和度就能维持在 90% 以上，血液仍可携带足够量的 O_2，而不至于缺 O_2，说明人体对轻度低 O_2 具有一定的适应能力。

（2）氧解离曲线中段　该段氧解离曲线较陡，相当于血液 PO_2 在 40~60mmHg 时的 Hb 氧饱和度。动脉血 PO_2 为 100mmHg 时，Hb 氧饱和度为 97.4%，血氧含量约为 19.4ml/100ml。当 PO_2 为 40mmHg（混合静脉血）时，Hb 氧饱和度约为 75%，血氧含量约为 14.4ml/100ml。即每 100ml 血液流经组织时可释放出 5ml O_2 供组织使用。中段一般被认为是反映 HbO_2 解离释放 O_2 的部分，因此，这段曲线可反映安静状态下血液对组织的供 O_2 情况。

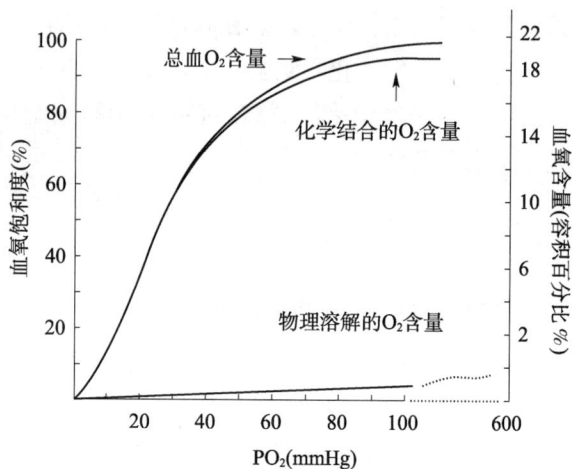

图 5-7　氧解离曲线示意图

（3）氧解离曲线下段　相当于血液 PO_2 在 15~40mmHg 时的 Hb 氧饱和度，也是反映 HbO_2 解离释放 O_2 的部分。该段曲线最陡，即血液 PO_2 稍有降低，则血氧饱和度急剧下降，HbO_2 解离释放出大量的 O_2。在组织活动加强时，组织中的 PO_2 可降至 15mmHg，HbO_2 进一步解离，以释放出更多的 O_2，Hb 氧饱和度降至更低水平，血氧含量仅为 4.4ml/100ml。这样，每 100ml 血液能释放 15ml O_2 供组织使用，是安静时的 3 倍。可见，这段曲线也可反映血液中 O_2 的储备。这一点对组织活动加强、O_2 需求量急剧增加时有利。

2. 影响氧解离曲线的因素　Hb 与 O_2 的结合或解离可受多种因素影响，使氧解离曲线的位置发生偏移。影响氧解离曲线的主要因素有血液中的 PCO_2、血液 pH、温度和 2,3-二磷酸甘油酸（2,3-DPG）等。血液中的 PCO_2 升高、pH 降低和温度升高时，氧解离曲线右移，即 Hb 与 O_2 的亲和力降低，有利于 O_2 的释放；反之，血液中的 PCO_2 降低、pH 升高和温度降低时，氧解离曲线左移，O_2 的释放量减少。2,3-DPG 是红细胞无氧糖酵解的产物，在慢性缺 O_2、贫血和高原低 O_2 等情况下，糖酵解加强，红细胞内 2,3-DPG 生成增加，氧解离曲线右移，有利于 HbO_2 释放出更多的 O_2，以改善组织的缺氧状态（图 5-8）。

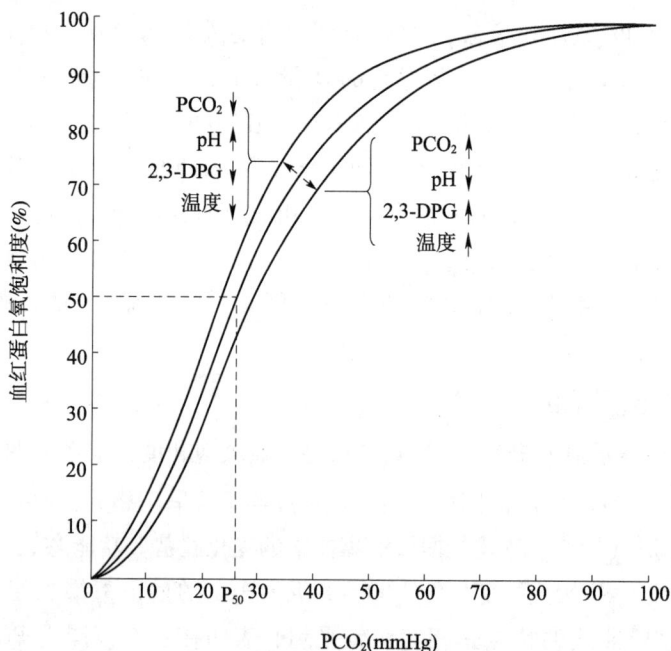

图 5-8　氧解离曲线的影响因素示意图

三、CO_2 的运输

（一）CO_2 的运输形式

血液中物理溶解的 CO_2 约占 CO_2 总运输量的 5% 左右，化学结合形式的约占 95%。CO_2 的化学结合形式主要有两种：一是碳酸氢盐形式，约占总运输量的 88%；二是氨基甲酰血红蛋白形式，约占 7%。

1. 碳酸氢盐形式　从组织扩散进入血液的 CO_2，大部分进入红细胞与水结合形成 H_2CO_3，H_2CO_3 又迅速解离成 H^+ 和 HCO_3^-，该反应是可逆的，并且都需要碳酸酐酶的催化。其反应方向取决于 PCO_2 的高低：在组织，反应向右进行；在肺部，反应向左进行。

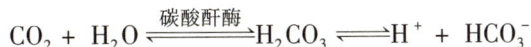

$$CO_2 + H_2O \underset{}{\overset{碳酸酐酶}{\rightleftharpoons}} H_2CO_3 \rightleftharpoons H^+ + HCO_3^-$$

在此反应过程中，红细胞内 HCO_3^- 的浓度逐渐增加，红细胞膜对 HCO_3^- 具有极高的通透性，除少量 HCO_3^- 在红细胞内与 K^+ 结合为 $KHCO_3$ 外，其余大部分 HCO_3^- 顺着浓度梯度通过红细胞膜扩散进入血浆，与血浆中的 Na^+ 结合生成 $NaHCO_3$。这样，HCO_3^- 便不会在红细胞内堆积，也有利于更多的 CO_2 转变成 HCO_3^- 的形式在血液中运输。

当静脉血流经肺泡时，由于肺泡内 PCO_2 比静脉血的低，血浆中溶解的 CO_2 扩散进入肺泡，而血浆中的 $NaHCO_3$ 则不断产生 CO_2，溶解于血浆中。红细胞内的 $KHCO_3$ 解离出 HCO_3^-，HCO_3^- 与 H^+ 结合生成 H_2CO_3，后者又经碳酸酐酶的作用加速分解为 CO_2 和 H_2O，CO_2 从红细胞扩散进入血浆，然后扩散入肺泡。这样，以 $NaHCO_3$ 和 $KHCO_3$ 形式运输的 CO_2 便在肺部被释放出来。

2. 氨基甲酰血红蛋白形式　进入红细胞的一部分 CO_2 与 Hb 的氨基结合，生成氨基甲酰血红蛋白（HHbNHCOOH）而运输。其过程如下式：

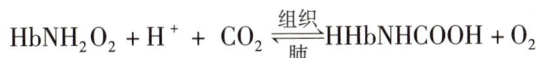

$$HbNH_2O_2 + H^+ + CO_2 \underset{肺}{\overset{组织}{\rightleftharpoons}} HHbNHCOOH + O_2$$

这一反应迅速、可逆，无需酶的催化，运输的效率很高。虽然以氨基甲酰血红蛋白形式运输的 CO_2 仅占 CO_2 总运输量的 7%，但在肺部排出的 CO_2 中却有约 17.5% 是从氨基甲酰血红蛋白中释放出来的。

调节这一反应的主要因素是氧合作用。HbO_2 与 CO_2 结合形成 HHbNHCOOH 的能力比去氧 Hb 小。在组织，HbO_2 解离释放出 O_2，部分 HbO_2 变成去氧 Hb，与 CO_2 结合生成 HHbNHCOOH。此外，去氧 Hb 的酸性比 HbO_2 弱，易与 H^+ 结合，也可促进反应向右进行，并缓冲血液 pH 的变化。

练 习 题

答案解析

一、最佳选择题

1. 机体与环境间进行的氧和二氧化碳的交换过程，称（　　）

　　A. 肺通气　　　　　　　　　　　B. 呼吸

　　C. 肺换气　　　　　　　　　　　D. 内呼吸

2. 肺通气的根本（原）动力是（　　）

　　A. 气体分压大小　　　　　　　　B. 肺内压的变化

　　C. 肺本身的舒缩活动　　　　　　D. 呼吸肌的舒缩活动

3. 关于肺泡表面活性物质，叙述错误的是（　　）

　　A. 能降低肺的顺应性　　　　　　B. 能降低肺泡表面张力

C. 能提高肺的顺应性   D. 由肺泡 II 型上皮细胞分泌

4. 肺总容量减去肺活量等于 （ ）

  A. 补呼气量   B. 功能余气量

  C. 补吸气量   D. 余气量

5. 平静呼吸时，肺内压在 （ ） 低于大气压

  A. 呼气初   B. 呼气中

  C. 吸气中   D. 吸气末

6. 若潮气量为 500ml，呼吸频率为 12 次/分，则肺泡通气量约为 （ ）

  A. 3L   B. 4L

  C. 5L   D. 6L

7. 肺组织弹性降低或呼吸道狭窄的患者，其 （ ）

  A. 肺活量正常，时间肺活量降低

  B. 肺活量降低，时间肺活量正常

  C. 肺活量增加，时间肺活量降低

  D. 肺活量和时间肺活量都增加

8. 肺换气的动力是 （ ）

  A. 呼吸肌的舒缩活动

  B. 胸内负压的抽吸作用

  C. 大气压与肺泡气之间的压力差

  D. 肺泡气与肺泡周围血液之间的气体分压差

9. 下列情况中，氧解离曲线右移的是 （ ）

  A. 血液中 CO_2 张力增高   B. 血液中 CO_2 张力降低

  C. 血液中 pH 增高   D. 血液中 2,3 - 二磷酸甘油酸减少

10. CO_2 通过呼吸膜扩散的速度比 O_2 快20倍，主要是因为 CO_2 （ ）

  A. 易通过呼吸膜   B. 分压差大

  C. 分子量比 O_2 大   D. 在血中溶解度大

11. 关于气体在血液中的运输，叙述错误的是 （ ）

  A. 血中 O_2 和 CO_2 都有物理溶解和化学结合两种形式

  B. O_2 与血红蛋白结合快、可逆，需要酶催化

  C. CO_2 主要以 HCO_3^- 形式运输

  D. CO_2 与血红蛋白的氨基结合不需酶的催化

12. Hb 氧饱和度的大小主要取决于血液中的 （ ）

  A. PO_2 B. PCO_2

  C. Hb 含量   D. pH

13. 正常成人在最大吸气后，以最快速度做最大呼气，第 1 秒末应呼出肺活量的 （ ）

  A. 70%   B. 83%

  C. 96%   D. 99%

14. 某人的呼吸频率从 13 次/分增加到 26 次/分，潮气量从 600ml 减少到 300ml，则其 （ ）

  A. 肺通气量增加   B. 肺通气量减少

  C. 肺泡通气量增加   D. 肺泡通气量减少

15. 临床上当患者出现呼吸停止但仍有心跳的紧急情况时，可采用口对口等人工呼吸进行救治。人工呼吸的原理是人为地产生（　　）

    A. 肺内压与大气压之间的压力差　　　　B. 肺内压与胸膜腔内压之间的压力差

    C. 胸膜腔内压与大气压之间的压力差　　D. 肺内压与腹内压之间的压力差

二、综合问答题

1. 简述呼吸的概念和基本过程。

2. 简述胸膜腔内负压的形成和生理意义。

3. 简述肺泡表面活性物质的来源、作用和生理意义。

4. 简述影响肺换气的主要因素。

（李　芳）

书网融合……

| 本章小结 | 微课 | 题库 |

第六章

消化和吸收

PPT

学习目标

知识目标

1. 掌握 消化的方式；胃和小肠的运动形式；胃液的组成及作用；胃排空的概念及时间；胰液的组成及作用；吸收的主要部位；自主神经对消化器官的主要调节作用；胃肠激素的分泌部位及主要作用。

2. 熟悉 消化道平滑肌的一般生理特性；唾液的组成及作用；消化反射及其特点。

3. 了解 消化道平滑肌的电生理特性；大肠液的组成及作用；大肠的运动形式；壁内神经丛的调节作用；小肠内主要营养物质的吸收。

能力目标

1. 学会用科学的语言解释下列概念：消化、吸收、胃排空、胃肠激素。

2. 能运用所学知识并通过举例说明新陈代谢是生命活动最基本的特征。

素质目标

通过本章的学习，关注自身的饮食健康和发展，形成良好的饮食习惯。

情境导入

情境 某大学食堂每天给同学们准备的饭菜都是一样的，一个学期后，同学们的体重开始发生明显变化，有些同学只吃不胖，有些同学胖了十斤左右，还有个别同学患上了慢性胃肠炎。

思考 1. 为什么有些人饭吃得很多，身体却长不胖？

2. 为什么患有慢性胃肠炎的人比较瘦？

3. 食物中的营养物质是怎样进入人体细胞的？

第一节　消化系统的组成

消化系统由消化管（道）和消化腺组成，其主要功能是消化食物，吸收营养物质，为人体新陈代谢提供物质和能量来源，排出食物残渣；咽和口腔还参与呼吸和语言活动。

一、消化和吸收的概念

食物在消化管内被分解为简单的、可以被细胞吸收的小分子物质的过程称为消化。消化的方式有两种：机械性消化和化学性消化。依靠消化管运动完成的消化称为机械性消化，可将食物研磨粉碎并将其与消化液充分混合，从而有利于化学性消化。化学性消化是指依靠消化液（主要是消化酶）完成的消化，可将食物中的大分子物质分解为可吸收的小分子物质。

消化后的葡萄糖、氨基酸、脂肪酸、水、无机盐和维生素等通过消化道黏膜进入血液或淋巴的过程，称吸收。

二、消化管

（一）消化管的组成

消化管包括口腔、咽、食管、胃、小肠（包括十二指肠、空肠、回肠）和大肠（包括盲肠、结肠、直肠、肛管）。临床上通常把口腔至十二指肠称为上消化道，空肠以下的部分称为下消化道（图6-1）。

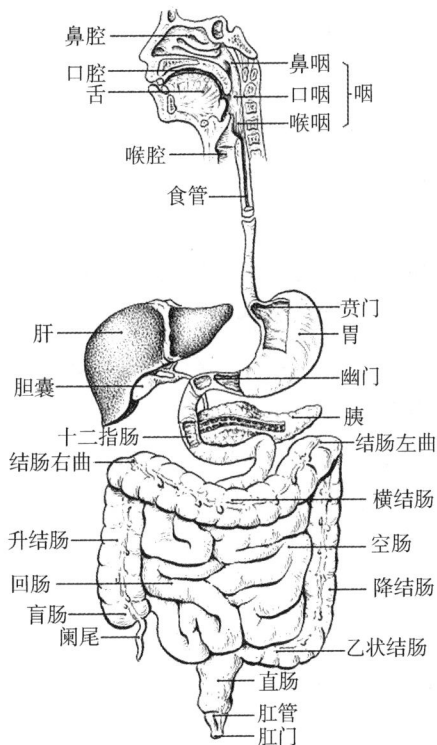

图6-1 消化系统概况示意图

（二）消化管平滑肌的一般生理特性

消化管两端管壁肌肉是骨骼肌，其活动受意识控制；而绝大多数消化管管壁肌肉是平滑肌，其活动受自主神经支配，不受意识控制。消化管平滑肌的一般特性包括：自律性、兴奋性、紧张性、延展性及对不同刺激的敏感性。

三、消化腺和消化液

（一）消化腺的组成

消化腺可分为大消化腺和小消化腺两种。大消化腺位于消化管管壁外，包括口腔腺、肝脏和胰腺，其中肝脏是人体最大的消化腺；小消化腺是位于消化管管壁内的小腺体等，包括唇腺、颊腺、舌腺、食管腺、胃腺和肠腺等。大消化腺和小消化腺均开口于消化管，其分泌的消化液进入消化管（图6-1）。

（二）消化液及其功能

消化液主要由水、离子和有机物（如酶、黏液、抗体等）组成，人体每天由消化腺分泌的消化液总量为6~8L。消化液的主要功能是：①稀释、溶解食物，以助于消化和吸收；②为各段消化管内的消化酶提供适宜的pH环境；③水解食物中的大分子物质，以利于吸收；④保护消化道黏膜。

第二节　各段消化管的消化功能

一、口腔内消化

（一）咀嚼和吞咽

1. 咀嚼　是指咀嚼肌群依次收缩所组成的复杂的反射性活动。通过牙齿将食物切割、磨碎、研磨，再经舌的搅拌，使食物与唾液充分混合形成食团。

2. 吞咽　是指食团由口腔经食管进入胃的过程。吞咽是在中枢神经系统的调节下完成的。深度麻醉、昏迷或脑神经功能障碍（如偏瘫）患者由于吞咽功能障碍，此时进食易误入气管。

（二）唾液的组成及作用

口腔内的唾液是由腮腺、颌下腺、舌下腺以及口腔黏膜散在的小唾液腺分泌的混合液。

1. 唾液的性质和成分　唾液为无色无味、近似中性（pH 6.6~7.1）的低渗液体。正常成人每日唾液分泌量为1.0~1.5L，其主要成分为水（约占99%），其余成分主要是黏蛋白、球蛋白、唾液淀粉酶、溶菌酶、尿素、尿酸等有机物和少量无机盐。

2. 唾液的作用　①湿润和溶解食物，有助于咀嚼、吞咽，并引起味觉。②唾液淀粉酶可使食物中的少量淀粉水解为麦芽糖。③清除口腔中的残余食物，冲淡、中和进入口腔的有害物质；溶菌酶还有杀菌作用。④排泄某些物质，如重金属铅、汞等。

二、胃内消化 🅴 微课1

（一）胃的运动形式和胃的排空

1. 胃的运动形式

（1）容受性舒张　是胃特有的运动形式。当咀嚼和吞咽食物时，食物刺激咽及食管等感受器，反射性地引起胃底和胃体部肌肉舒张，称容受性舒张。其意义是使胃内压降低，有利于食物进入胃内贮存、消化。

（2）紧张性收缩　消化道平滑肌在没有受到食物刺激时，总是处于微弱、持续的收缩状态，称紧张性收缩。其意义是：①使胃内保持一定的基础压力；②使胃保持一定的形状、位置。

（3）蠕动　食物进入胃后，胃即开始蠕动。蠕动波从胃体中部开始，逐渐向幽门方向推进（图6-2）。胃蠕动可使食物与胃液充分混合并进一步被研磨，有利于化学性消化，并推送食糜分批通过幽门进入十二指肠。

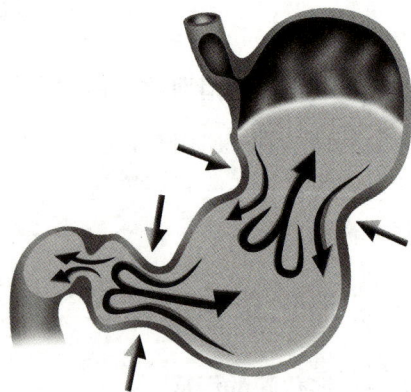

图6-2　胃的蠕动示意图

2. 胃的排空　是指食物由胃排入十二指肠的过程。胃排空是间断进行的，排空的速度主要取决于胃和十二指肠之间的压力差，而压力差的大小取决于胃内压的变化。一般流体食物比固体食物排空快；

三大营养物质中，排空速度由快至慢依次是糖类、蛋白质、脂肪；混合膳食胃排空的时间为4~6小时。

影响胃排空的因素如下。①胃内容物促进胃排空：食物对胃的扩张刺激可通过胃壁内神经丛反射或迷走-迷走反射引起胃运动加强，促进胃排空。②十二指肠内容物抑制胃排空：进入小肠的盐酸、脂肪、高渗溶液以及食糜等可刺激十二指肠壁上的化学感受器、渗透压感受器和机械感受器，通过胃-肠反射和肠抑胃素的分泌来抑制胃的运动，阻碍胃排空。

3. 呕吐 是机体将胃及小肠上段内容物经口腔呕出的一种反射动作，属于人体的防御反射；其反射中枢位于延髓。呕吐可将胃、肠内有害物质从体内排出。剧烈、频繁的呕吐会影响人的正常进食、消化和吸收，严重时可造成体内水、电解质和酸碱平衡的紊乱。

（二）胃液的组成和作用

胃液是由胃腺分泌的一种酸性消化液，pH为0.9~1.5，无色、透明。正常成人每日胃液的分泌量为1.5~2.5L。胃液的主要成分包括水、盐酸、胃蛋白酶原、黏液和内因子等。

1. 盐酸 又称胃酸，由胃腺壁细胞合成、分泌。盐酸的生理作用主要有：①激活胃蛋白酶原，使胃蛋白酶原变成胃蛋白酶，并且为胃蛋白酶提供适宜的酸性环境；②使蛋白质变性而易于消化分解；③杀死随食物进入胃内的细菌；④促进小肠（主要是十二指肠）对食物中钙和铁的吸收；⑤随食糜排入小肠后，可促进胰液、胆汁和小肠液的分泌。

2. 胃蛋白酶原 由胃腺主细胞合成、分泌。进入胃腔后，在盐酸的作用下被激活为胃蛋白酶。胃蛋白酶在酸性环境中能水解食物中的蛋白质，其最适pH为2.0，随着pH的升高，胃蛋白酶的活性逐渐降低，当pH超过6.0时，此酶发生不可逆的变性而失去活性。

3. 黏液和碳酸氢盐 黏液是由胃黏膜表面的上皮细胞和胃腺黏液细胞共同分泌的，其主要成分为糖蛋白。黏液覆盖在胃黏膜表面，形成厚度约为500μm的凝胶层，对胃黏膜起到重要的保护作用。黏液还能与表面上皮细胞分泌的HCO_3^-一起构成胃黏液-HCO_3^-屏障（图6-3），可有效地保护胃黏膜免受H^+的侵蚀。

4. 内因子 由胃腺壁细胞分泌，能够与维生素B_{12}结合成复合物，以防止小肠内的水解酶破坏维生素B_{12}。当复合物到达回肠末端时，内因子还可与小肠黏膜细胞上的特殊受体结合，从而促进维生素B_{12}的吸收。内因子缺乏时可引起维生素B_{12}的吸收障碍，影响红细胞的生成而导致巨幼红细胞贫血。

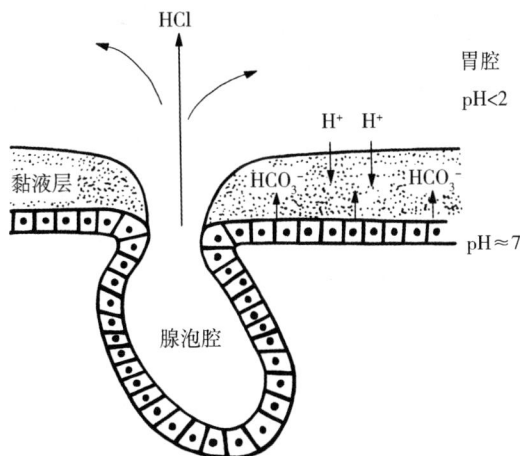

图6-3 胃黏液-HCO_3^-屏障示意图

三、小肠内消化

食物在消化管内进行消化的过程中，小肠内消化是最为重要的阶段，口腔和胃内消化均是为小肠内消化打基础的。小肠内的消化液有胰液、胆汁和小肠液，可以对食糜进行比较全面的化学性消化；同时，小肠运动又进一步促使食糜磨碎及与小肠内的消化液充分混合，也利于食糜的化学性消化。消化后的产物绝大部分被小肠吸收，剩余的食物残渣随着小肠的运动被推送到大肠，最终形成粪便，排出体外。

（一）小肠的运动

1. 小肠的运动形式 🅔 微课2

（1）紧张性收缩 可使小肠保持一定的形状、位置和肠腔内压力。当小肠紧张性降低（如肠麻痹）时，肠腔易于扩张，会降低肠腔内的压力，不利于食糜与小肠内消化液的充分混合，同时也会减慢肠内容物的推进过程。

（2）分节运动 是以小肠壁环行肌为主的一种节律性收缩和舒张运动形式，是小肠特有的运动形式，表现为：容纳食糜的小肠肠管环行肌在许多点同时收缩，将食糜分割成许多节段；随后，原来收缩的环行肌转为舒张，而原来舒张的环行肌则转为收缩（图6-4）。1为肠管表面，2、3、4为肠管纵切面，分别表示不同阶段的食糜节段分割与合拢情况，原来的节段被分成两半，而相邻的两半则合在一起，形成新的节段。如此反复进行，食糜得以不断地分开，又不断地混合。分节运动的推进作用很小，它的生理意义主要在于：①使食糜与消化液充分混合，便于进行化学性消化；②增加食糜与肠黏膜的接触机会，为吸收创造良好的条件；③不断地挤压肠壁，有助于血液和淋巴的回流。

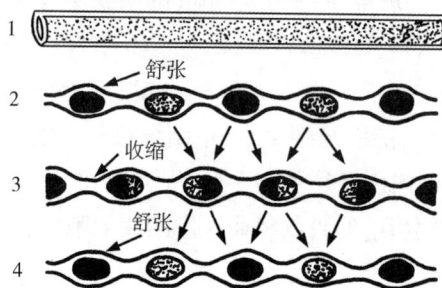

图6-4 小肠的分节运动模式图

1. 肠管表面；2~4. 肠管纵切面，表示不同阶段的食糜节段分割与合拢情况

分节运动在空腹时几乎不存在，进食后才逐渐加强。小肠各段的分节运动由上至下存在频率梯度，即小肠上部频率较高，下部较低，如十二指肠分节运动的频率约为12次/分，回肠末端为6~8次/分。这种频率梯度对于食糜从小肠的上部向下部推进具有一定意义。

（3）蠕动 小肠的蠕动可发生在小肠的任何部位，其作用是将小肠节段中的食糜向小肠远端推进一段，使其在新的小肠节段内再开始分节运动。

小肠还有一种推进速度很快、传播距离较远的蠕动，称蠕动冲。蠕动冲可把食糜一直推送到回肠末端，有时可达大肠。蠕动冲可由进食时的吞咽动作或食糜进入十二指肠引起，有些药物（如泻药）的刺激也可引起蠕动冲。

肠蠕动时，肠内容物中的水、气体等被推动发出声音，称肠鸣音。肠鸣音的强弱可反映肠蠕动的状况。

2. 回盲括约肌的功能 回盲括约肌在小肠与大肠之间起到"活瓣"的作用。回盲括约肌经常保持轻度的收缩状态，一方面可防止小肠内食糜过快地排入结肠，延长其在小肠内的停留时间，有利于食糜的消化和吸收；另一方面，也可阻止结肠内食物残渣倒流。当小肠蠕动波到达回肠末端时，回盲括约肌舒张，食糜被推入结肠；肠内容物对盲肠的充胀机械刺激又可引起回盲括约肌收缩，以阻止回肠内容物向盲肠推进。

（二）小肠内的消化液及其作用

1. 胰液及其作用 胰液是胰腺分泌的无色、无味的碱性液体，pH 7.8 ~ 8.4，渗透压与血浆相等。正常成人每日分泌的胰液量为 1.0 ~ 2.0L。

胰液中含有大量的水和无机盐。无机成分中，HCO_3^- 的含量很高，其主要作用是：①中和进入十二指肠的胃酸，使小肠黏膜免受强酸的侵蚀；②为小肠内多种消化酶的活动提供适宜的 pH 7.0 ~ 8.0 环境。此外，胰液中的无机成分还有 Na^+、K^+、Ca^{2+}、Cl^- 等。

胰液中的有机物大多是蛋白质（消化酶），即有水解三大营养物质的消化酶。胰液是所有消化液中消化能力最强、最重要的一种，其主要成分如下。

（1）胰蛋白酶原和糜蛋白酶原 两者均无酶的活性，随胰液排入十二指肠后，胰蛋白酶原主要被小肠液中的肠致活酶激活，成为有活性的胰蛋白酶；胰蛋白酶原也可被酸、胰蛋白酶本身以及组织液所激活。胰蛋白酶能够进一步激活糜蛋白酶原，使之转化为有活性的糜蛋白酶。胰蛋白酶和糜蛋白酶共同消化分解小肠食糜中的蛋白质，使之成为可吸收的小分子多肽和氨基酸。

（2）胰脂肪酶 发挥作用的最适 pH 7.5 ~ 8.5，可将三酰甘油分解为脂肪酸、单酰甘油和甘油。胰脂肪酶对脂肪的消化作用还需要胰腺分泌的另一种小分子蛋白质——辅脂酶的帮助。胰液中还含有胆固醇酯酶和磷脂酶 A_2，能分别水解胆固醇和磷脂。

（3）胰淀粉酶 发挥作用的最适 pH 6.7 ~ 7.0，对淀粉的水解效率很高，可将进入小肠的生、熟淀粉水解，水解产物为糊精、麦芽糖及麦芽寡糖。

2. 胆汁及其作用 肝细胞生成、分泌的胆汁由肝管流出，经胆总管排入十二指肠，或转入胆囊管而贮存于胆囊，在消化期再由胆囊排至十二指肠。

胆汁是一种苦味的有色液体。由肝细胞直接分泌的胆汁称为肝胆汁，呈金黄色，pH 为 7.4；在胆囊中贮存过的胆汁称为胆囊胆汁，一方面因水被吸收而浓缩，颜色逐渐加深而呈绿色或深棕色，另一方面由于碳酸氢盐在胆囊中被吸收，pH 约为 6.8。成人每日分泌的胆汁为 800 ~ 1000ml，除水分和无机盐外，还有胆盐、胆色素、脂肪酸、胆固醇、磷脂酰胆碱和黏蛋白等有机成分。

胆汁是人体内唯一不含有消化酶的消化液。胆汁中参与消化的成分主要是胆盐，对于脂肪的消化和吸收具有重要意义。胆盐的主要作用如下。

（1）乳化脂肪 胆盐可作为乳化剂，降低脂肪的表面张力，使脂肪乳化成微滴并分散在肠腔内，从而增加脂肪与胰脂肪酶的接触面积，使胰脂肪酶分解脂肪的作用加强。

（2）促进脂肪吸收 当肠腔内的胆盐达到一定浓度后，胆盐分子可聚集成微胶粒。微胶粒能够将脂肪的分解产物脂肪酸、单酰甘油等包裹在其内部，形成水溶性复合物（混合微胶粒），从而将不溶于水的单酰甘油、长链脂肪酸等脂肪分解产物运送到肠黏膜表面，促进其吸收。

（3）促进脂溶性维生素的吸收 胆汁通过促进脂肪分解产物的吸收，对脂溶性维生素 A、D、E、K 的吸收也有促进作用。

（4）利胆作用 胆盐由肝细胞分泌，经胆总管排入十二指肠，大部分经由回肠吸收入血，经门静脉运送到肝脏，此过程称为胆盐的肝–肠循环。胆盐通过肝–肠循环到达肝细胞后，可刺激肝细胞合成分泌胆汁，此作用称为胆盐的利胆作用。胆结石阻塞或肿瘤压迫胆管，可引起胆汁排放困难，将影响脂肪的消化和脂溶性维生素的吸收；同时，由于胆管内压力增高，一部分胆汁进入血液，可发生黄疸。

胆结石

在正常情况下，胆固醇能否呈溶解状态取决于胆盐（主要是胆汁酸的钠盐）、胆固醇和磷脂酰胆碱的比例。当胆固醇分泌过多或胆盐、磷脂酰胆碱合成减少时，三者的适当比例被破坏，胆固醇容易沉积下来，这是形成胆结石的原因之一。

3. 小肠液及其作用 小肠内有两种腺体：十二指肠腺和小肠腺。十二指肠腺分泌碱性液体，内含黏蛋白，因而黏稠度很高，其主要功能是保护十二指肠黏膜免受胃酸侵蚀。黏液中的 HCO_3^- 可中和由胃进入十二指肠的酸性内容物。小肠腺分布于小肠黏膜层内，其分泌量很大，其分泌物是小肠液的主要组成部分。

（1）小肠液的性质和成分 小肠液是一种弱碱性液体，pH 约为 7.6，渗透压与血浆相近。成人每日小肠液分泌量为 1.0～3.0L，分泌量变化范围较大，有时是较稀的液体，可以稀释消化产物，使其渗透压下降，有利于营养物质和消化产物的吸收；有时则由于含有大量黏蛋白而黏稠。小肠液还常混有脱落的肠上皮细胞、白细胞以及由肠上皮细胞分泌的免疫球蛋白。

（2）小肠液的生理作用 ①保护作用：保护十二指肠黏膜免受胃酸的侵蚀；肠致活酶能激活胰液中的胰蛋白酶原，使之变为有活性的胰蛋白酶，有利于蛋白质的消化。②稀释作用：大量的小肠液可以稀释消化产物，使之渗透压降低，有利于营养物质的吸收。③消化作用：据研究，肠上皮细胞内还含有多种消化酶，如肽酶（多肽酶、二肽酶、三肽酶等）、蔗糖酶和麦芽糖酶等，当营养物质被吸收入小肠上皮细胞后，它们可对消化不完全的产物继续进行消化。这些酶可随脱落的肠上皮细胞进入肠腔，但它们对小肠内消化并不起作用。

四、大肠内消化

大肠内没有重要的消化活动，其主要功能是：①吸收食物残渣中的水分、无机盐及由大肠内细菌合成的 B 族维生素和维生素 K 等物质；②贮存消化、吸收后的食物残渣并形成粪便。

（一）大肠的运动

大肠的运动少、弱、慢，对刺激的反应较为迟缓，这些特点主要与大肠暂时贮存粪便的功能有关。

1. 大肠的运动形式

（1）袋状往返运动 是由环行肌不规律收缩所引起的，是空腹时最多见的一种运动形式。袋状往返运动使结肠袋中的内容物向两个方向做较短距离的位移，但并不向前推进，有时是对内容物进一步研磨与混合，增加内容物与肠黏膜的接触面积，促进水和无机盐的吸收。

（2）分节或多袋推进运动 是一个结肠袋或一段结肠收缩，将其内容物缓慢推送到下一段结肠的运动。此运动形式多见于进食后或副交感神经兴奋时。

（3）蠕动 大肠的蠕动由一些稳定向前推进的收缩波组成。收缩波前方的肌肉舒张，往往充有气体；收缩波后方的肌肉则保持在收缩状态，使该段肠管闭合并排空。

2. 排便 食物残渣排入大肠后，停留的时间比较长，一般在 10 个小时以上。在这段时间，内容物中的一部分水、无机盐等被大肠黏膜吸收，而未被消化的食物残渣及部分未被吸收的营养物质经大肠内细菌的作用，与脱落的肠黏膜细胞、大量细菌以及由血液通过肠壁排至肠腔中的物质（如胆色素、钙、镁、汞等）共同形成粪便，并通过排便反射排出体外。

3. 大肠的细菌作用 大肠内有许多细菌，主要来自食物和空气，占粪便固体重量的 20%～30%。由于大肠内的酸碱度、温度以及内容物在大肠滞留的时间长等因素，大肠适合一般细菌的生长和繁殖。

细菌中含有多种酶，能够对食物残渣中的糖类、脂类、蛋白质等进行消化分解，其中对食物残渣中糖及脂肪的分解称为发酵，而对食物残渣中蛋白质的分解称为腐败。通常情况下，腐败产物中的一些有毒成分如胺类、酚类、吲哚、硫化氢、氨和甲烷等可由肠壁吸收后在肝脏中解毒，对人体没有明显的影响；当消化功能不良或便秘时，其中一些有毒物质的产生和吸收增多，会对人体产生明显的不良影响。

大肠内的细菌还能利用食物残渣中的一些物质合成 B 族维生素和维生素 K，由大肠吸收后可供人体利用。如果长期使用肠道抗菌药物或滥用抗生素，由于抑制了肠道内细菌的生长繁殖，可引起 B 族维生素和维生素 K 的缺乏，需要注意补充。

第三节 各段消化管的吸收功能

一、吸收的部位和方式

（一）吸收的部位

食物在消化道不同部位的吸收能力和吸收速度主要取决于食物在各部位被消化的程度和停留的时间，消化道各部位毛细血管和毛细淋巴管的分布、回流情况以及吸收面积的大小。

食物在口腔和食管内一般不进行吸收，但某些药物（硝酸甘油等）可被口腔黏膜吸收。

在胃内，食物的吸收也很少，仅吸收乙醇、少量水分及弱酸性药物（阿司匹林等）。

小肠是吸收的主要场所，原因如下。①食物在小肠内基本消化完毕：小肠内酶的种类和数量多，糖类、脂类及蛋白质可被彻底消化为可吸收的小分子物质。②小肠吸收面积大：成人小肠的长度为 4～5m，其黏膜形成许多环形皱褶，皱褶上有许多绒毛，绒毛表面又有许多微绒毛，这些结构使小肠的吸收面积增加约 600 倍，达 $200m^2$ 左右（图 6-5）。③小肠黏膜有丰富的毛细血管和毛细淋巴管，有利于吸收。④食物在小肠内停留时间长（3～8 小时）：既有助于食物的充分消化，也可以使营养物质有充足的时间被吸收。糖类、蛋白质和脂类的消化产物绝大部分是在十二指肠和空肠吸收的，因此，回肠主要是吸收功能的贮备，回肠能主动吸收胆盐和维生素 B_{12}。

大肠主要吸收食物残渣中剩余的水分、无机盐和维生素等。

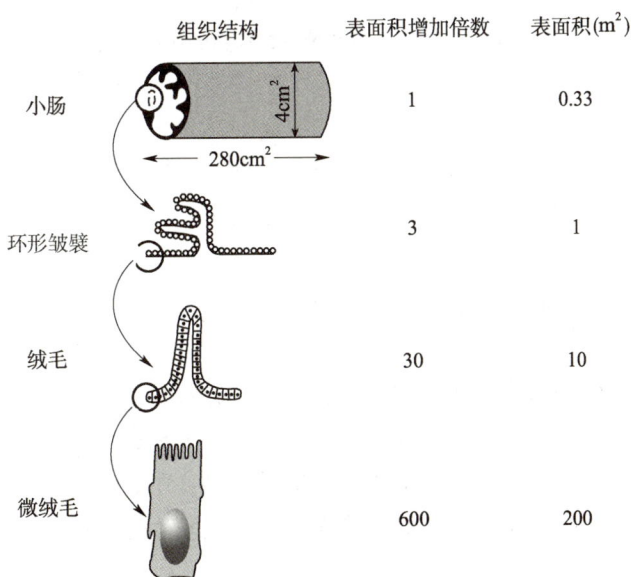

组织结构		表面积增加倍数	表面积(m^2)
小肠		1	0.33
环形皱襞		3	1
绒毛		30	10
微绒毛		600	200

图 6-5 小肠褶皱、绒毛和微绒毛模式图

（二）吸收的方式

吸收过程的实质是肠内消化后的营养物质通过消化道黏膜上皮细胞进行物质转运。根据物质转运过程是否需要消耗能量（ATP），分为主动重吸收和被动重吸收两种。被动重吸收的形式有扩散、渗透等，主动重吸收的形式有入胞、离子泵转运等。

二、几种重要物质的吸收

（一）糖类的吸收

食物中的糖类包括多糖（淀粉、糖原等）、双糖（麦芽糖、蔗糖等）和单糖（葡萄糖、果糖、半乳糖等）。糖类只有被分解为单糖时才能被小肠黏膜上皮细胞吸收，肠腔内的单糖主要是葡萄糖，约占单糖总量的80%。如果小肠缺乏水解双糖的酶，将会因肠腔内双糖过多而使小肠内液体吸收减少，导致肠内容物体积增加；且双糖进入结肠后，在细菌的发酵作用下产生大量气体，将引起腹胀和腹泻等症状。有些成人由于小肠中缺乏乳糖酶或其活性较婴幼儿时期显著降低，在饮牛奶后会出现腹胀、腹泻症状。

葡萄糖的吸收途径是血液运输，吸收过程是逆浓度差进行的，属继发性主动转运（图6-6）。

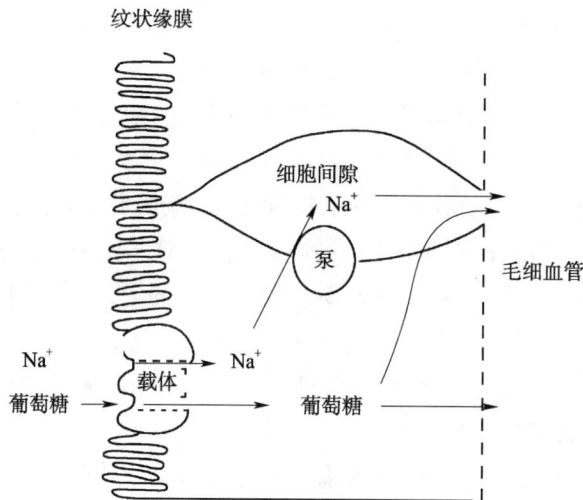

图6-6　小肠上皮细胞吸收葡萄糖的机制示意图

（二）蛋白质的吸收

食物中的蛋白质经蛋白酶的消化被分解成氨基酸后才能被小肠黏膜上皮细胞吸收，吸收形式也是继发性主动转运，与Na^+的主动吸收相耦联，具体机制类似葡萄糖的吸收。目前认为，小肠黏膜上皮细胞的刷状缘上有转运氨基酸的特殊载体，还存在有二肽和三肽的转运系统，许多二肽和三肽也可完整地被小肠黏膜上皮细胞吸收。进入细胞的二肽和三肽可被细胞内的二肽酶和三肽酶进一步分解为氨基酸，再扩散入血而被吸收。

在婴儿时期，少量未消化的蛋白质如母亲初乳中的一些蛋白质抗体也可完整地被小肠黏膜吸收入血，这对于提高婴儿的免疫力十分重要。但随着年龄的增长，完整蛋白质的吸收越来越少，某些异种蛋白质被吸收后，将引起淋巴细胞产生特异性抗体，如果以后再食用、吸收同样的蛋白质，其可作为抗原而引起过敏反应，这就是有些人食用鸡蛋、海鲜等高蛋白物质发生过敏反应的原因之一。

（三）脂类的吸收

食物中的脂肪主要在胰脂肪酶的作用下水解为甘油、脂肪酸和单酰甘油，胆固醇酯则可在胰胆固醇酯酶的作用下水解成胆固醇和脂肪酸，这些水解产物都是脂溶性分子。由于小肠黏膜上皮细胞刷状缘的表面有一层不流动的水分子层，这些脂溶性小分子很难直接通过静水层到达细胞的微绒毛处。胆汁中的胆盐能够帮助脂类水解产物吸收。胆盐具有较高的亲水性，能很快地与甘油、脂肪酸、单酰甘油、胆固醇等形成混合微胶粒，携带它们通过不流动的水分子层。混合微胶粒到达刷状缘表面后，将脂类水解产物释放出来，后者进入小肠黏膜上皮细胞，胆盐则被遗留于肠腔内，在回肠被吸收，进入胆盐的肝–肠循环。

脂肪水解产物进入细胞后的去路取决于脂肪酸分子的大小。其中，短链脂肪酸（1~12个碳原子的脂肪酸）及含短链脂肪酸的单酰甘油可直接从细胞内扩散到组织间液中，随后再扩散到血液中。长链脂肪酸（大于12个碳原子的脂肪酸）及相应的单酰甘油则在细胞的内质网中大部分重新合成为三酰甘油，或与胆固醇合成胆固醇酯，并与细胞中生成的载脂蛋白合成乳糜微粒。乳糜微粒以出胞的形式进入细胞间隙，再扩散入淋巴（图6–7）。由于食物所含动、植物油中15个以上碳原子长链脂肪酸的含量很高，脂肪的吸收途径以淋巴为主。

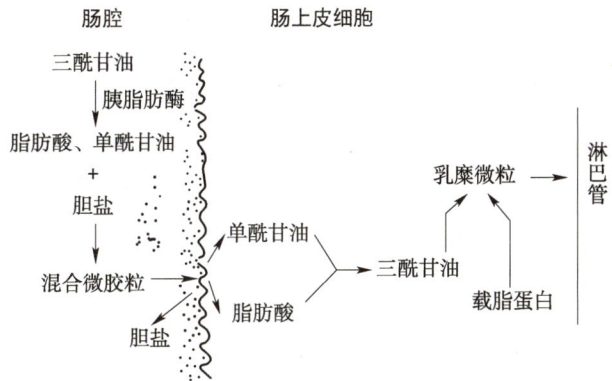

图6–7　脂类在小肠吸收示意图

知识链接

肝脏的作用

肝脏分泌的胆汁中没有消化酶，但它能使脂肪变成微小的颗粒，从而增加脂肪酶与脂肪的接触面积，起到促进脂肪分解的作用。脂肪最终被分解为甘油和脂肪酸。小肠吸收的营养物质大多经血液汇集到肝脏。肝脏可以将暂时不用的葡萄糖合成为肝糖原贮存起来，以备需要时利用。

（四）水分的吸收

人体每日由消化腺分泌入消化道的各种消化液总量约为7L，每日还可从外界各种食物中摄取1~2L液体，而每日由粪便丢失的水分只有150ml左右，因此，每日由胃肠吸收到体内的水有8L之多。水在消化道内以被动转运方式重吸收。各种溶质，特别是NaCl的主动吸收在黏膜两侧产生的渗透压梯度是水吸收的主要动力。

膳食纤维广泛存在于果蔬、粗杂粮等食物中，进入人体后不能被消化和吸收，因而在肠道内可吸收水分、稀释并吸附肠内容物、软化物质、刺激肠壁运动、防止便秘并有助于粪便的排出，被称为胃肠道的"清道夫"。

（五）无机盐的吸收

一般来说，钠、钾、铵盐等单价的碱性盐类吸收较快，镁、钙等多价的碱性盐类则吸收较慢。凡与钙结合形成沉淀的盐，如硫酸钙、磷酸钙、草酸钙等均不能被吸收。

1. Na^+ 的吸收　与肠黏膜上皮细胞侧膜和底膜上的钠泵活动有关。因此，Na^+ 的吸收是主动转运过程。

2. 铁的吸收　人每日膳食中含铁量约为 10mg，其中约有 1/10 被小肠吸收。铁的吸收部位主要是十二指肠和空肠。这些部位肠黏膜上皮细胞膜上有转铁蛋白，对 Fe^{2+} 的转运效率比对 Fe^{3+} 的转运效率约高数倍，所以 Fe^{2+} 更容易被吸收。Fe^{2+} 进入细胞后，大部分被氧化为 Fe^{3+}，并与细胞内的去铁铁蛋白结合成为铁蛋白，暂时贮存在细胞内，以防止铁的过量吸收；一小部分尚未与去铁铁蛋白结合的 Fe^{2+}，则以主动转运的形式进入血液。维生素 C 能将 Fe^{3+} 还原为 Fe^{2+}，可促进铁的吸收。铁在 pH 较低的酸性环境中更易溶解，故胃酸有促进铁吸收的作用。临床上，胃大部切除的患者由于胃酸分泌减少，可影响铁的吸收，导致缺铁性贫血。

3. 钙的吸收　食物中的钙只有呈离子状态时才能被吸收，吸收量仅占一小部分，大部分随粪便排出体外。钙的吸收部位在小肠上段，以十二指肠吸收钙的能力最强。钙的吸收形式主要是主动转运。影响钙吸收的因素主要如下：①维生素 D 对钙的吸收非常重要，它既可促进钙由肠腔进入黏膜上皮细胞，又能协助钙从细胞进入血液；②肠内容物的酸碱度对钙的吸收有重要影响，在 pH≈3 时，钙呈离子化状态，吸收率最高；③钙盐只有在处于溶液状态（如氯化钙、葡萄糖酸钙）且不被肠腔中任何其他物质（如磷酸盐）沉淀的情况下，才能被吸收；④脂肪对钙的吸收有促进作用，因为脂肪分解产生的脂肪酸可与钙结合形成钙皂，后者可与胆汁酸结合形成水溶性复合物而被吸收；⑤儿童和乳母对钙的需求量增加，可促进其吸收。

4. 阴离子的吸收　由钠泵活动产生的电位差可促进肠腔内阴离子，主要是 Cl^- 和 HCO_3^- 向细胞内移动而被吸收；有些阴离子也可以独立移动而被吸收。

（六）维生素的吸收

维生素分为脂溶性和水溶性两类。脂溶性维生素 A、D、E、K 的吸收与脂类消化产物的吸收极为相似。而大多数水溶性维生素，如维生素 B_1、维生素 B_2、维生素 B_6、维生素 PP、维生素 C 以及生物素和叶酸，主要以扩散的形式在小肠上段被吸收；但维生素 B_{12} 需要与胃腺壁细胞分泌的内因子结合，形成水溶性复合物被运送到回肠才能被吸收。

第四节　消化器官活动的调节

一、神经调节

调节消化器官（消化管和消化腺）活动的神经主要是自主神经和内在神经。

1. 自主神经　主要是支配消化器官的传出神经，包括交感神经和副交感神经（最主要是迷走神经）。交感神经兴奋，使消化器官活动减弱，对消化功能起抑制作用；副交感神经兴奋，使消化器官活动增强，对消化功能起促进（兴奋）作用。

2. 内在神经　是存在于大部分消化管管壁内的神经丛，包括黏膜下神经丛和肌间神经。内在神经丛的活动一方面受自主神经调控，使消化活动与整体活动协调一致；另一方面能够感受食物对局部消化管的刺激，调节局部消化运动和消化腺的分泌。

二、体液调节

由胃到大肠的消化道黏膜内有 40 余种内分泌细胞，这些内分泌细胞分泌的激素主要作用于消化道，因此统称为胃肠激素（表6–1）。

表6–1　三种常见胃肠激素的分泌部位、分泌条件及主要生理作用

激素名称	分泌部位	分泌条件	主要生理作用
促胃液素	胃窦及十二指肠 G 细胞	蛋白质消化产物 迷走神经末梢释放的递质	促进胃酸和胃蛋白酶分泌 促进胃的运动 促进胃肠上皮生长
缩胆囊素	小肠上部 I 细胞	蛋白质消化产物 脂肪酸	促进胰液分泌、胆囊收缩 促进小肠和大肠运动 促进胰腺外分泌部生长，抑制胃排空
促胰液素	小肠上部 S 细胞	盐酸 脂肪酸	刺激胰腺分泌水和 HCO_3^- 抑制胃酸分泌、胃运动和胃排空 促进胰腺外分泌部生长

　　除胃肠激素对消化器官活动发挥体液调节作用外，还有其他体液因素如组胺、盐酸等也参与消化器官活动的调节。

—— 练 习 题 ——

答案解析

一、最佳选择题

1. 消化管的组成不包括（　）

　　A. 口腔　　　　　　　　　　　　B. 食管

　　C. 大肠　　　　　　　　　　　　D. 肝脏

2. 胃的运动形式不包含（　）

　　A. 容受性舒张　　　　　　　　　B. 紧张性收缩

　　C. 蠕动　　　　　　　　　　　　D. 胃的排空

3. 小肠的特有运动形式是（　）

　　A. 紧张性收缩　　　　　　　　　B. 多袋推进运动

　　C. 蠕动　　　　　　　　　　　　D. 分节运动

4. 消化系统由（　）组成

　　A. 消化管和消化道　　　　　　　B. 消化管和消化腺

　　C. 消化液和消化腺　　　　　　　D. 消化酶和消化液

5. 胰液的主要成分不包含（　）

　　A. 胰蛋白酶原　　　　　　　　　B. 胰脂肪酶

　　C. 胰淀粉酶　　　　　　　　　　D. 乳化脂肪

6. 大肠的运动形式不包含（　）

　　A. 袋装往返运动　　　　　　　　B. 分节运动

　　C. 蠕动　　　　　　　　　　　　D. 分节或多袋推进运动

7. 下列器官中，具有吸收功能的是（　）

　　A. 口腔　　　　　　　　　　　　B. 大肠

　　C. 咽　　　　　　　　　　　　　D. 食道

8. 下列器官中，具有消化功能但没有吸收功能的是（ ）

　　A. 口腔　　　　　　　　　　　　B. 食道

　　C. 大肠　　　　　　　　　　　　D. 小肠

9. 下列器官中，具有吸收功能但没有消化功能的是（ ）

　　A. 口腔　　　　　　　　　　　　B. 食道

　　C. 大肠　　　　　　　　　　　　D. 小肠

10. 下列器官中，既没有吸收功能也没有消化功能的是（ ）

　　A. 胃　　　　　　　　　　　　　B. 食道

　　C. 大肠　　　　　　　　　　　　D. 小肠

二、综合问答题

1. 简述消化系统的组成及主要生理功能。

2. 简述胃酸的生理作用。

3. 简述胃和小肠的主要运动形式及作用。

4. 简述胰液的组成及作用。

5. 为什么说小肠是吸收的主要部位？

（吕智超）

书网融合……

本章小结	微课1	微课2	题库

第七章

能量代谢和体温

PPT

学习目标

知识目标

1. **掌握** 食物的热价；食物的氧热价；呼吸商；食物的特殊动力作用；基础代谢率。
2. **熟悉** 人体散热途径；皮肤散热方式；常用体温测量部位及正常值。
3. **了解** 能量代谢的测定；体温的调节。

能力目标

1. 学会用科学的语言解释下列概念：食物的热价、食物的氧热价、呼吸商、食物的特殊动力作用、基础代谢率、体温。

2. 能运用所学知识，说明影响能量代谢的因素和体温恒定的意义。

素质目标

通过本章的学习，树立营养平衡的观念，提高健康意识。

情境导入

情境 小李经常晨跑，小跑一段以后明显感觉身体暖和起来，时间稍久就会大汗淋漓，坚持一段时间后，他的体重明显减轻，体重指数明显下降。

思考 1. 小李跑步时身体暖和与什么因素有关？

2. 小李体重减轻，体重指数下降，堆积的脂肪去了哪儿？

3. 小李出汗是身体的一个什么过程？

第一节　能量代谢 🇪 微课1

在神经、内分泌系统的相互作用调节下，机体各系统的功能活动与内外环境变化相适应，从而维持内环境的稳态。代谢是机体生命活动的基本特征，也是实现内环境稳态的基本途径，它包括物质代谢和能量代谢。机体基本生命活动所需要的能量都是通过体内物质代谢获得的，体内物质的合成、分解与能量的消耗、产生是相伴相随的。通常将物质代谢过程中所伴随着的能量的产生、贮存、转移、释放和利用的过程称为能量代谢。

一、机体能量的来源和去路

（一）能量的来源

体内几乎所有的能源物质——糖、蛋白质、脂肪等都可以在细胞内被氧化，此过程释放大量的能量。

1. 糖 是人体能量的主要来源。食物中的糖经消化液分解的最终产物包括葡萄糖、果糖、半乳糖，其中葡萄糖约占80%，经消化道吸收后，大部分果糖和几乎全部的半乳糖在肝脏内迅速转化为葡萄糖，因此葡萄糖是体内糖代谢的中心。

糖的有氧氧化是机体能量的主要来源，1mol葡萄糖完全氧化可以释放38mol的ATP，在氧供应不足时，糖酵解只能释放很少能量，但却是人体在缺氧状态下最重要的供能途径。

2. 脂肪 主要功能是贮存和供给能量。体内脂肪的贮存量比糖多得多，约占体重的20%。同时，脂肪的热价为糖热价的两倍之多。所以，脂肪是体内各种能源物质贮存的主要形式。一般情况下，通过脂肪氧化分解为机体提供的能量在机体消耗的总能量中不超过30%，但在短期饥饿时，由于糖原大量消耗，脂肪则成为主要的供能物质。

3. 蛋白质 基本组成单位是氨基酸，体内氨基酸主要用于合成细胞成分，实现组织更新，或者合成酶、激素等生物活性物质。为机体提供能量是氨基酸的次要功能，只有在某些特殊情况下，如长期饥饿、疾病或体力极度消耗时，糖类及脂肪过度消耗，机体才会消耗氨基酸氧化供能。

（二）能量的去路

糖、脂肪、蛋白质等能源物质经生物氧化后释放出的能量约有50%以上转化为热能，用于维持体温；剩余的能量则以化学能的形式转移到ATP中（图7-1）。当机体组织细胞进行各种功能活动需要消耗能量时，ATP的一个高能磷酸键断裂，变成ADP，同时释放大量能量。因此，ATP既是体内重要的贮能物质，同时又是直接的供能物质。

磷酸肌酸（CP）也具有高能磷酸键，是机体能量产生过剩时，通过ATP水解将释放的能量转移给肌酸（C）生成的。磷酸肌酸在肌肉组织中尤为丰富，其主要功能是ATP消耗较快时将其贮存的能量再转给ADP，迅速生成ATP以补充ATP的消耗（图7-1）。因此，CP不是机体直接的供能物质，而是ATP的贮存库。

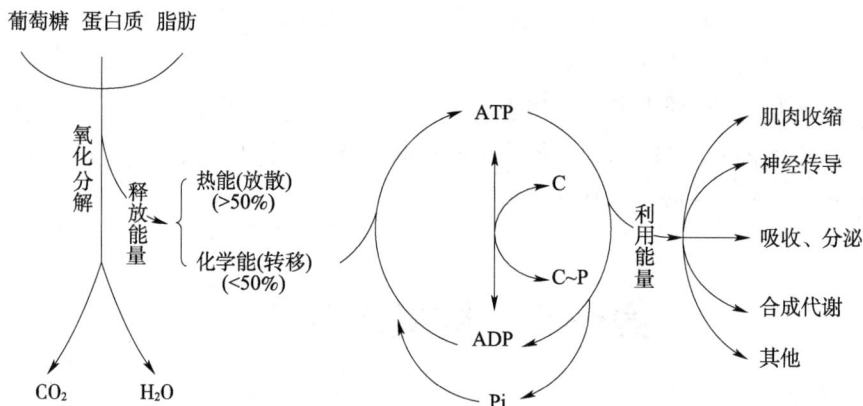

图7-1 体内能量的释放、转移、贮存和利用示意图
C：肌酸；Pi：无机磷酸；C～P：磷酸肌酸

（三）能量平衡

人体能量的平衡是指机体摄入的能量与消耗的能量之间的平衡。若在一段时间内体重不变，即可认为该段时间内摄入的能量和消耗的能量基本相等，说明机体能量达到"收支"平衡。如果摄入的能量大于消耗的能量，机体将把多余的能量转化为化学能（脂肪）贮存，体重将增加；反之，机体将动用内源性贮备，使糖原、脂肪、蛋白质分解，体重减轻。

能量平衡与肥胖

能量平衡是指人体能量的摄入与消耗之间的动态平衡。如果摄入量小于消耗量，体重就会减轻；如果摄入量大于消耗量，体重就会增加，引起肥胖；如果摄入量等于消耗量，体重相对平稳。临床上一些疾病与肥胖有直接的关系，如冠心病、高血压、糖尿病等。临床上常用体重指数、腰围和腰臀比作为检测肥胖的指标。体重指数为 24 是我国成人超重界限，28 为肥胖界限。腰围和腰臀比反映的是脂肪总量和脂肪分布情况，因此需要根据自身情况调整能量的摄入与消耗，维持能量的平衡。

二、能量代谢的测定

（一）代谢率

代谢率是指机体在单位时间内释放的能量，通常以单位时间内每平方米体表面积的产热量来表示，以 $kJ/(m^2 \cdot h)$ 为单位。

（二）代谢率的测定

能量守恒定律指出，能量在由一种形式转化为另一种形式的过程中，既不增加，也不减少。体内能量代谢遵循这一规律。因此，通过测定机体在一定时间内所消耗的食物，或者测定机体所产生的热量与所做的外功，都可以测算出机体的能量代谢率。测定机体单位时间内产生的总热量，通常有两种方法：直接测热法和间接测热法。

1. 直接测热法 设备复杂，操作困难，一般只用于实验研究。

2. 间接测热法 与能量测定有关的几个概念如下。

（1）食物的热价 是指 1g 食物在体内氧化（或在体外燃烧）时所释放的能量，热价的单位是千焦（kJ）。热价分为生物热价和物理热价，生物热价是指食物在体内经生物氧化释放的热量，物理热价是指食物在体外燃烧时释放的热量。糖、脂肪的生物热价和物理热价相等，而蛋白质的生物热价低于物理热价，说明蛋白质在体内不能被完全氧化。三种主要食物的热价见表 7-1。

表 7-1 三种营养物质氧化时的几种数据

营养物质	产热量（kJ/g）			耗 O_2 量（L/g）	CO_2 产量（L/g）	氧热价（kg/L）	呼吸商（RQ）
	物理热价	生物热价	营养学热价				
糖	17.15	17.15	16.7	0.83	0.83	21.00	1.00
蛋白质	23.43	17.99	16.7	0.95	0.76	18.80	0.80
脂肪	39.75	39.75	37.7	2.03	1.43	19.70	0.71

（2）食物的氧热价 通常将某种营养物质氧化时消耗 1L O_2 所产生的热量称为该种食物的氧热价。利用氧热价计算产热量的公式为：

某种食物的产热量 = 该食物氧热价 × 该食物的耗氧量

（3）呼吸商 氧化分解某种营养物质时，各种供能物质在细胞内氧化时单位时间内产生 CO_2 的量与消耗 O_2 的量的比值称为该物质的呼吸商（RQ）。

$RQ = CO_2$产生量（mol）$\div O_2$消耗量（mol）

蛋白质在体内不能完全氧化，呼吸商大约为 0.8。呼吸商能比较准确地反映机体各种营养物质氧化分解的比例情况。在日常生活中，人的膳食一般为糖、脂肪和蛋白质的混合膳食，呼吸商处于 0.71 ~ 1.0 之间，平均为 0.85。若能源主要来自糖，则呼吸商接近 1.0；若主要依靠脂肪供能，则呼吸商接近 0.7；在长期饥饿或身体极度消耗的情况下，能源主要来自机体蛋白质的分解，此时呼吸商接近 0.8。

一般情况下，体内能量主要来源于糖和脂肪的氧化，蛋白质的因素可忽略不计。为了计算方便，常根据糖和脂肪按不同比例混合时所产生的 CO_2 量与消耗的 O_2 量计算出相应的呼吸商，这种呼吸商称为非蛋白呼吸商（表 7 - 2）。

表 7 - 2 非蛋白呼吸商与氧热价

非蛋白呼吸商	氧化百分比（%）		氧热价
	糖	脂肪	
0.71	0.00	100.0	19.7
0.75	15.6	84.4	19.8
0.80	33.4	66.6	20.1
0.82	40.3	59.7	20.2
0.85	50.7	49.3	20.3
0.90	67.5	32.5	20.6
0.95	84.0	16.0	20.9
1.00	100.0	0.00	21.1

三、影响能量代谢的因素

体内能够引起细胞化学反应增强的因素都可增加代谢率，如肌肉活动、精神活动、食物的特殊动力效应等。

（一）肌肉活动

肌肉活动是影响能量代谢最显著的因素。机体活动的轻微增加就会提高代谢率。任何单块肌肉发生一次最大收缩时，可在几秒钟内使产热量增至安静时的 100 倍。就整体而言，剧烈的肌肉活动可使机体的产热量在几秒钟内提高 50 倍。人在运动或劳动时耗 O_2 量显著增加，最多可达安静时的 10 ~ 20 倍。即使在肌肉运动停止后，耗 O_2 量依然维持在较高状态。能量代谢率可以作为评估劳动强度的指标。从表 7 - 3 中可以看出劳动或运动时能量代谢率的增长情况。

表 7 - 3 劳动或运动时的能量代谢值

肌肉活动形式	平均产热量 [kJ/(m² · min)]	肌肉活动形式	平均产热量 [kJ/(m² · min)]
静卧休息	2.73	扫地	11.36
出席会议	3.40	打排球	17.04
擦窗	8.30	踢足球	24.96
洗衣物	9.89		

（二）精神活动

安静状态下，约有 15% 的循环血量进入脑循环系统，说明脑组织的代谢水平是很高的。安静状态下 100g 脑组织的耗氧量为 3.5ml/min，约为安静时肌肉组织耗氧量的 20 倍，氧化的葡萄糖量为 4.5mg/min。但在睡眠中和在精神活动活跃的情况下，脑中葡萄糖的代谢率却几乎没有差异。人在平静思考问题时，产热量增加一般不超过 4%，对能量代谢的影响不大；但在精神处于烦恼、恐惧或情绪激动时，由于随之出现的无意识肌紧张以及刺激代谢的激素释放增多等原因，产热量显著增加。因此，测定基础代谢率时受试者必须摒除精神紧张的影响。

（三）食物的特殊动力效应

人在进食一段时间后（1～7小时这段时间），即使处于安静状态，机体的产热量也会比进食前有所增加。这种由食物引起机体额外产生热量的现象称为食物的特殊动力效应。蛋白质的食物特殊动力效应为30%，糖和脂肪的分别为4%和6%，可见蛋白质的食物特殊动力效应最为显著。食物特殊动力效应产生的机制目前还不十分清楚。

（四）环境温度

能量代谢率与环境温度的关系曲线呈U形。环境温度在20～30℃时，机体能量代谢率最为稳定。当环境温度低于体温时，机体通过寒战、肌肉紧张度增强等保暖机制使代谢率升高，环境温度低于20℃时，代谢率即开始增加，10℃以下时显著增加；当环境温度超过体温后，体内生化反应速度加快以及出汗和心脏活动加强等原因使代谢率增加，温度每升高1℃，机体代谢率增加3%。

（五）其他

幼儿的能量代谢率高于成人，并随年龄的增长而逐渐下降。甲状腺激素可显著增加机体的能量代谢率。另外，雄激素、生长激素、发热及交感神经兴奋等均可提高机体的能量代谢率。睡眠及营养不良时，机体的能量代谢率降低。

四、基础代谢

基础代谢是指基础状态下的能量代谢，单位时间内的基础代谢称为基础代谢率（BMR）。基础状态是指满足以下条件的一种状态：清晨、清醒、空腹（禁食12小时以上）、静卧，未做任何肌肉活动；前夜睡眠良好，测定时无精神紧张；室温20～25℃。这种状态下，体内能量消耗只用于维持基本的生命活动，能量代谢比较稳定。BMR一般用单位时间内每平方米体表面积的产热量来衡量，通常以$kJ/(m^2 \cdot h)$来表示。BMR与体表面积基本上成正比，而与体重不成比例。测量和计算体表面积时，常采用下列公式计算：

$$体表面积（m^2）=0.0061×身高（cm）+0.0128×体重（kg）-0.1592$$

另外，体表面积还可根据图7-2直接求出。方法是：将两条列线上受试者相应的身高和体重连成一条直线，此直线与中间的体表面积列线的交点即为受试者的体表面积。

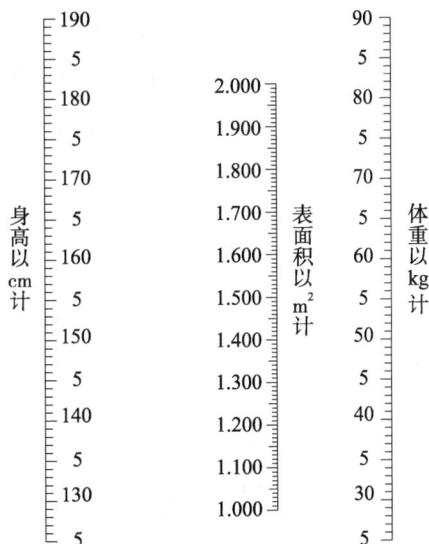

图7-2 体表面积测算用图

通常采用简略法测定和计算基础代谢率。将呼吸商设为0.82，其对应的氧热价是20.18kJ/L，只需测出一定时间内的耗氧量和体表面积，就可进行基础代谢率的计算。如某受试者在基础状态下，1小时的耗氧量为12L，其体表面积为1.5m²，则其基础代谢率为：$20.18kJ/L \times 12L/h \div 1.5m^2 = 161.4kJ/(m^2 \cdot h)$。基础代谢率随性别、年龄等不同而有生理变动。当其他情况相同时，男性平均的基础代谢率高于女性；年幼儿比成人高，年龄越大，基础代谢率越低。

我国男女各年龄组基础代谢率水平的平均值如表7-4所示。

表7-4　我国人正常的BMR平均值 [kJ/(m² · h)]

年龄	11～15	16～17	18～19	20～30	31～40	41～50	51以上
男性	195.5	193.6	166.2	157.8	158.6	154.0	149.0
女性	172.5	181.7	154.0	146.5	146.9	142.4	138.6

一般来说，基础代谢率的实测值同上述正常平均值比较，相差在±（10%～15%）之内都属正常。当相差值超过20%时，就具有病理学意义。在各种疾病中，甲状腺功能的改变总是伴有基础代谢率的异常变化，甲状腺功能亢进时基础代谢率可比正常值高出25%～80%；甲状腺功能低下时，基础代谢率可比正常值低20%～40%。因此，基础代谢率的测定是临床诊断甲状腺疾病的重要辅助方法。其他如肾上腺皮质及腺垂体功能低下、肾病综合征等，也常伴有基础代谢率降低。当人体发热时，基础代谢率将升高，一般来说，体温每升高1℃，基础代谢率可升高3%。

第二节　体　温 e 微课2

一、人体的正常体温及生理变动

体内肌肉运动、食物吸收以及其他维持基本代谢率的生命活动都会产生热量，因此，机体都具有一定的体温。

（一）体核温度和体表温度

我们通常所说的体温是指人体深部组织的平均温度，即体核温度。体核温度是指心、肺、脑、腹腔内脏等机体深部组织的平均温度，比较稳定，昼夜变化幅度在±0.6℃之内。由于体内各器官的代谢水平不同，它们的温度略有差别。安静时，肝脏代谢活动活跃，温度最高，其次是脑、心脏和消化腺。运动时，骨骼肌的温度最高。由于血液的不断循环，深部各器官的温度会经常趋于一致，因此体核血液的温度可以代表内脏器官温度的平均值。因为体核温度及体核血液温度不易测量，临床上通常用腋窝温度、口腔温度和直肠温度来代表体温。直肠温度测量的正常值为36.9～37.9℃，比较接近体核温度。口腔温度测量的正常值为36.7～37.7℃，因其测量比较方便，且所测温度比较准确，是常用的体温测量方法，但对于哭闹的小儿和躁狂的患者不宜采用。腋窝是临床上采用比较广泛的测温部位，但腋窝皮肤表面温度较低，必须使上臂紧贴胸廓，使腋窝密闭形成人工体腔，机体内部的热量才能逐渐传导过来，且测量时必须保证足够的测量时间，一般在10分钟左右，腋窝温度的正常值为36.0～37.4℃。

体表温度是指人体外周组织即表层的温度，包括皮肤、皮下组织和肌肉等部位的温度。体表温度不稳定，且各部位之间差异大。特别是皮肤温度，一般比体核温度低几度，受环境和衣着等情况的影响，波动幅度较大，体表各部位皮肤的温度差也大。皮肤温度受皮肤和皮下脂肪组织厚度的影响，也受局部血流量的影响。四肢末梢皮肤温度最低，越近躯干、头部，皮肤温度最高。

（二）体温的生理变动

恒温动物的体温是相对稳定的，但并不是一成不变的。在生理情况下，体温受昼夜节律、年龄、性别等因素的影响而有所变化，但变化幅度小，一般不超过1℃。

1. 昼夜节律 在一昼夜之间，体温呈周期性波动，清晨2：00～6：00体温最低，午后13：00～18：00体温最高，波动幅度正常不超过1℃。

2. 性别 成年女性的体温平均比男子高约0.3℃，这可能是女性皮下脂肪较多致散热较少的原因。女性的基础体温随月经周期而发生变动，在月经期和排卵的前期较低，排卵日最低，排卵后体温升高0.2～0.5℃，直到下次月经来潮（图7－3）。测定成年女性的基础体温有助于确定受试者是否排卵和排卵日期。这种体温变化规律同血中孕激素的变化相一致。

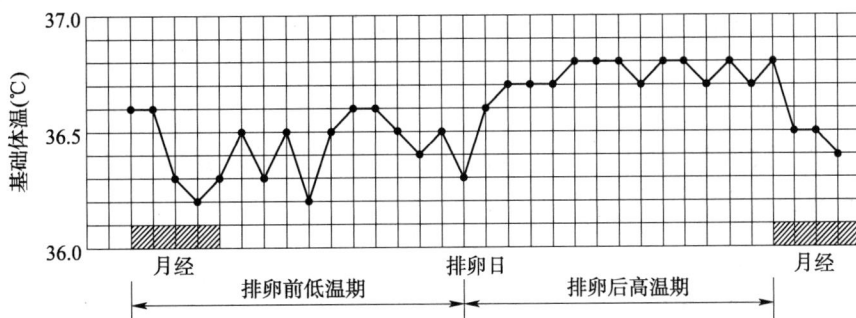

图7－3 女性一个月经周期中基础体温的变化

3. 年龄 一般来说，儿童的体温较高，老年人的体温较低。新生儿，尤其是早产儿，因其体温调节机制发育还不完善，调节体温的能力差，他们的体温容易受环境因素的影响而变动。老年人因基础代谢率低，体温也偏低，应注意保暖。

4. 其他 肌肉活动时代谢增强导致产热量增加，体温升高。此外，情绪激动、精神紧张、进食及甲状腺激素增多等也会使体温升高；而在使用麻醉药及甲状腺激素减少等情况下，体温则会下降，因此在术中和术后应注意保暖。

二、人体的产热和散热

正常体温的相对稳定得以维持，是在体温调控机制的控制下，产热和散热活动处于动态平衡的结果。

（一）产热

机体的热量是伴随着代谢过程而产生的，因此，肌肉运动、精神活动、食物的特殊动力效应、激素作用以及交感神经活动等可引起机体代谢增强的因素都能引起机体产热量增加。然而，就整体体温而言，肝脏和骨骼肌是人体主要的产热器官。安静状态下，肝脏作为人体代谢最旺盛的器官，产热量最大。机体剧烈运动或在寒冷环境中，骨骼肌发生紧张性收缩时，骨骼肌的产热量成为体内热量的主要来源。剧烈运动时，骨骼肌的产热量可增加40倍。

人在寒冷环境中主要依靠寒战来增加产热量。寒战是骨骼肌发生不随意的节律性收缩的表现，其节律为9～11次/分。寒战时屈肌和伸肌同时收缩，不做外功，因此产热量大，此时机体代谢率可增加4～5倍。机体受寒冷刺激时，首先出现寒冷性肌紧张或称寒战前肌紧张，此时代谢率就已增加，如果寒冷刺激继续作用，便在寒冷性肌紧张的基础上产生战栗，使产热量大大增加，以维持机体在寒冷环境中的体温恒定。几种器官组织产热百分比见表7－5。

表7-5 器官组织产热百分比

器官组织	占体重百分比（%）	安静时产热量（%）	活动时产热量（%）
脑	2.5	16	1
内脏	34.0	56	8
骨骼肌	56.0	18	90
其他	7.5	10	1

除寒战产热外，机体热量的另一重要来源是褐色脂肪组织，尤其对于婴幼儿，其意义更大。较之成人，褐色脂肪组织在婴幼儿体内含量稍多，主要分布在两肩胛之间、颈背部、胸腔及腹腔大血管周围以及体内其他散在部位。褐色脂肪细胞内含有许多线粒体，可产生大量ATP，释放大量热量。

机体的产热活动受神经、体液等多因素的调节。体液因素：肾上腺素和去甲肾上腺素可刺激产热；甲状腺激素也是刺激机体产热的重要内分泌因素，甲状腺功能亢进患者因其甲状腺激素分泌过多而导致的一个突出症状即是基础代谢率升高，产热量增加，喜凉怕热。神经因素：寒冷刺激可使交感神经产生兴奋，一方面增强肾上腺髓质的活动，使肾上腺素和去甲肾上腺素释放增多，增加产热，另一方面增加褐色脂肪组织的产热量。

（二）散热

机体热量的一小部分随呼出的气体、尿液和粪便等排泄物散发，大部分通过皮肤散发。皮肤是人体的主要散热部位，其散热方式包括以下四种。

1. 辐射散热　是机体以热射线（一种电磁波）的形式将热量转移给邻近物体的一种散热方式。当机体处于寒冷环境中时，大部分热量以辐射的方式散发掉。人体在正常室温、不着衣的情况下，约有60%的热量是以这种方式散发的。同样，热射线也可以由其他物体辐射给人体。机体辐射散热量的多少主要取决于皮肤与周围环境的温度差，其次取决于皮肤的散热面积，如皮肤温度高于环境温度，其温度差越大，散热量越多；皮肤的有效散热面积越大，散热量也越多，如四肢面积较大，因而在辐射散热中起着重要作用。

2. 传导散热　是指机体的热量直接传给与其接触的较冷物体的一种散热方式。传导散热的效率取决于两物体间的温度差、接触面积和物体的导热性能。此外，人体脂肪的导热度也低，肥胖者和女性皮下脂肪较多，由深部传向皮肤的热量也相对较少。水的导热性能较好，临床上根据这个原理给高热患者用冰帽、冰袋降温。机体散热量的15%是以传导形式散发给周围的气体。

3. 对流散热　是指通过气体流动来交换热量的一种散热方式，是人体首先通过传导将热量传递给同皮肤接触的空气，然后由于空气流动而将热量带走。对流散热量的多少受风速的影响，风速大则散热量多，风速小则散热量少。

辐射、传导和对流散失的热量取决于皮肤与环境之间的温度差，而皮肤温度受皮肤血流量的控制。皮肤血液循环的特点是具有丰富的血管网和大量的静脉丛及动-静脉吻合支，这些结构特点使皮肤血流量可以在较大范围内变动。在炎热的环境中，交感神经紧张度降低，皮肤小动脉开放，动-静脉吻合支开放，使皮肤的血流量大大增加，因而机体深部的热量可以较多地被带到机体表层，使皮肤温度升高，散热作用增强。在寒冷的环境中，交感神经紧张度增强，皮肤血管收缩，皮肤血流量剧减，起到防止体热散失的作用。综上，这三种散热方式对体温的调节是在皮肤温度高于环境温度的前提下实现的。当环境温度高于或接近皮肤温度时，皮肤不仅不能散热，反而以辐射和传导的方式从周围环境中获得热量，此时蒸发散热便成了唯一有效的散热方式。

4. 蒸发散热　是水分在体表发生气化时，吸收体热而将其散发的一种散热方式。皮肤每蒸发1g水可带走大约2.43kJ的热量，蒸发散热分为不感蒸发和发汗两种形式。

（1）**不感蒸发**　是指机体每时每刻都有一定量的水分通过皮肤及口腔、呼吸道黏膜蒸发掉而不为人们所觉察。在人类，不感蒸发量约为1000ml/天，其中通过皮肤蒸发的为600～800ml/天。在活动或运动状态下，不感蒸发可以增加；婴幼儿不感蒸发的速率比成人高，在缺水状态下，婴幼儿更容易发生脱水。因此，在炎热的夏季，应注意多给婴幼儿补充水分。有些动物如狗，通过热喘呼吸散失热量，这种快速、表浅的呼吸大大增加了从口腔和呼吸道蒸发的水分，从而加快热量的散失。

（2）**发汗**　是指汗腺主动分泌汗液的过程，因为是可以感觉到的，又称可感蒸发。汗液蒸发可以有效地带走热量。人在安静状态下，当环境温度达30℃左右时便开始发汗；在空气湿度大、着衣较多时，气温达25℃时便可发汗。在进行劳动或运动时，即使温度在20℃以下，也可出现发汗，而且发汗量很大。某些先天性汗腺缺失者，虽然他们可以和正常人一样耐受寒冷，但在热带地区或气温高于皮肤温度时，因为缺乏汗腺，他们常因缺失蒸发散热系统而中暑甚至死亡。

当汗腺分泌活动增强以后，发汗量的多少取决于环境湿度，环境湿度大时汗液不易蒸发。汗液中水分占99%，固体成分不足1%，主要是NaCl，也有少量KCl及尿素等。汗液是由汗腺主动分泌的，不是简单的血浆滤出物。刚刚从汗腺分泌出来的汗液与血浆是等渗的，不含蛋白质，在流经汗腺管腔的过程中，大部分的 Na^+ 和 Cl^- 被重吸收，所以最后排出的汗液是低渗的。因此，当人体因大量发汗而造成脱水时，常表现为高渗性脱水。汗液重吸收的程度取决于发汗的速度。当汗腺分泌活动较弱时，汗液流经导管的速度慢，几乎全部的 Na^+ 和 Cl^- 被重吸收，使汗液的渗透压下降，大部分水分随之被重吸收，从而使管腔中其他成分如尿素、乳酸和 K^+ 等浓度升高；当汗腺分泌活动旺盛时，腺体分泌大量的汗液，它们流经汗腺导管的速度很快，NaCl重吸收率仅为50%，水分的重吸收也很少。

发汗是一种反射性的神经活动，视前区－下丘脑前部是发汗的中枢，电刺激此部位可引起出汗。人体汗腺受交感胆碱能神经支配，因此乙酰胆碱有促进汗腺分泌的作用。尽管汗腺本身没有肾上腺素能神经支配，但循环血液中的肾上腺素或去甲肾上腺素也可以刺激汗腺的分泌。这种分泌活动在运动时尤为重要，此时肾上腺皮质活动增强使肾上腺素和去甲肾上腺素分泌量增多，汗腺活动增强使肌肉运动产生的过多热量得以散失。

三、体温调节

人和其他恒温动物在体温调节机构的控制下，通过增减皮肤的血流量、发汗、战栗以及激素分泌等方式，调节机体的产热和散热过程，使体温维持在一个相对稳定的水平。这种调节过程是自主性的，称自主性体温调节。自主性体温调节是体温调节的主要方式，是由机体自身调节系统来完成，通过神经反馈机制实现的。体温调节中枢位于下丘脑。此外还有一种行为性体温调节，是机体在感受到内外环境温度变化时，通过改变姿势和行为来维持体温恒定的一种方式。如随环境冷热变化增减衣物等人为的保温或降温措施，是对自主性体温调节的补充。

（一）温度感受器

温度感受器分为外周温度感受器和中枢温度感受器。

1. 外周温度感受器　存在于人体皮肤、黏膜和内脏中，是对温度敏感的游离神经末梢，包括冷感受器和热感受器。

2. 中枢温度感受器　主要分布于脊髓、延髓、脑干网状结构以及下丘脑内，是对温度变化敏感的神经元。体温调控的主要区域位于视前区－下丘脑前部。局部组织温度升高时冲动发放频率增加的神经元称为热敏神经元，而局部组织温度降低时冲动发放频率增加的神经元称为冷敏神经元。

（二）体温调节中枢

虽然从脊髓到大脑皮层的整个中枢神经系统中都存在着调节体温的中枢结构，但多种恒温动物脑的分段切除实验表明，只要保持下丘脑及其以下的神经结构完整，动物即使在行为方面有所欠缺，仍具有维持体温相对恒定的能力，如进一步破坏下丘脑，则动物不能再维持体温的恒定，这就说明体温调节中枢位于下丘脑。

（三）体温调定点学说

体温调定点学说是指体核温度是相对稳定的，即使机体的产热和散热率发生较大幅度的波动，体核温度也能维持在37℃左右。当体温高于此水平时，机体散热大于产热，体温回落；当体温低于此水平时，机体产热大于散热，体温上升。这种较为稳定的温度水平被称为体温调控机制中的"调定点"。调定点是由视前区－下丘脑前部中的温度敏感性神经元的工作特性决定的。

体温调定点学说认为，体温的调节就像一个恒温器的调节，由温度敏感性神经元在视前区－下丘脑前部设定一个调定点，即规定数值（如37℃），机体通过反馈控制系统调节产热和散热量，以维持体温的恒定。例如细菌感染所致的发热，就是由于致热原的作用使视前区－下丘脑前部热敏神经元的温度反应阈值升高，而冷敏神经元的阈值下降，致使调定点上移（如39℃）。此时机体通过战栗、皮肤血管收缩等方式使产热增加，散热减少，直到体温上升至39℃。如果致热因素不消除，机体的产热和散热过程就在此温度水平上保持相对的平衡。当致热因素解除后，体温调定点下移（如37℃），机体通过发汗等方式使散热大于产热，直到体温回落至37℃。发热时体温调节功能并无障碍，它不同于中暑，中暑时的体温升高是由体温调节功能失灵引起的。

─── 练 习 题 ───

答案解析

一、最佳选择题

1. 葡萄糖通过无氧酵解最终分解为（　　）

    A. 丙酮酸　　　　　　　　　　　　　B. ATP

    C. 乳酸　　　　　　　　　　　　　　D. 二氧化碳和水

2. 食物的氧热价是指（　　）

    A. 1g 食物氧化时所释放的能量　　　　B. 食物氧化消耗1L 氧时所释放的能量

    C. 1g 食物燃烧时所释放的能量　　　　D. 氧化1g 食物，消耗1L 氧时所释放的能量

3. 蛋白质的生物热价小于物理热价的原因是（　　）

    A. 人体无法完全吸收蛋白质　　　　　B. 部分蛋白质要转化为糖

    C. 蛋白质的主要功能不是供应能量　　D. 蛋白质在体内不能完全氧化分解

4. 1g 食物氧化时所释放的热量称为（　　）

    A. 食物的卡价　　　　　　　　　　　B. 氧热价

    C. 呼吸商　　　　　　　　　　　　　D. 能量代谢

5. 当外界温度高于或等于皮肤温度时，机体的散热形式是（　　）

    A. 辐射散热　　　　　　　　　　　　B. 传导散热

    C. 对流散热　　　　　　　　　　　　D. 蒸发散热

6. 对能量代谢影响最显著的是（　　）

    A. 肌肉运动　　　　　　　　　　　　B. 高温

    C. 寒冷　　　　　　　　　　　　　　D. 情绪紧张

7. 机体的直接供能物质是（　　）

    A. 蛋白质   B. 脂肪

    C. 糖类   D. 氨基酸

8. 环境温度在（　　）时能量代谢相对稳定

    A. 20～30℃   B. 30～40℃

    C. 5～10℃   D. 10～15℃

9. 进食同质量以下食物，（　　）的产热量最多

    A. 蛋白质   B. 脂肪

    C. 糖类   D. 氨基酸

10. 基础状态时的温度要求是（　　）

    A. 20～30℃   B. 20～25℃

    C. 5～10℃   D. 10～15℃

11. 下列情况中，正常人能量代谢率最低的是（　　）

    A. 完全静息   B. 熟睡时

    C. 外界温度为20℃时   D. 室温为18～25℃时

12. 人体单位时间内的基础代谢率与（　　）成正比

    A. 身高   B. 体重

    C. 体表面积   D. 身高和体重的乘积

13. 关于体温的生理变异，叙述错误的是（　　）

    A. 清晨2～6时最低，下午1～6时最高   B. 运动时体温可短暂升高

    C. 女性基础体温在排卵日最高   D. 新生儿体温易波动，老年人则略有下降

二、综合问答题

1. 影响能量代谢的因素有哪些？

2. 什么是基础代谢率？测定基础代谢率需要控制哪些因素？

3. 什么是体温？测量体温的常用方法有几种？正常值分别是多少？

4. 体温生理变异的因素有哪些？

5. 人体有哪些散热途径？皮肤的散热方式有哪些？

（黎　思）

书网融合……

本章小结   微课1   微课2   题库

第八章

尿的生成和排放

PPT

学习目标

知识目标

1. **掌握** 肾小球滤过率、渗透性利尿、水利尿的概念；肾单位的组成；尿生成的基本过程；肾小球的滤过功能；尿生成的自身调节；抗利尿激素的分泌部位、释放条件及调节过程。

2. **熟悉** 肾小管和集合管的重吸收及分泌；醛固酮的作用及分泌的调节；尿量及尿的排放。

3. **了解** 肾脏的位置及结构；尿的浓缩和稀释；尿生成的神经调节。

能力目标

能运用所学知识解释渗透性利尿、水利尿的概念并举例，能说出营养物质 Na^+、Cl^-、水、葡萄糖、氨基酸的重吸收机制，能分析糖尿病患者发生多尿、多饮的原因。

素质目标

通过本章的学习，理解人体结构与生理功能相适应的基本观点；体悟肾脏结构的精巧，感悟生命的宝贵。

情境导入

情境 患者，男，33 岁，体型肥胖，体重 100kg，因为工作性质常常久坐不运动，且平时喜喝碳酸饮料、吃外卖食品、吃夜宵等。体检时发现尿糖＋＋＋，空腹血糖 8.2mmol/L，餐后 11mmol/L，诊断为糖尿病。

思考 1. 糖尿病患者为何会出现糖尿？

2. 糖尿病患者为何会出现多尿、多饮的症状？

第一节 肾脏的结构和血液循环特点

机体将代谢产物、过剩的物质及异物经血液循环由排泄器官排出体外的过程称为排泄。食物残渣因未经过血液循环，不属于排泄。与其他排泄器官相比，肾脏排出的物质种类最多、数量最大（表 8－1），并能根据机体状态的不同来改变对某些物质（水、盐类、酸碱类等）的排出量，故肾脏是机体最重要的排泄器官。

表 8－1 人体的排泄途径和主要排泄物

排泄途径	主要排泄物
皮肤	水、无机盐、少量尿素等
呼吸道	CO_2、水、易挥发性物质等

续表

排泄途径	主要排泄物
消化道	水、胆色素、无机盐、毒物、铅、汞等
肾脏	水、无机盐、尿素、尿酸、肌酐、色素、药物等

肾脏可通过尿的生成与排出实现其排泄功能，从而调节水、电解质和酸碱平衡，以维持内环境的稳态。此外，肾脏还具有内分泌功能，能合成和释放促红细胞生成素，促进红细胞生成；能合成和释放肾素，调节动脉血压；肾脏分泌的 1α – 羟化酶能使 25 – 羟维生素 D_3 活化为 1,25 – 二羟维生素 D_3，调节机体的血钙水平；肾脏产生的激肽和前列腺素参与局部或全身血管活动的调节。

一、肾脏的位置和基本结构

（一）肾脏的位置

肾脏是成对的器官，红褐色，位于腹膜后脊柱两旁浅窝中。肾纵轴上端向内、下端向外，与脊柱所成角度为30°左右，因此两肾的上极相距较近而下极相距较远（图 8 – 1）。肾脏一侧有一凹陷，称肾门，是肾血管、淋巴管、神经和肾盂出入的部位。出入肾门的诸结构被结缔组织所包裹，称肾蒂（图 8 – 2）。

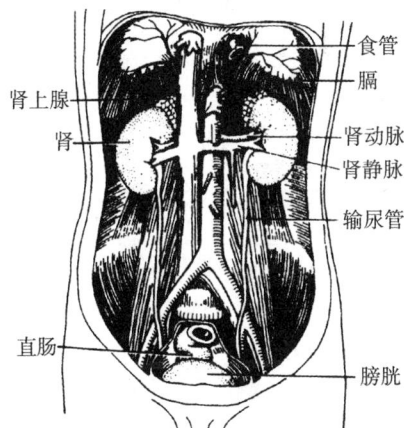

图 8 – 1　肾脏的位置

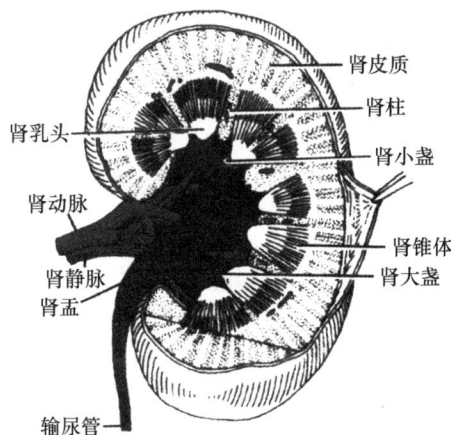

图 8 – 2　肾的结构

（二）肾脏的基本结构

1. 肾单位和集合管　肾的基本功能单位是肾单位，人体每个肾含有 80 万 ~ 100 万个肾单位。肾单位包括肾小体和肾小管（图 8 – 3），每个肾单位都具有单独生成尿液的功能。

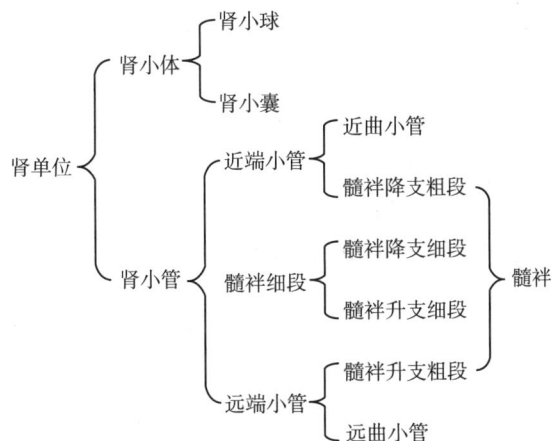

图 8 – 3　肾单位的构成

根据在肾皮质中所处的位置，肾单位可分为**皮质肾单位**和**近髓肾单位**。两者的基本结构相同，但在细微结构、数量、功能等方面有明显差异（图8-4，表8-2）。

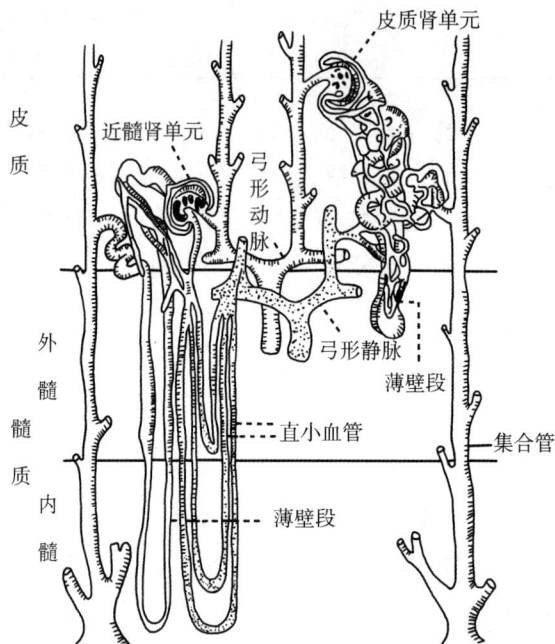

图8-4 肾单位和肾血管示意图

表8-2 皮质肾单位和近髓肾单位的结构与功能特点比较

	皮质肾单位	近髓肾单位
分布	肾皮质的外层和中层	肾皮质的近髓层
占肾单位总数的百分比	高（85%~90%）	低（10%~15%）
肾小球的体积	较小	较大
入、出球小动脉的口径	入球小动脉大于出球小动脉	无明显差异
出球小动脉分支	形成的毛细血管网几乎全部缠绕在皮质部该肾单位的肾小管周围	形成肾小管周围毛细血管网和U形直小血管
髓袢	短，仅达外髓层	长，可达内髓层
球旁器	有，肾素含量多	几乎没有
主要功能	尿的生成	浓缩和稀释尿液

集合管不属于肾单位，但尿的生成需要肾单位和集合管的共同参与。每个肾脏约有250个较大的集合管，每个大集合管约收集4000个肾单位的尿液。集合管在尿液的浓缩和稀释中起着十分重要的作用。

2. 球旁器 由球旁细胞、致密斑和球外系膜细胞三部分组成（图8-5）。球旁细胞又称为颗粒细胞，是入球小动脉管壁中一些特殊分化的平滑肌细胞，其胞质内含有分泌颗粒，能合成、储存和释放肾素。入球小动脉和出球小动脉之间的远曲小管起始部的小管上皮细胞呈高柱状，使管腔内局部呈现斑状隆起，称致密斑，其功能是感受小管液中 NaCl 含量的变化，并将信息传至球旁细胞，从而调节肾素的释放。球外系膜细胞是位于入球小动脉、出球小动脉和致密斑之间的一群细胞，具有吞噬、收缩等功能。

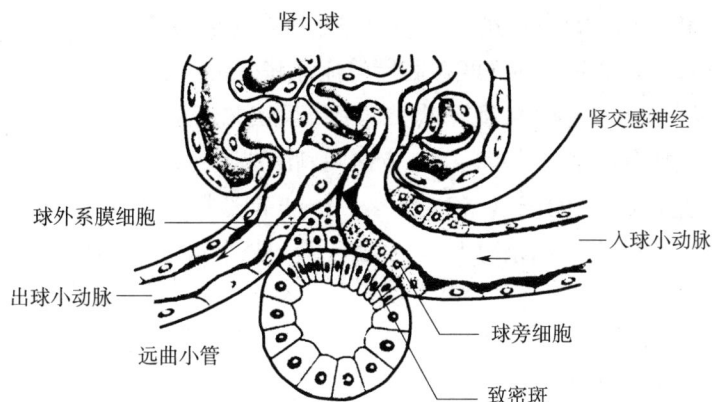

图 8-5 球旁器示意图

二、肾脏的血液循环特点

(一)血流量大，分布不均

肾是机体供血量最丰富的器官。成人在安静状态下，两肾的血流量约为1200ml/min，相当于心输出量的20%～25%，而肾仅占体重的0.5%左右。丰富的血供有利于肾脏完成泌尿功能。肾的血流分布不均，流经肾的血液中约有94%供应肾皮质，约5%供应外髓，剩余不足1%的血液供应内髓。

(二)有两套毛细血管网

肾的血液循环需要经过两套串联的毛细血管网（即肾小球毛细血管网和肾小管周围毛细血管网），并通过出球小动脉串联在一起，两者的血压差异大。

1. 肾小球毛细血管网 由入球小动脉的分支形成，介于入球小动脉和出球小动脉之间。在皮质肾单位，因入球小动脉粗且短而出球小动脉细且长，使肾小球毛细血管网的后阻力较前阻力大，故肾小球毛细血管网的血压较高，有利于肾小球的滤过。

2. 肾小管周围毛细血管网 由出球小动脉的分支形成。血液流经入球小动脉和出球小动脉后，因克服血流阻力产生消耗而使血压下降，故肾小管周围毛细血管网的血压较低，有利于肾小管的重吸收。

(三)肾血流量的调节

机体可根据生理状态的不同来调节肾的血流量，调节方式包括自身调节、神经调节和体液调节。

1. 自身调节 在离体肾的灌流实验中可观察到，肾动脉灌注压在80～180mmHg 范围内变动时，肾血流量保持相对稳定；而当肾动脉灌注压超过此范围（如低于80mmHg或高于180mmHg）时，肾血流量会随灌注压的升高而增加或随灌注压的降低而减少。这种肾血流量不受神经和体液因素的影响，在一定的血压变动范围内保持相对恒定的现象，称肾血流量的自身调节。肾血流量的自身调节有利于肾小球滤过率保持相对稳定，使机体对水、钠和其他物质的排泄不会因血压波动而发生较大变化，这对肾脏的泌尿功能有重要意义。

肾血流量的自身调节机制尚未明确，目前有两种公认的学说，即肌源学说和管－球反馈学说。

（1）肌源学说 认为肾血流量的自身调节是由肾小动脉血管平滑肌的特性决定的，故称肌源性机制。在一定范围内（80～180mmHg），当肾灌注压升高时，入球小动脉血管平滑肌被牵张，其紧张性增加，使较多的Ca^{2+}从胞外进入胞内，导致血管平滑肌收缩，血管口径缩小，血流阻力增大，故流入肾小动脉的血量不致增加；反之，当肾灌注压降低时，入球小动脉血管舒张，流入肾小动脉的血量不致减少，从而维持肾血流量的相对稳定。当动脉血压低于70mmHg 时，血管平滑肌舒张已达到极限；而当动脉血压高于180mmHg 时，血管平滑肌的收缩也已达到极限，自身调节失效，因而肾血流量将随血压的改变而发生变化。用罂粟碱、水合氯醛或氰化钠等药物抑制平滑肌活动后，肾血流量的自身调节消失。

（2）管－球反馈学说 认为肾血流量和肾小球滤过率受小管液流量变化的影响。实验证明，当肾血流量下降，肾小球滤过率降低时，小管液在髓袢的流速将变慢，髓袢升支对 NaCl 的重吸收增加，从而导致流经远曲小管致密斑处的 NaCl 浓度降低。致密斑反馈此信息至肾小球，一方面降低肾入球小动脉的阻力，使肾小球毛细血管静水压升高；另一方面则刺激球旁细胞释放更多的肾素，然后通过血管紧张素家族的相继激活，生成血管紧张素Ⅱ（AngⅡ），AngⅡ能选择性地收缩出球小动脉，使肾小球毛细血管静水压升高。这两方面的效应共同作用，使肾血流量和肾小球滤过率增高并恢复正常；反之，当肾血流量和肾小球滤过率升高时，通过管－球反馈又可使之降低。

2. 神经调节和体液调节 肾的血管主要受交感神经支配。在安静状态下，肾交感神经的紧张性活动可使血管平滑肌保持一定程度的收缩，对肾血流量影响不大；交感神经兴奋时，可引起肾血管收缩，肾血流量减少。

在体液因素中，肾上腺素、去甲肾上腺素、血管升压素、AngⅡ、内皮素等均可引起血管收缩，使肾血流量减少；反之，前列腺素、NO、缓激肽等可使血管舒张，肾血流量增多。

一般情况下，肾的自身调节可使肾血流量保持相对稳定，以保证正常的泌尿功能。而在失血、休克、强烈的伤害性刺激等紧急情况下，或人体功能状态发生变化如剧烈运动时，机体可通过神经和体液调节使全身血液重新分配，减少肾的血流量，以保证重要器官和运动器官的供血。

第二节 尿液生成的基本过程

尿的生成包括肾小球的滤过、肾小管和集合管的重吸收、肾小管和集合管的分泌三个基本过程。肾小球滤过形成原尿，经过肾小管和集合管的重吸收及分泌形成终尿。

一、肾小球的滤过

当血液流经肾小球毛细血管网时，血浆中除蛋白质外的成分均可通过肾小球滤过进入肾小囊腔，形成原尿（超滤液），这一过程称为肾小球的滤过。用微穿刺法获取原尿进行分析，发现原尿中除蛋白质外，其余成分与血浆均非常接近，表明原尿就是血浆的超滤液（表8－3）。

表8－3 血浆、原尿、终尿的主要成分比较

成分	血浆	原尿	终尿	尿液中浓缩倍数	滤过总量	排出量	重吸收率
水	900g/L	980g/L	960g/L	1.1	180.0L	1.5L	99%
蛋白质	80g/L	微量	0	—	微量	0	100%※
葡萄糖	1g/L	1g/L	0	—	180.0g/d	0	100%※
Na^+	3.3g/L	3.3g/L	3.5g/L	1.1	594.0g/d	5.3g/d	99%
K^+	0.2g/L	0.2g/L	1.5g/L	7.5	36.0g/d	2.3g/d	94%
Cl^-	3.7g/L	3.7g/L	6g/L	1.6	666.0g/d	9.0g/d	99%
PO_4^{3-}	0.03g/L	0.03g/L	1.2g/L	37.5	270.0g/d	0.1g/d	99%
尿素	0.3g/L	0.3g/L	20g/L	67.0	54.0g/d	30.0g/d	45%
尿酸	0.02g/L	0.02g/L	0.5g/L	12.5	3.6g/d	0.75g/d	79%
肌酐	0.01g/L	0.01g/L	1.5g/L	150.0	1.8g/d	2.25g/d	0
NH_3	0.001g/L	0	0.4g/L	400.0	0.18g/d	0.6g/d	0

※几乎为100%。

（一）滤过膜及其通透性

肾小球滤过膜由内、中、外三层构成，是肾小球滤过的结构基础（图 8-6）。内层为毛细血管内皮细胞，其上有许多直径 70~90nm 的小孔，称窗孔，水和小分子溶质（如各种离子、尿素、葡萄糖等）可自由通过，但血细胞不能通过；中层为基膜，厚约 300nm，膜上有直径 2~8nm 的多角形网孔，可允许水和部分溶质通过；外层是肾小囊上皮细胞，也称足细胞，足细胞的足突相互交错，形成裂隙，裂隙上有一层裂隙膜，裂隙膜上有直径 4~11nm 的小孔，可限制蛋白质通过。以上三层结构形成滤过膜的机械屏障。除机械屏障外，滤过膜的各层表面还覆盖有一层带负电荷的物质，形成滤过膜的电荷屏障。

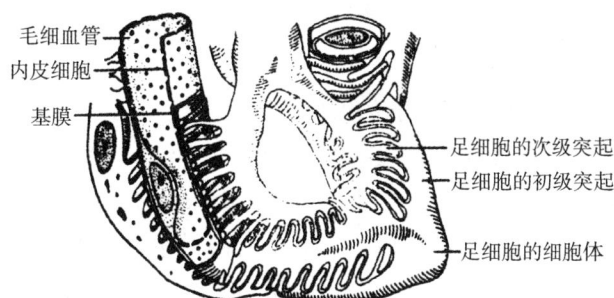

图 8-6　肾小球滤过膜示意图

由于机械屏障和电荷屏障的存在，滤过膜对物质的通透性取决于物质分子的大小和所带的电荷。一般情况下，有效半径小于 2.0nm 的呈电中性或带正电荷的物质可自由通过滤过膜，如水、Na^+、葡萄糖等；有效半径大于 4.2nm 的物质不能滤过；而有效半径在 2.0~4.2nm 之间的物质，其滤过量随有效半径的增大而减小。但有效半径为 3.6nm 的血浆白蛋白（分子量 69000）由于带负电荷，则很难通过滤过膜，故原尿中几乎无蛋白质。进一步的研究发现，滤过膜电荷屏障的作用不如机械屏障明显，因此 Cl^-、HCO_3^-、HPO_4^{2-}、SO_4^{2-} 等带负电荷的小分子物质可通过滤过膜。在某些病理情况下，滤过膜的电荷屏障被破坏，使带负电荷的血浆蛋白可以被滤过而出现蛋白尿。

（二）有效滤过压

肾小球滤过的动力可用有效滤过压来表示。有效滤过压由促进滤过的动力即肾小球毛细血管血压和肾小囊超滤液胶体渗透压（可忽略不计）以及对抗滤过的阻力即血浆胶体渗透压和肾小囊内压组成（图 8-7）。计算公式如下：

有效滤过压 = 肾小球毛细血管血压 −（血浆胶体渗透压 + 肾小囊内压）

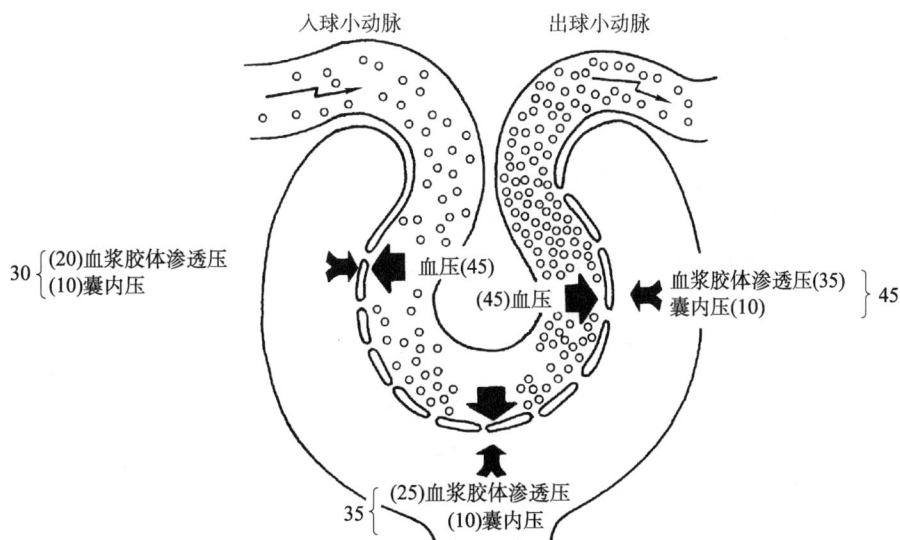

图 8-7　肾小球有效滤过压变化示意图

103

通过微穿刺技术测定肾小球入球小动脉和出球小动脉的血压约为 45mmHg，肾小囊内压约为 10mmHg，入球小动脉处的血浆胶体渗透压约为 25mmHg。经计算，入球小动脉端的有效滤过压 = 45 − (25 + 10) = 10mmHg，故形成滤过。而随着水分和血浆晶体物质的不断滤出，血浆蛋白的浓度逐渐增加，血浆胶体渗透压逐渐升高，有效滤过压不断下降。当血浆胶体渗透压达到 35mmHg 时，有效滤过压为 0mmHg，达到滤过平衡，滤过停止。因此，肾小球毛细血管并不是全程都有滤过功能，参与滤过毛细血管的长短取决于滤过平衡点的位置。平衡点越靠近入球小动脉端，参与滤过的毛细血管越短，总有效滤过面积越小，肾小球滤过率越低，生成原尿越少；反之，平衡点越靠近出球小动脉端，参与滤过的毛细血管越长，肾小球滤过率越高，原尿生成增多。

（三）肾小球滤过率和滤过分数

肾小球滤过率和滤过分数均为衡量肾功能的重要指标。

单位时间内（每分钟）两肾生成的原尿量称为肾小球滤过率（GFR）。据测定，肾小球滤过率与体表面积成正比。一个体表面积为 $1.73m^2$ 的正常成人，其肾小球滤过率约为 125ml/min。据此计算，两肾每昼夜可生成原尿 180L。当血液流经肾小球时，并非所有的血浆都被滤过到肾小囊，而仅是其中的一部分。肾小球滤过率与肾血浆流量的比值称为滤过分数（FF）。据测定，肾血浆流量约为 660ml/min，因此 FF = 125/660 × 100% = 19%，表明流经肾脏的血浆约有 1/5 形成原尿。临床上发生急性肾小球肾炎时，肾血浆流量变化不大，但肾小球滤过率明显下降，故滤过分数减小；而心力衰竭时，肾血浆流量明显减少，肾小球滤过率变化不大，故滤过分数增大。

（四）影响肾小球滤过的因素

1. 有效滤过压　凡是能影响肾小球毛细血管血压、血浆胶体渗透压和肾小囊内压的因素，都可以影响有效滤过压，从而影响肾小球滤过率。

（1）肾小球毛细血管血压　当动脉血压在 80～180mmHg 之间波动时，由于肾内自身调节的作用，肾血流量及肾小球毛细血管血压保持相对稳定，肾小球滤过率变化不大。当动脉血压低于 80mmHg 时，肾血管收缩，肾血流量减少，肾小球毛细血管血压降低，有效滤过压降低，肾小球滤过率减少，尿量减少；而当动脉血压降至 40～50mmHg 或以下时，有效滤过压进一步下降，肾小球滤过率可降为零，出现无尿。

（2）血浆胶体渗透压　正常人的血浆胶体渗透压变化不大，对肾小球滤过率的影响不大。当大量输入生理盐水或病理情况（肝、肾功能受损）使血浆蛋白的浓度降低时，血浆胶体渗透压下降，有效滤过压升高，肾小球滤过率增加，尿量增多。

（3）肾小囊内压　生理情况下，肾小囊内压比较稳定。若由于肾盂或输尿管结石、肿瘤压迫或其他原因导致尿路梗阻时，肾小囊内压升高，使有效滤过压和肾小球滤过率降低，尿量减少。

2. 滤过膜的通透性和面积　正常人两肾的肾小球滤过面积达 $1.5m^2$ 左右，面积大且相对稳定，有利于血浆的滤过。在发生某些疾病，如急性肾小球肾炎时，肾小球毛细血管腔变窄或阻塞，导致肾小球有效滤过面积减少，肾小球滤过率下降，出现少尿甚至无尿。滤过膜的通透性影响尿液的成分，如某些肾脏疾病可导致滤过膜的机械屏障或电荷屏障受损，使滤过膜的通透性增大，导致原来难以滤过和不能滤过的血细胞与蛋白质能通过滤过膜，形成血尿和蛋白尿。

3. 肾血浆流量　肾小球毛细血管并不是全程都有滤过功能，参与滤过毛细血管的长短与滤过平衡点的位置有关。肾血浆流量主要通过改变滤过平衡点的位置来影响肾小球滤过率。当肾血浆流量增加时，肾小球毛细血管中血浆胶体渗透压上升的速度就会减慢，滤过平衡点向出球小动脉移动，甚至不出现滤过平衡的情况，使有效滤过面积增大，肾小球滤过率增加，尿量增加；反之，当肾血浆流量减少时，滤过平衡点向入球小动脉移动，有效滤过面积减少，肾小球滤过率减少，尿量减少。另外，当交感神经兴奋（如剧烈运动、失血等）时，肾血流量和肾血浆流量将明显减少，肾小球滤过率显著下降，出现少尿或无尿。

二、肾小管和集合管的重吸收

原尿进入肾小管后称为小管液。小管液中的成分被小管上皮细胞重新转运至血液的过程称为重吸收。

（一）重吸收的部位和方式

1. 部位 肾小管各段和集合管都具有重吸收能力，但是不同部位物质重吸收的能力、种类和数量各不相同，其中近端小管对物质重吸收的能力最强，种类最多，数量最大，故近端小管为重吸收的主要部位。近端小管可重吸收全部的葡萄糖和氨基酸，大部分的水、Na^+、Cl^-、K^+、HCO_3^- 等物质也在此处被重吸收。虽然肾小管其余各段和集合管的重吸收能力远低于近端小管，但它们在调节体内的水、电解质及酸碱平衡中起着十分重要的作用。

2. 方式 肾小管和集合管的重吸收方式有两种，即主动重吸收和被动重吸收。

（1）**主动重吸收** 是指在耗能的情况下，小管液中的溶质逆电化学梯度通过小管上皮细胞转运至血液的过程。根据能量的来源，将主动重吸收分为原发性主动重吸收和继发性主动重吸收。原发性主动重吸收的能量由 ATP 或高能磷酸键水解直接提供，Na^+、K^+ 等重吸收采用此方式。继发性主动重吸收的能量不是直接来自 ATP 或其他高能磷酸键的水解，而是来自其他物质顺电化学梯度移动释放的能量。如葡萄糖、氨基酸等物质的重吸收需要通过肾小管上皮细胞膜上的 Na^+–葡萄糖和 $Na-^+$氨基酸同向转运体（物质转运方向相同），Na^+ 顺电化学梯度转运时为葡萄糖和氨基酸的重吸收提供能量，此种方式即为继发性主动重吸收。

（2）**被动重吸收** 是指小管液中的溶质顺电化学梯度通过小管上皮细胞转运至血液的过程。被动重吸收无需消耗能量，如水、Cl^-、尿素等的重吸收属于被动重吸收。管腔内外溶质的浓度差、电位差以及渗透压差是被动重吸收的动力。如水的重吸收主要通过水通道蛋白，渗透压差是其被重吸收的动力之一。

（二）重吸收的特点

肾小管和集合管对物质的重吸收具有高度选择性。正常人两肾生成的原尿量每日可达 180L，而终尿量每日平均为 1.5L，表明原尿中的水约有 99% 都被肾小管和集合管重吸收。原尿中的葡萄糖和氨基酸被全部重吸收，Na^+、Ca^{2+}、尿素等被部分重吸收。肌酐等代谢过程中产生的各种终产物和进入体内的异物（包括药物）则不被重吸收而全部排出体外。肾小管和集合管的这种选择性重吸收作用，既可以保留对机体有用的物质，又可以清除对机体有害和过剩的物质。

另外，肾小管和集合管重吸收物质的能力具有一定限度，当血浆中的某种物质含量过高，超过肾小管和集合管重吸收的限度时，终尿中将会出现该物质。例如当血糖浓度过高时，滤液中葡萄糖的含量超过近端小管重吸收葡萄糖的最大限度，尿中即出现葡萄糖，称糖尿。

（三）几种重要物质的重吸收

1. Na^+、Cl^- 和水的重吸收 Na^+ 是细胞外液中主要的阳离子。Na^+ 的重吸收对其他物质的重吸收起着重要作用。每天经肾小球滤过的 Na^+ 约 500g，但尿中仅排出 3~5g，表明 99% 的 Na^+ 在肾小管和集合管被重吸收。

小管液中 65%~70% 的 Na^+、Cl^- 和水在近端小管被重吸收。由于小管液中的 Na^+ 浓度比上皮细胞内高，Na^+ 可顺浓度梯度进入细胞，随即被细胞基底侧膜上的钠泵泵入组织液，最终被吸收入血。伴随着 Na⁺ 的重吸收，细胞内呈正电位，小管内呈负电位，且小管液中的 Cl⁻ 浓度比细胞内高，Cl⁻ 顺电化学梯度被重吸收入血（图8-8）。Na⁺ 和 Cl⁻ 被重吸收后，小管液的渗透压降低，组织液的渗透压升高，水在渗透压的作用下被重吸收至组织液，最终扩散入血。

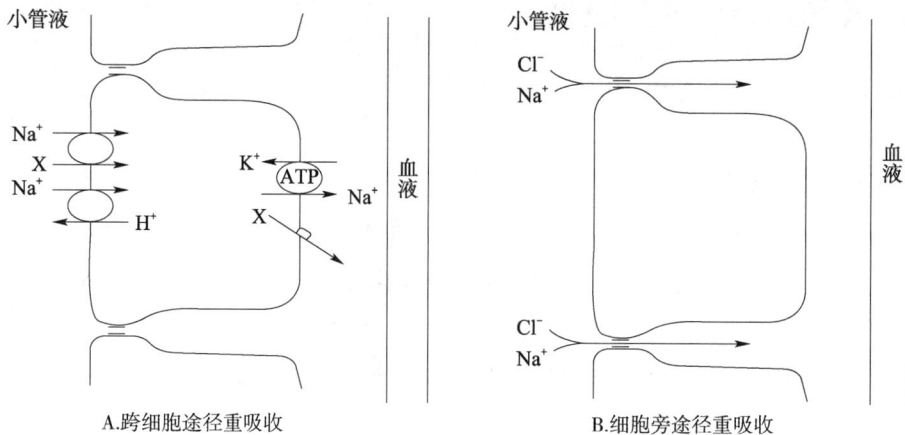

图8-8 Na⁺在近端小管重吸收示意图

髓袢可重吸收约20%的 Na⁺ 和 Cl⁻ 以及约15%的水。髓袢各段对这三种物质的重吸收较为复杂。髓袢降支细段对 Na⁺ 和 Cl⁻ 不通透，对水的通透性高，使水不断被重吸收，导致小管液渗透压逐渐升高。髓袢升支细段对水不通透，但对 Na⁺ 和 Cl⁻ 易通透，使小管液渗透压不断降低。髓袢升支粗段对 Na⁺ 和 Cl⁻ 的重吸收依赖 Na⁺-K⁺-2Cl⁻ 同向转运体，该转运体可将1个 Na⁺、1个 K⁺ 和2个 Cl⁻ 协同转运至上皮细胞内。髓袢升支粗段对水几乎不通透，故小管液在升支粗段流动时，渗透压逐渐下降，而组织液渗透压逐渐升高。这种对水盐重吸收相分离的现象，是尿液浓缩和稀释的基础。呋塞米（速尿）能抑制 Na⁺-K⁺-2Cl⁻ 同向转运体，从而抑制 Na⁺ 和 Cl⁻ 的重吸收，导致水的重吸收减少，起到利尿的作用。

约12%的 Na⁺ 和 Cl⁻ 以及不等量的水在远曲小管和集合管被重吸收。该段对水盐的重吸收属于调节性重吸收。Na⁺ 重吸收主要受醛固酮的调节，水的重吸收主要受抗利尿激素的调节。当机体缺水或缺盐时，远曲小管和集合管对 Na⁺、Cl⁻ 和水的重吸收增加。

2. HCO₃⁻ 的重吸收 HCO₃⁻ 是机体重要的碱储备，对维持体内酸碱平衡有重要意义。经肾小球滤过的 HCO₃⁻ 约有80%在近端小管被重吸收。在血浆中，HCO₃⁻ 以 NaHCO₃ 的形式存在。当 NaHCO₃ 进入小管液后，解离成 Na⁺ 和 HCO₃⁻。HCO₃⁻ 不易通过管腔膜，可与分泌至小管液中的 H⁺ 结合生成 H₂CO₃，H₂CO₃ 分解为 CO₂ 和水。CO₂ 为高脂溶性物质，可迅速扩散入上皮细胞，在碳酸酐酶（CA）的作用下与水形成 H₂CO₃，H₂CO₃ 又解离成 H⁺ 和 HCO₃⁻。而后，H⁺ 经 Na⁺-H⁺ 交换再次进入小管液；而 HCO₃⁻ 则经管周膜上的通道回到组织间液（图8-9）。故小管液中的 HCO₃⁻ 是以 CO₂ 的形式进行重吸收。由于 CO₂ 通过顶端膜的速度明显高于 Cl⁻，故 HCO₃⁻ 的重吸收优先于 Cl⁻ 的重吸收。

3. K⁺ 的重吸收 小管液中的 K⁺ 有65%~70%在近端小管被重吸收，25%~30%在髓袢被重吸收，这部分肾小管对 K⁺ 重吸收的比例是比较固定的。K⁺ 重吸收的方式是主动转运，但目前对其机制并未完全了解。

4. 葡萄糖和氨基酸的重吸收 原尿中的葡萄糖浓度与血浆中的浓度相等，但在正常情况下，终尿中几乎不含葡萄糖，表明原尿中的葡萄糖全部被重吸收。微穿刺实验证明，葡萄糖的重吸收部位仅限于近端小管，特别是近端小管的前半段。葡萄糖的重吸收方式为继发性主动转运。近端小管上皮细胞顶端膜上有 Na⁺-葡萄糖转运体，小管液中 Na⁺ 和葡萄糖通过转运体进入上皮细胞，而后 Na⁺ 被泵入细胞间液，葡萄糖则由基底侧膜上的葡萄糖转运体 - 2 以易化扩散的方式转运至组织间液，最后进入血液。

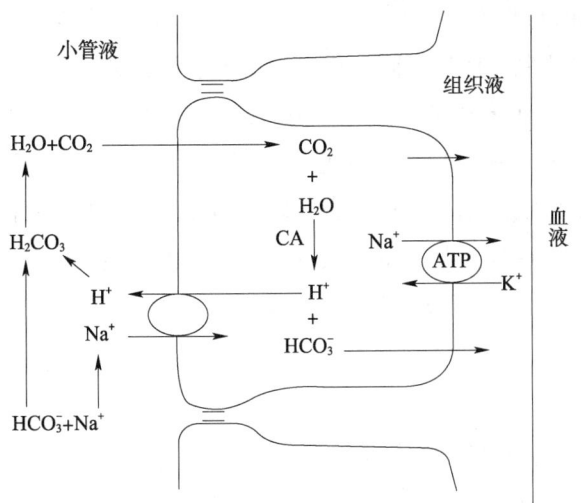

图 8 - 9 HCO_3^- 在近端小管重吸收示意图

CA：碳酸酐酶

近端小管对葡萄糖的重吸收是有限的，当血糖浓度达 180mg/100ml 时，部分肾小管对葡萄糖的吸收已达极限，尿中开始出现葡萄糖。通常将尿中开始出现葡萄糖的最低血糖浓度称为肾糖阈。每个肾单位的肾糖阈并不完全相同。当血糖浓度继续升高时，尿中的葡萄糖浓度也随之升高；当血糖浓度升至 300mg/100ml 时，全部肾小管对葡萄糖的重吸收均已达到或超过近端小管对葡萄糖的最大转运率，此时每分钟葡萄糖的滤过量达到两肾葡萄糖重吸收的极限，尿糖排出率随血糖浓度升高而增加。正常人两肾葡萄糖重吸收的极限量：男性平均为 375mg/min，女性平均为 300mg/min。

与葡萄糖一样，氨基酸也主要在近端小管以继发性主动转运的方式被重吸收。氨基酸的重吸收需要 Na^+，但氨基酸转运体有多种类型。

三、肾小管和集合管的分泌

分泌是指肾小管和集合管的上皮细胞将自身的代谢产物和血液中的某些物质转运至小管液的过程。

（一）H^+ 的分泌

肾小管各段和集合管均可分泌 H^+，但主要由近端小管以 $Na^+ - H^+$ 交换的方式分泌（图 8 - 10）。小管上皮细胞代谢产生的 CO_2 或小管液及管周组织液扩散进入上皮细胞的 CO_2，在碳酸酐酶的催化下，与 H_2O 结合生成 H_2CO_3，H_2CO_3 解离成 H^+ 和 HCO_3^-。H^+ 通过顶端膜上的 $Na^+ - H^+$ 交换体转运至小管液中，同时，Na^+ 也通过该转运体由小管液进入上皮细胞。进入细胞的 Na^+ 被侧膜上的钠泵转运至细胞间隙，与细胞内生成并转运至细胞间隙的 HCO_3^- 结合，生成 $NaHCO_3$ 入血。分泌入小管液的 H^+ 再次与 HCO_3^- 结合形成 H_2CO_3，后者又分解为 CO_2 与 H_2O，CO_2 又扩散入细胞，在细胞内再生成 H_2CO_3。因此，在 H^+ 分泌的同时，会有 1 个 Na^+ 和 1 个 HCO_3^- 被重吸收入血，从而实现排酸保碱，以维持机体的酸碱平衡。

（二）NH_3 的分泌

近端小管、髓袢升支粗段和远端小管上皮细胞内的谷氨酰胺脱氨可生成 2 个 NH_4^+ 和 2 个 HCO_3^-。在细胞内，NH_4^+ 与 $NH_3 + H^+$ 两种形式处于一定的平衡状态。NH_4^+ 可代替 H^+ 通过上皮细胞顶端膜上的 $Na^+ - H^+$ 交换体进入小管液。NH_3 是脂溶性分子，可以单纯扩散的方式进入小管液，也可通过基底侧膜进入细胞间液，而 HCO_3^- 与 Na^+ 则一同经基底侧膜进入组织间液。因此，1 分子谷氨酰胺代谢时，可生成 2 个 NH_4^+ 进入小管液，同时重吸收 2 个 HCO_3^-。这一过程主要发生在近端小管（图 8 - 10）。

在集合管中，NH_3 的分泌机制与前述不同。集合管上皮细胞膜对 NH_3 有高度的通透性，但对 NH_4^+ 的通透性较低，故细胞内生成的 NH_3 通过单纯扩散的方式进入小管液，与小管液中的 H^+ 结合形成 NH_4^+，并随尿排出体外。在这一过程中，每排出 1 个 NH_4^+，可有 1 个 HCO_3^- 被重吸收。

NH_3 的分泌与 H^+ 的分泌密切相关，若在集合管 H^+ 的分泌被抑制，则尿中排出的 NH_4^+ 也减少。在生理情况下，肾脏分泌的 H^+ 约有 50% 与 NH_3 形成 NH_4^+。慢性酸中毒可刺激肾小管和集合管上皮细胞谷氨酰胺的代谢，使 NH_3 和 NH_4^+ 的排泄增多，HCO_3^- 生成增加，故 NH_3 的分泌也具有排酸保碱从而维持机体酸碱平衡的作用。

（三）K^+ 的分泌

终尿中的 K^+ 主要由远曲小管和集合管分泌（图 8 - 10）。由前述可知，远曲小管和集合管可主动重吸收小管液中的 Na^+，Na^+ 进入上皮细胞后由基底侧膜上的钠泵泵出。钠泵在转运 Na^+ 的同时可将 K^+ 转运至上皮细胞，使细胞内高 K^+；同时，由于小管液中的 Na^+ 被重吸收，小管液呈负电位，使小管液和上皮细胞形成电位差，故最终导致 K^+ 顺电化学梯度通过钾通道进入小管液。由此可见，K^+ 的分泌与 Na^+ 的主动重吸收密切相关，称 $Na^+ - K^+$ 交换。

此外，K^+ 的分泌还与 H^+ 的分泌有关。在近端小管除了有 $Na^+ - H^+$ 交换，还有 $Na^+ - K^+$ 交换，两者均是 Na^+ 依赖性的，故存在竞争性抑制。若机体出现酸中毒，小管上皮细胞内的 H^+ 生成增多，$Na^+ - H^+$ 交换增强而 $Na^+ - K^+$ 交换受抑制，K^+ 分泌减少，出现血 K^+ 浓度升高；反之，当机体碱中毒时，上皮细胞内的 H^+ 生成减少，$Na^+ - H^+$ 交换减弱而 $Na^+ - K^+$ 交换增强，K^+ 分泌减少，导致血 K^+ 浓度降低。

体内的 K^+ 主要经肾脏排泄。正常情况下，机体摄入的 K^+ 和排出的 K^+ 保持动态平衡。体内 K^+ 代谢的特点是：多吃多排，少吃少排，不吃也排。临床中，为维持体内 K^+ 的平衡，不能进食的患者需要适当地补 K^+，以免引起血 K^+ 浓度降低。肾功能不全的患者，排 K^+ 功能障碍，可出现高钾血症。血 K^+ 浓度过高或过低都会对神经、肌肉的兴奋性产生影响，尤其是高血 K^+，由于心肌兴奋性降低，易出现心脏骤停。

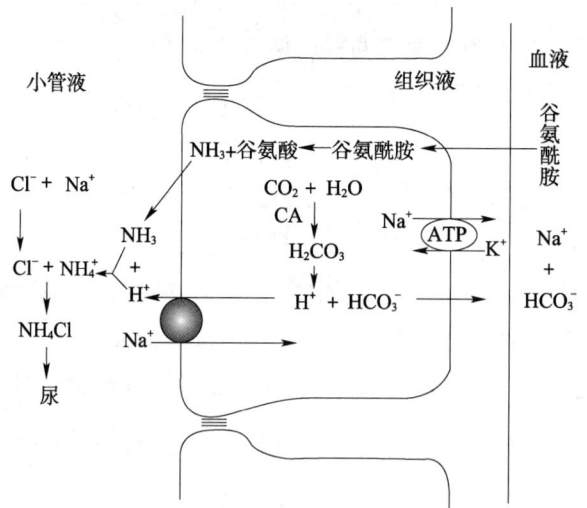

图 8 - 10　H^+、NH_3 和 K^+ 分泌关系示意图

第三节　尿液的稀释和浓缩

尿液的浓缩和稀释是就将尿的渗透压与血浆渗透压相比而言的。正常的血浆渗透压约为300mOsm/L。当机体缺水时，尿液被浓缩，尿的渗透压高于血浆渗透压，称高渗尿；当机体水过剩时，尿液被稀释，尿的渗透压低于血浆渗透压，称低渗尿。尿的渗透压与血浆渗透压相等，称等渗尿。正常人尿的渗透压在50～1200mOsm/（kg·H₂O）之间波动，表明肾有很强的浓缩和稀释能力。若尿液始终为等渗尿，则说明肾功能受损。肾通过对尿的浓缩和稀释来维持机体的水平衡和渗透压。

一、尿液的稀释

当小管液中的溶质被重吸收而水不被重吸收时，尿液被稀释。尿的稀释发生在髓袢升支粗段。由于髓袢升支粗段对Na^+、Cl^-通透而对水不通透，该段的小管液为低渗液。当低渗液流经远曲小管和集合管时，由于管外组织液高渗，小管液中的水被重吸收，但重吸收的量取决于远曲小管和集合管对水的通透性。当机体水过剩时，抗利尿激素的分泌受抑制，远曲小管和集合管上皮细胞对水的通透性变低，水的重吸收减少，使小管液的渗透压进一步下降，形成稀释尿。

二、尿液的浓缩

尿液的浓缩是由于小管液中的水被重吸收而溶质留在小管液内造成的。当小管液由远端小管进入集合管后，若机体缺水，则血浆晶体渗透压升高，抗利尿激素释放增多，集合管对水的通透性增加，水的重吸收增多，于是集合管内的水越来越少，渗透压越来越高，形成高渗尿，尿液被浓缩，尿量减少。在尿液浓缩过程中，有两个必要因素：①肾小管尤其是集合管对水的通透性，抗利尿激素能促进肾脏对水的重吸收；②肾髓质组织间液形成高渗浓度梯度，进一步促进水的重吸收。用冰点降低法测鼠肾组织的渗透浓度，发现肾皮质部的渗透浓度与血浆是相等的，由外髓部至内髓部，组织液的渗透浓度逐渐升高，依次为血浆渗透浓度的2.0、3.0、4.0倍（图8-11）。在不同的动物实验中发现，动物的肾髓质越厚，内髓部的渗透浓度越高，尿的浓缩能力越强。如沙鼠肾脏可产生比血浆渗透浓度高20倍的高渗尿。人类的肾脏最多能产生比血浆渗透压高4～5倍的高渗尿。

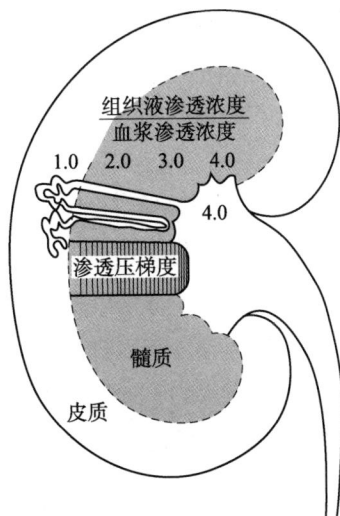

图8-11　肾髓质渗透压梯度

（一）肾髓质间液渗透浓度梯度的形成

髓袢的形态和功能特性是形成肾髓质间液渗透浓度梯度的重要条件，而肾小管各段和集合管对不同物质的通透性不同则是形成渗透浓度梯度的基础（表8-4，图8-12）。

表8-4　肾小管各段和集合管对物质的重吸收及通透性

肾小管各段和集合管	水	Na$^+$和Cl$^-$	尿素
髓袢升支粗段	不易通透	主动重吸收Na$^+$和Cl$^-$	不易通透
髓袢降支细段	易通透	不易通透	不易通透
髓袢升支细段	不易通透	易通透	中等通透
远曲小管	有ADH时易通透	主动重吸收Na$^+$和Cl$^-$	不易通透
集合管	有ADH时通透	主动重吸收Na$^+$和Cl$^-$	皮质和外髓部不易通透，内髓部易通透

注：ADH为抗利尿激素。

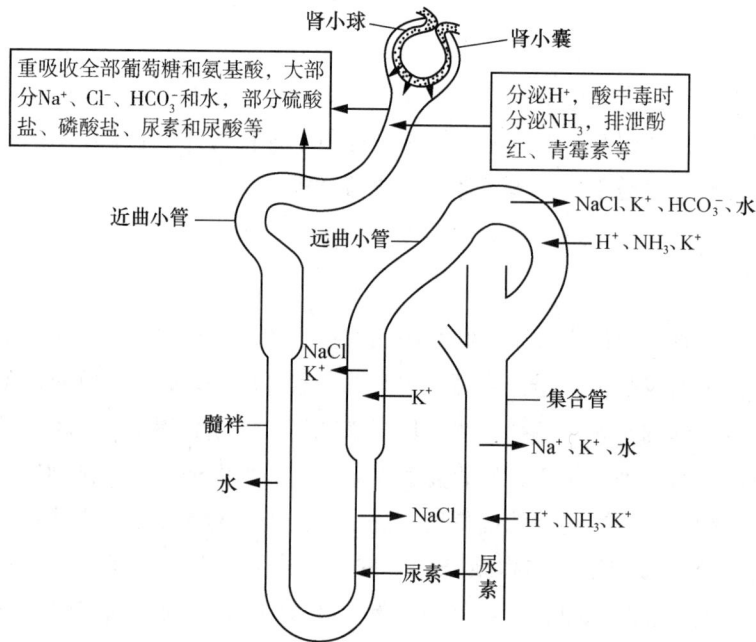

图8-12　肾小管和集合管的重吸收及分泌示意图

1. 外髓部渗透浓度梯度的形成　外髓部渗透浓度梯度是由NaCl的主动重吸收形成的。在髓袢升支粗段，NaCl被主动重吸收，而水几乎不通透，故随着NaCl的主动重吸收，髓袢升支粗段小管液内NaCl的浓度和渗透压均逐渐降低，而管周组织液的渗透压则升高，使从皮质到近内髓部的组织液形成一个逐渐递增的渗透浓度梯度。

2. 内髓部渗透浓度梯度的形成　在内髓部，髓袢降支细段对水通透而对NaCl不通透。当小管液流经该段时，水被重吸收，进入组织间隙，使小管液的渗透压逐渐升高。到髓袢折返处时，小管液渗透压达峰值。在髓袢升支细段，NaCl易通透而水不通透，NaCl被重吸收，于是小管液中的NaCl不断进入组织间隙，使管周组织液渗透压升高，形成内髓部渗透浓度梯度。

髓袢升支细段至皮质和外髓部的集合管对尿素均不通透，但集合管对水通透，使集合管内尿素浓度逐渐升高。在内髓部集合管，小管上皮细胞只对尿素通透，尿素顺浓度梯度进入内髓部组织液，组织液的尿素浓度升高，从而使内髓部渗透压进一步升高。由于髓袢升支细段对尿素中等通透，内髓部组织液中的尿素可扩散进入髓袢升支细段，再流经髓袢升支粗段、远曲小管、皮质部和外髓部的集合管，最后到达内髓部集合管，再扩散进入内髓部组织液，形成尿素再循环。尿素再循环对内髓部的渗透浓度梯度的形成有重要意义。

因此，内髓部渗透浓度梯度是由 NaCl 和尿素共同形成的。

（二）肾髓质渗透浓度梯度的维持

肾髓质主要依靠直小血管的逆流交换作用来保持渗透浓度梯度。直小血管呈 U 形与髓袢平行深入到高渗的内髓。当血液沿直小血管降支向内髓方向流动时，任一平面组织间液的渗透浓度均比直小血管内血浆渗透浓度高，故组织液中的 NaCl 和尿素不断向直小血管内扩散，而血液中的水则进入组织间液。越向内髓部深入，则直小血管内血浆的渗透浓度越高，至折返处达到最高值。而当血液在直小血管升支内流动时，直小血管内的血浆渗透压比同一水平髓质间液的渗透压要高，使得血液中的 NaCl 和尿素进入髓质间液，水又重新进入升支血液。在这个过程中，虽然血液不断地流出直小血管，但形成组织液渗透浓度梯度的 NaCl 和尿素浓度仍然保持不变，这些物质不会被血液带走。这是由于直小血管呈 U 形、稀而长、阻力较大、血流较慢，有充分的时间进行逆流交换。NaCl 和尿素在直小血管的升支和降支之间循环，即为逆流交换作用。因此，当直小血管升支离开外髓部时，只能带走过剩的溶质和水，使肾髓质的渗透浓度梯度得以保持。

肾髓质渗透浓度梯度是小管液中水重吸收的动力，但重吸收的量与抗利尿激素有关。当抗利尿激素分泌增加时，远曲小管和集合管上皮细胞对水的通透性增加，水重吸收增多，尿量减少，尿液被浓缩。

肾髓质渗透浓度梯度的形成和维持机制见图 8 - 13。

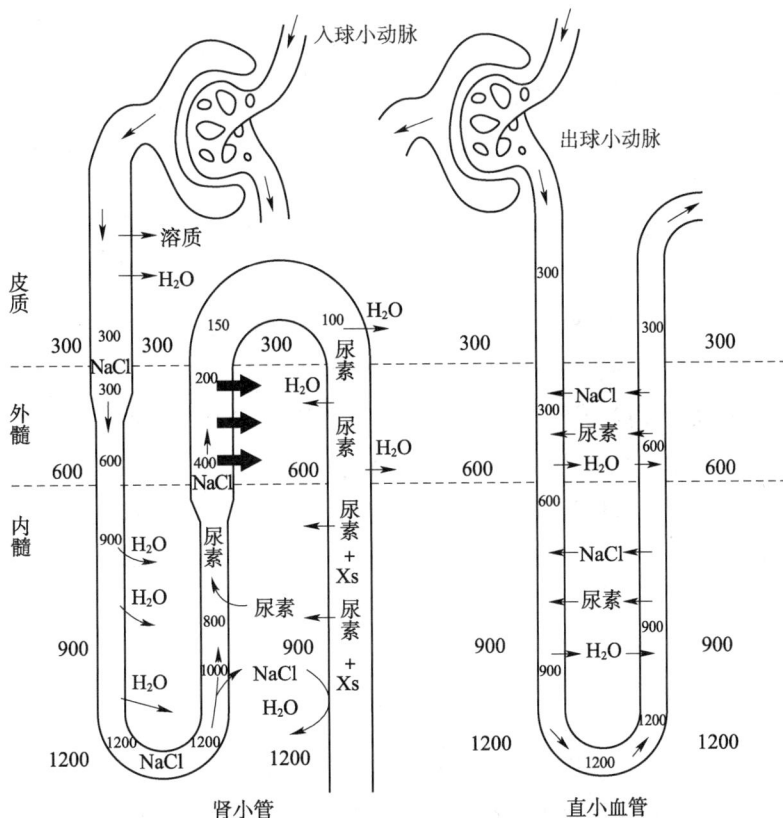

图 8 - 13　肾髓质渗透浓度梯度形成和维持示意图

Xs 表示未被重吸收的溶质，各个数字表示该处的渗透浓度［单位：mOsm/（kg·H_2O）］

第四节　尿生成的调节 ⓔ 微课

尿的生成由肾小球的滤过、肾小管和集合管的重吸收、肾小管和集合管的分泌三个环节构成，机体对尿生成的调节通过以上三个过程实现，调节方式包括肾内自身调节、体液调节和神经调节。

一、肾内自身调节

（一）小管液中溶质的浓度

肾小管和集合管中的小管液和小管上皮细胞之间的渗透浓度梯度影响水的重吸收。当小管液中溶质的浓度增加时，小管液渗透压升高，水的重吸收减少，致使小管液中 Na^+ 的浓度降低，小管液和上皮细胞间的渗透梯度减小，从而使 Na^+、Cl^- 和水的重吸收减少，最终导致尿量和 $NaCl$ 的排出量增多。这种由于小管液中溶质的含量增多，渗透压升高，使水的重吸收减少而出现尿量增加的现象，称渗透性利尿。

糖尿病患者的多尿就属于渗透性利尿。由于糖尿病患者血中葡萄糖的含量超过了肾糖阈，进入小管液的葡萄糖不能被近端小管全部重吸收，从而使小管液中溶质的浓度增加，水和 $NaCl$ 的重吸收减少，尿量增多。

临床上利用渗透性利尿的原理，给患者静脉滴注可经肾小球自由滤过但不被肾小管重吸收的物质（如甘露醇、山梨醇等）来增加小管液溶质的浓度，以达到利尿、消肿的目的。

（二）球－管平衡

正常情况下，近端小管对溶质（特别是 Na^+）和水的重吸收率始终占肾小球滤过率的 65%～70%，这种定比重吸收的现象称为球－管平衡。球－管平衡的生理意义在于无论肾小球滤过率增加还是减少，尿量和尿钠始终保持相对稳定。

定比重吸收现象产生的机制主要与肾小管周围毛细血管内血浆胶体渗透压的变化相关。近端小管周围毛细血管内的血液来自肾小球的出球小动脉，若肾血流量不变而肾小球滤过率增加（如出球小动脉阻力增加而入球小动脉阻力不变），则进入近端小管毛细血管的血液量会减少，使毛细血管血压下降，而血浆胶体渗透压升高，导致近端小管对 Na^+ 和水的重吸收增加；反之，当肾小球滤过率减少时，肾小管毛细血管血压升高，而血浆胶体渗透压降低，Na^+ 和水的重吸收减少。因此，无论肾小球滤过率增加还是减少，近端小管对 Na^+ 和水重吸收的百分比基本保持稳定。

但在某些情况下，球－管平衡可被打破。比如渗透性利尿时，肾小球滤过率不变，但肾小管的重吸收减少，最终导致尿量增加、尿中排出的 $NaCl$ 增多。

二、体液调节

（一）抗利尿激素

1. 合成和释放　血管升压素（VP）也称为抗利尿激素（ADH），是一种九肽激素，由下丘脑视上核和视旁核的神经内分泌细胞合成和分泌，经下丘脑－垂体束运输至神经垂体储存，并由此释放入血。

2. 作用及机制　当 ADH 与远曲小管和集合管上皮细胞管周膜上的血管升压素 2 型受体（V_2 受体）结合后，能激活膜内的腺苷酸环化酶（CA），使上皮细胞中的 cAMP 生成增多，cAMP 又激活蛋白激酶 A，从而使管腔膜上的水通道增多，水的重吸收增加，尿量减少，以发挥抗利尿的作用。

3. 分泌和释放的调节　　ADH 的分泌和释放受血浆晶体渗透压、循环血量、动脉血压等多种因素的影响。

（1）血浆晶体渗透压　　在生理情况下，血浆晶体渗透压是调节 ADH 释放最重要的因素。下丘脑视上核和室旁核及其周围区域存在着渗透压感受器，这些感受器对血浆晶体渗透压尤其是 NaCl 浓度的变化非常敏感。当血浆晶体渗透压略有升高或降低（1%~2%）时，即可刺激渗透压感受器，引起反应，即使 ADH 合成和释放增多或减少。静脉注射甘露醇和蔗糖也能刺激渗透压感受器，使 ADH 分泌。

当出现大量出汗、严重呕吐或腹泻等情况时，机体失水，导致血浆晶体渗透压升高，下丘脑的渗透压感受器受到刺激，使 ADH 释放增多，集合管管腔膜对水的通透性增加，水的重吸收增多，尿液被浓缩，尿量减少，从而保存体内的水分，使血浆晶体渗透压恢复。而饮用大量清水后，血液被稀释，血浆晶体渗透压下降，ADH 释放减少，集合管对水的重吸收减少，尿液被稀释，尿量增加，从而排出体内过剩的水分。如一次饮用 1L 清水后，约 30 分钟尿量便开始增加，第 1 小时末尿量可达最大值，随后尿量逐渐减少，2~3 小时后尿量恢复至原来水平。若是饮用同等量的生理盐水，则排尿不会出现像饮用清水那样的变化（图 8-14）。这种由于饮用大量清水而引起尿量增多的现象称为水利尿。水利尿是由于大量水的摄入引起血浆晶体渗透压降低，使 ADH 合成和释放减少，致尿量增多。临床上可用水利尿来检测肾的稀释能力。

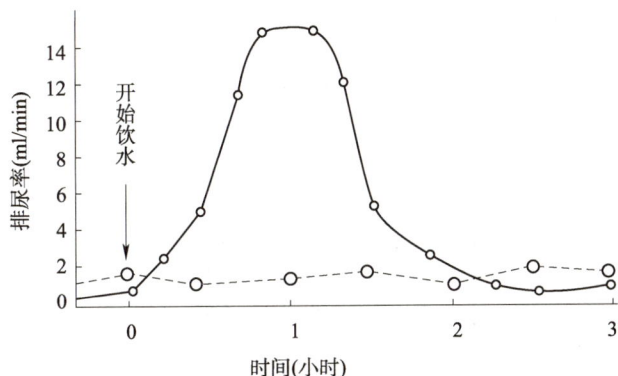

图 8-14　一次饮 1L 清水或等量生理盐水后尿量的变化示意图
实线：饮清水；虚线：饮生理盐水

> **知识链接**
>
> ### 为什么喝海水会越喝越渴
>
> 　　人的血浆渗透压为 280~300mOsm/（kg·H_2O）。海水的渗透压较血浆渗透压高，为高渗溶液。当人大量饮用海水后，血浆渗透压升高，可刺激下丘脑的渴觉中枢引起渴觉。渴觉的程度会随着血浆渗透压的升高而增强，且不会产生适应现象，也就是说，如果一直饮用海水，由于血浆渗透压增高，引起渴觉的因素持续存在，则渴觉不会因时间的延长而减弱。因此，喝海水会越喝越渴。

（2）循环血量　　心房和胸腔大静脉壁上存在容量感受器（心肺感受器）。当循环血量减少时，静脉回心血量减少，对容量感受器的刺激减弱，经迷走神经传入下丘脑的冲动减少，反射性地引起 ADH 释放增多，从而导致水的重吸收增加，尿量减少，以恢复血容量。反之，循环血量增多（如静脉大量输液）时，静脉回心血量增加，刺激容量感受器，抑制 ADH 的释放，从而导致水的重吸收减少，尿量增加，血容量下降。

（3）动脉血压　　当动脉血压变化时，可通过压力感受性反射对 ADH 的释放进行调节。若动脉血压

113

在正常范围内波动（平均压为100mmHg），压力感受器传入冲动对ADH的释放可起抑制作用；而当动脉血压低于正常水平时，这种抑制作用减弱，ADH的释放将增加。

在对ADH释放的调节中，容量感受器和压力感受器对相应刺激的敏感性要比渗透压感受器低，一般情况下，循环血量或动脉血压要比正常降低5%～10%时，才能引起ADH的释放。而当循环血量或动脉血压降低时，可降低引起ADH释放的血浆晶体渗透压的浓度阈，从而提高渗透压感受器对相应刺激的敏感度；反之，当循环血量或动脉血压升高时，可升高血浆晶体渗透压的浓度阈，从而降低渗透压感受器对相应刺激的敏感度。

（4）其他因素 恶心、疼痛、应激刺激、低血糖、某些药物如吗啡等均可刺激ADH的释放；而乙醇可抑制ADH的释放，故饮酒可导致尿量增加。

（二）醛固酮

肾上腺皮质球状带合成和分泌醛固酮。醛固酮的作用是促进远曲小管和集合管上皮细胞对Na^+和水的重吸收，同时增加K^+的分泌，即保钠保水排钾。当醛固酮进入远曲小管和集合管上皮细胞的胞质后，可与胞质内的受体结合，形成激素-受体复合物。该复合物穿过核膜进入核内，通过基因调节机制生成多种醛固酮诱导蛋白。这些诱导蛋白主要包括：①顶端膜上皮钠通道，有利于小管液中的Na^+向细胞内扩散；②线粒体中合成ATP的酶，有利于ATP的生成，为基底侧膜钠泵提供生物能；③基底侧膜上的钠泵，加速将Na^+泵出细胞和将K^+泵入细胞，增大细胞内与小管液之间的K^+浓度差，有利于促进K^+的分泌。由于Na^+的重吸收，小管腔呈负电位，有利于K^+的分泌，同时有利于Cl^-和水的重吸收（图8-15）。

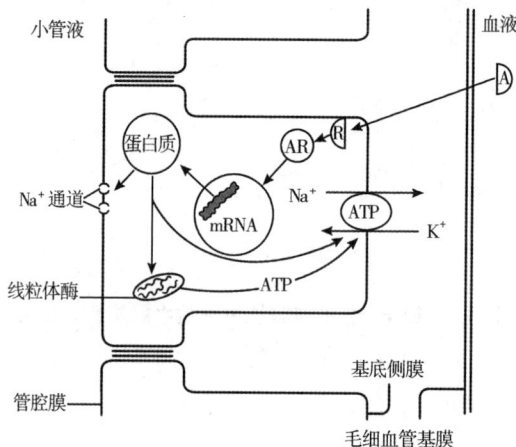

图8-15 醛固酮作用机制示意图

A：醛固酮；R：醛固酮受体；AR：醛固酮-醛固酮受体复合物

醛固酮的分泌主要受肾素-血管紧张素-醛固酮系统和血Na^+、血K^+浓度的调节。

肾素是一种蛋白水解酶，由肾内球旁器的球旁细胞分泌。肾素的分泌受多种因素的调节。当循环血量减少时，肾血流量减少，入球小动脉的牵张感受器兴奋，肾素分泌增加；当某些原因导致流经致密斑的小管液中Na^+的量减少时，致密斑感受器激活，肾素分泌增加。除此之外，交感神经兴奋可使肾素分泌增加；肾上腺素、去甲肾上腺素可直接刺激球旁细胞分泌肾素。

肾素释放入血后，可催化血浆中的血管紧张素原转变为血管紧张素Ⅰ（10肽），血管紧张素Ⅰ在血管紧张素转换酶的作用下生成血管紧张素Ⅱ（8肽），血管紧张素Ⅱ在氨基肽酶的作用下转化为血管紧张素Ⅲ（7肽）。血管紧张素Ⅱ和血管紧张素Ⅲ均可以促进醛固酮的分泌，其中血管紧张素Ⅱ的缩血管作用较强，血管紧张素Ⅲ主要刺激醛固酮的分泌。通常情况下，肾素、血管紧张素、醛固酮构成一个功能相互关联的系统，称肾素-血管紧张素-醛固酮系统。

（三）心房钠尿肽

心房钠尿肽由心房肌细胞合成和释放，其主要作用为使血管平滑肌舒张和促进肾脏排钠排水。心房钠尿肽对肾脏的作用机制主要包括：①使血管平滑肌胞质中的 Ca^{2+} 浓度下降，入球小动脉舒张，从而使肾小球滤过率增加；②抑制集合管对 NaCl 的重吸收，因而水的重吸收也减少；③抑制肾素、醛固酮和 ADH 的合成和分泌。

当心房壁受牵拉时，如血容量过多、头低足高位、中心静脉压升高或身体浸入水中时，可刺激心房肌细胞合成和释放心房钠尿肽。此外，乙酰胆碱、去甲肾上腺素、ADH、高血钾等也能刺激心房钠尿肽的释放。

三、神经调节

尿的生成受肾交感神经的调节。肾交感神经除支配肾血管外，还可支配肾小管上皮细胞和球旁细胞。当肾交感神经兴奋时，可通过以下方式影响尿的生成：①使肾血管收缩，减少肾血流量，从而导致肾小球滤过率降低，尿量减少；②刺激球旁细胞分泌肾素，使血管紧张素 II 和醛固酮的分泌增加，肾小管对水和 NaCl 的重吸收增加，尿量减少；③直接促进肾小管对 Na^+、Cl^- 和水的重吸收，使尿量减少。

第五节　尿液及排放

尿是机体重要的排泄物之一，其性质和量可以反映肾的结构和功能状态以及机体其他方面的变化。因此，尿的性质和量常作为临床的一项常用检查指标。

一、尿量及尿液的理化特性

（一）尿量

正常成人的尿量为 1000～2000ml/24h，平均为 1500ml/24h。若成人尿量 >2500ml/24h，称多尿；尿量 <400ml/24h，称少尿；尿量 <100ml/24h，称无尿。多尿会导致机体丢失大量水分，出现脱水；而少尿或无尿则会使代谢产物在体内堆积，甚至导致尿毒症。正常人每天约产生 35g 的固体代谢产物，至少需要 500ml 尿液才能将其溶解并排出体外。

（二）尿液的理化性质

1. 成分　尿液的成分中 95%～97% 是水，其余为可溶于水的固体物质，主要是电解质和非蛋白含氮化合物。正常人的尿液中蛋白质和糖的含量极低，临床常规方法无法测出。若尿常规检测发现糖或蛋白质，则为异常。正常人如果精神高度紧张或一次性食用大量的糖，也可出现一过性的糖尿。

2. 颜色　正常新鲜的尿液为透明的淡黄色液体，久置后会变得色深且浑浊。尿液的颜色主要来自胆色素的代谢产物。大量饮水后尿液被稀释，颜色变淡；机体缺水时，尿液浓缩，颜色变深。

3. 酸碱度　正常尿液的 pH 在 5.0～7.0 之间，最大变动范围为 5.0～8.0。尿的酸碱度与食物的成分有关。荤素杂食者由于蛋白质分解后产生硫酸盐、磷酸盐等酸性物质经肾排除，尿液呈酸性；而素食者由于植物酸在体内氧化，酸性产物较少，而碱排除相对较多，故尿液偏碱性。

4. 比重　正常尿比重为 1.015～1.025，为维持机体的水平衡，尿比重可在 1.002～1.035 之间变动。若机体水过剩，尿被稀释，则尿比重降低；若机体缺水，尿被浓缩，则尿比重升高。若尿比重长期在 1.010 以下，则表示肾功能不全，不能形成浓缩尿。

二、尿液的排放

肾连续不断地产生尿，尿通过输尿管运输到膀胱贮存，当膀胱充盈到一定程度时，引起排尿反射。可见，尿的生成是个连续的过程，而排放则是间歇进行的。

（一）膀胱和尿道的神经支配

膀胱逼尿肌和尿道内括约肌受交感神经和副交感神经的双重支配。由第2~4骶髓发出的副交感神经，其节前纤维走行于盆神经中，节后纤维分布于膀胱逼尿肌和尿道内括约肌，其末梢释放乙酰胆碱，能与逼尿肌上的M受体结合，使膀胱逼尿肌收缩，尿道内括约肌舒张，引起排尿。交感神经自腰髓发出，经腹下神经到达膀胱。交感神经末梢释放去甲肾上腺素，作用于β受体时，使膀胱逼尿肌松弛；作用于α受体时，引起尿道内括约肌收缩，故可阻止排尿。

尿道外括约肌由骶髓发出的阴部神经支配，该神经属于躯体运动神经。当阴部神经兴奋时，尿道外括约肌收缩；反之，则尿道外括约肌舒张。尿道外括约肌的活动可受大脑意识控制。

盆神经、腹下神经和阴部神经中均含有感觉传入纤维。盆神经中含有传导膀胱充盈感觉的传入纤维，传导膀胱痛觉的传入纤维在腹下神经中，而阴部神经中有传导尿道感觉的传入纤维（图8-16）。

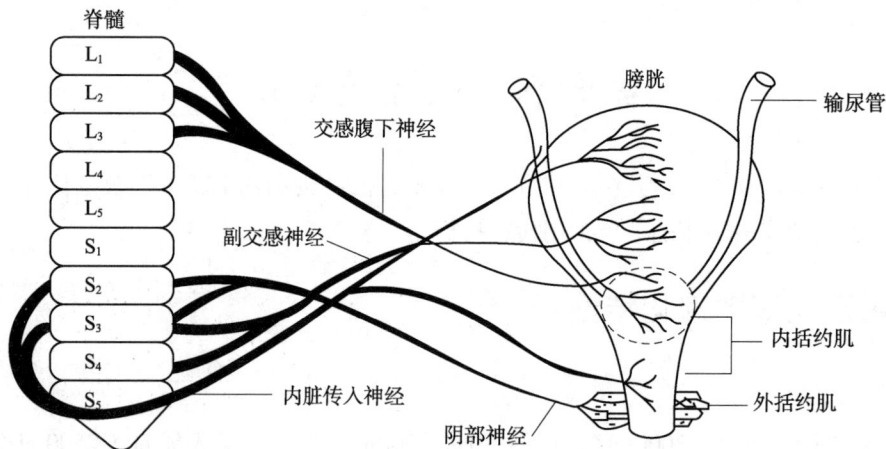

图8-16 膀胱和尿道的神经支配

（二）排尿反射

排尿反射的初级中枢在骶髓，但受脑等高位中枢的控制。当膀胱内尿量达到400~500ml时，膀胱壁上的牵张感受器受到刺激而兴奋，冲动沿盆神经传至脊髓初级中枢，同时冲动也传至脑干和大脑皮质的排尿反射高位中枢，产生尿意。若环境允许，排尿反射高位中枢发出冲动加强初级中枢的兴奋，经盆神经传出的冲动增加，使膀胱逼尿肌收缩，尿道外括约肌舒张，尿液进入后尿道。同时，后尿道感受器受到刺激而兴奋，冲动沿阴部神经传入排尿反射初级中枢，进一步加强其活动，使尿道外括约肌松弛，尿液在膀胱内压的作用下排出体外。排尿是一个正反馈过程，尿液可通过刺激尿道增强排尿中枢的活动，使排尿反射进一步加强，直至尿液排尽（图8-17）。排尿后期，对残存在尿道中的尿液，男性可通过球海绵体肌的收缩排尽，女性则靠重力作用排尽。此外，腹肌和膈肌的强力收缩可产生较高的腹内压，在排尿过程中协助克服排尿的阻力。

若环境不允许，则排尿反射高位中枢对初级中枢产生抑制作用，腹下神经和阴部神经传出冲动增多，阻止排尿。小儿因大脑皮质发育不成熟，对排尿反射初级中枢的控制能力较弱，故排尿次数较多且易出现遗尿。

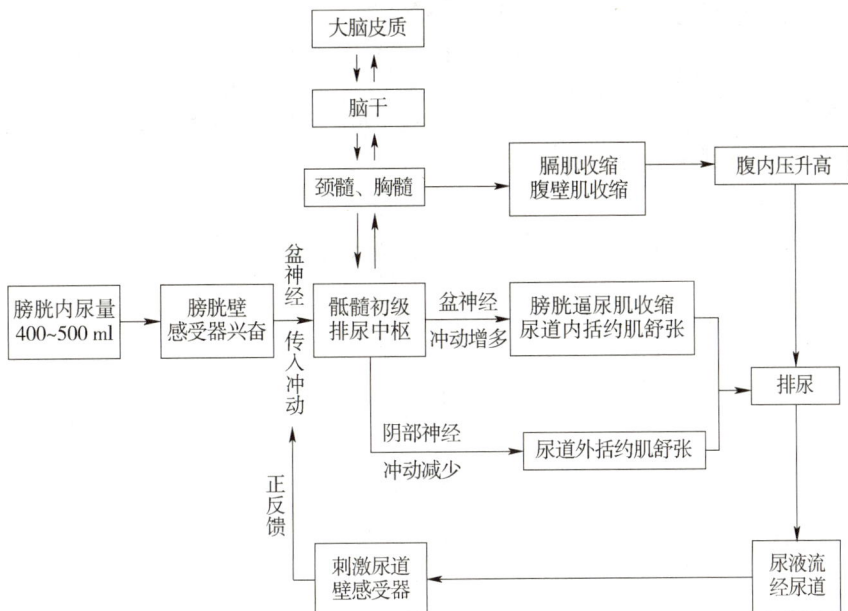

图 8 – 17 排尿反射

知识链接

排尿异常

临床上常见的排尿异常有尿频、尿潴留、尿失禁等。

1. 尿频 是指单位时间内排尿次数增多。因饮水过多、气候寒冷或精神紧张而引起的尿频属于生理性尿频。病理性尿频可见于：①全天总尿量增多，如糖尿病、尿崩症等；②泌尿系统炎症，如膀胱炎、尿道炎等；③膀胱容量减少，如膀胱占位性病变、膀胱结核等。

2. 尿潴留 是指大量尿液贮存在膀胱内无法排出的现象。尿潴留多见于排尿反射弧的某一部位受损，也可见于排尿通路受阻如膀胱结石、尿道结石、前列腺肥大等。

3. 尿失禁 是指排尿自控能力下降，尿液不自主流出的现象。当高位脊髓受损，排尿反射初级中枢失去与高位中枢的联系时可出现尿失禁，这种情况主要发生在脊休克恢复期。

练 习 题

答案解析

一、最佳选择题

1. 人体最重要的排泄器官是（　　）

    A. 消化道　　　　　　　　　　　　B. 肾脏

    C. 皮肤　　　　　　　　　　　　　D. 肺

2. 水利尿是由于（　　）

    A. 肾小球有效滤过压升高　　　　　B. 肾素分泌减少

    C. ADH 合成和释放减少　　　　　　D. 醛固酮分泌减少

3. 糖尿病患者尿量增多的主要原因是 （　　）

    A. 超滤液晶体渗透压升高
    B. 肾小囊内压升高

    C. 血浆晶体渗透压升高
    D. 血浆胶体渗透压升高

4. 抗利尿激素的主要生理作用是 （　　）

    A. 使血管收缩，维持血压
    B. 降低肾集合管对水的通透性

    C. 增加肾集合管对水的通透性
    D. 促进肾对钠的重吸收

5. 尿液中开始出现葡萄糖的最低血糖浓度称为 （　　）

    A. 肾小球滤过率
    B. 肾糖阈

    C. 球 – 管平衡
    D. 水利尿

6. 醛固酮的主要作用是 （　　）

    A. 保钾排钠
    B. 保钠排钾

    C. 保钾保钠
    D. 排氢保钠

7. 正常情况下不能通过肾小球滤过膜的物质是 （　　）

    A. 钠离子
    B. 氨基酸

    C. 血浆白蛋白
    D. 葡萄糖

二、综合问答题

1. 尿生成的基本过程是怎样的？

2. 影响肾小球滤过的因素有哪些？

3. 夏天时大量出汗，尿量会发生何种变化？为什么？

（范　超）

书网融合……

        本章小结   微课   题库

第九章

感觉器官

PPT

学习目标

知识目标

1. 掌握 眼的折光系统组成与成像原理；晶状体的调节与瞳孔的调节；声波传入内耳的途径。

2. 熟悉 眼的感光换能功能；与视觉有关的几种生理现象；耳的听觉功能。

3. 了解 感受器的一般生理特性；前庭器官的功能；耳蜗的感音换能功能。

能力目标

1. 能运用所学知识并通过举例说明眼的折光异常及其矫正方法。

2. 具备分析眼生理结构与功能的能力。

素质目标

通过本章的学习，了解预防近视的必要性，能积极宣传正确、科学用眼，树立社会责任感。

情境导入

情境 患者，女，12岁，近期出现看黑板不清楚、视疲劳的现象。经验光检测，远视力 R 0.5，L 0.5。诊断为：儿童假性近视。

思考 1. 患者为什么短期内出现视物不清呢？

2. 患者应如何进行视力的调整？

第一节 概 述 微课1

感觉是客观事物在人主观上的反映。感觉是如何产生的呢？机体内、外环境变化产生的各种刺激可以作用于机体不同的感受器或感觉器官，感受器可以将各种形式的刺激转换为生物电信号，以神经冲动的形式沿着一定的神经传入通路到达大脑皮质的特定部位，经中枢神经系统的整合形成相应的感觉。可见，感觉是通过感受器或感觉器官、神经传导通路和大脑皮质（中枢）的共同活动产生的。

一、感受器与感觉器官

（一）感受器

感受器是指分布于体表或组织内部的一些专门感受机体内、外环境变化的结构或装置。感受器的结构形式多种多样，最简单的感受器是感觉神经末梢，如体表或组织内部与痛觉有关的游离神经末梢。有些感受器是裸露的神经末梢包绕一些结缔组织被膜，如环层小体、肌梭等。另外，体内还有一些在结构和功能上高度分化的感受细胞，连同它们的附属结构构成复杂的感觉器官，如眼、耳等。

感受器种类繁多，根据分布部位的不同，可分为内感受器和外感受器。内感受器主要感受机体内部的环境变化，如主动脉窦、颈动脉小球等；外感受器则感受外界的环境变化，如感光细胞、触觉小体等。根据接受刺激性质的不同，感受器可分为机械感受器、化学感受器、温度感受器、光感受器、伤害性感受器等。

（二）感觉器官

感觉器官简称感觉器或感官，由感受器和一些利于感受刺激的附属结构组成。如眼是由视锥细胞、视杆细胞这两种光觉感受器和眼球壁、眼球内容物及泪腺、眼外肌等附属结构共同组成的。人体的感觉器官有眼（视觉）、耳（听觉和平衡觉）、嗅上皮（嗅觉）、味蕾（味觉）等。

二、感受器的一般生理特性

（一）感受器的适宜刺激

一种感受器通常只对一种特定能量形式的刺激最敏感，这种形式的刺激称为该感受器的适宜刺激。如视网膜感光细胞的适宜刺激是波长 380~760nm 的光波，耳蜗毛细胞的适宜刺激为 20~20000Hz 的声波。感受器对适宜刺激非常敏感，只需很小的刺激强度就能引起相应的感受器兴奋；非适宜刺激也可引起一定反应，但所需刺激强度通常要比适宜刺激大得多。

（二）感受器的换能作用

各种感受器都能将它们接受的不同形式的刺激能量转换为生物电能，即以神经冲动的形式传入中枢，这种能量转换称为感受器的换能作用，如感光细胞受到光的刺激后产生视觉神经冲动。因此，可以把感受器看成"生物换能器"。在换能过程中，一般不是直接把刺激能量转变为神经冲动，而是先在感受细胞内或感觉神经末梢引起局部电变化，称感受器电位。感受器电位大多表现为去极化，当感受器电位达到阈电位水平时，就可以使感受器的传入神经纤维产生动作电位。

（三）感受器的编码作用

感受器在将刺激转换成神经动作电位时，不仅发生能量形式的转换，而且将刺激所包含的环境变化的信息转移到神经动作电位的某种特有序列之中，称感受器的编码作用。感觉中枢正是根据这些电信号的特定排列组合进行分析综合，才获得对外界的各种主观感觉和内环境变化的各种信息。编码作用的详细机制还不十分清楚。

（四）感受器的适应现象

当某种恒定强度的刺激持续作用于感受器时，感觉神经纤维动作电位的发放频率随时间推移而逐渐降低，主观感觉也会逐渐减弱或消失，这种现象称为感受器的适应现象。各种感受器都会出现适应现象，但出现的快慢不同，根据适应现象发生的快慢，可将感受器分为快适应感受器和慢适应感受器。如触觉感受器出现适应现象较快，"入芝兰之室，久而不闻其香"就是嗅觉的适应现象；而肌梭、颈动脉窦等属于慢适应感受器。适应是所有感受器的功能特点，但适应的程度可因感受的类型不同而有很大的差别。

第二节　视觉器官

眼是人的视觉器官，适应刺激是波长为 380~760nm 的电磁波。在这个可见光谱范围内，来自外界物体的光线透过眼的折光系统，在视网膜上成像。视网膜上含有感光细胞，能将外界光刺激所包含的视觉信息转变成电信号并进行编码，由视神经传入视觉中枢，形成视觉。人脑所获得的关于周围环境的信息中，有70%以上来自视觉。通过视觉，我们能感知物体的形状、大小、颜色、远近等。所以，视觉是人类最重要的感觉。

一、眼的折光与成像 📱微课2

（一）眼的折光系统

人眼是个非常精细而复杂的装置，当光线射入眼球时，需依次经过角膜、房水、晶状体、玻璃体这4种结构，发生不同程度的折射，最后在视网膜上形成一个缩小的倒立影像。眼的角膜、房水、晶状体和玻璃体共同构成眼的折光系统（图9-1）。这4种折光体的折光系数和曲率半径均不相同，其折光力也各不相同，系统中最主要的折射发生在角膜。晶状体由于曲率半径可以改变，在眼的调节中起重要作用。

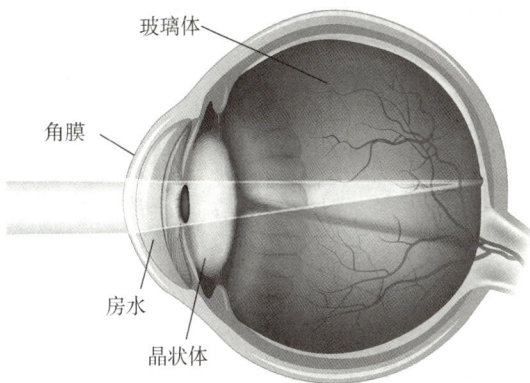

图9-1 眼的折光系统

眼的折光系统与凸透镜的成像原理基本相似，但要复杂得多，为了研究和应用方便，通常用简化眼来说明折光系统的成像功能（图9-2）。简化眼是一个假想的人工模型，由一个前后径为20mm的单球面折光体构成，折射率为1.33，角膜的曲率半径为5mm（折光体的节点 n 到前表面的距离），后主焦点在节点后15mm处，相当于视网膜的位置。这个模型与生理安静状态下的人眼一样，刚好能使远处物体发出的平行光线聚焦在视网膜上，形成一个清晰的物像。

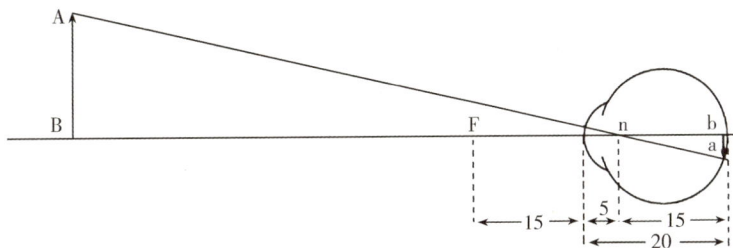

图9-2 简化眼成像示意图

n 为节点，AnB 和 anb 是两个相似三角形；如果物距为已知，就可由物体
大小算出物像大小，也可以算出两三角形对顶角（即视角）的大小

（二）眼的调节

正常人眼看6m以外物体时，从物体上任一点发出的所有进入眼内的光线可认为是平行光线，对正常眼来说，不需要任何调节就能将物体成像在视网膜上，形成清楚的物像，引起清晰的视觉形象。通常将眼不做任何调节所能看清物体的最远距离称为远点。正常眼的远点理论上应为无限远。

当看6m以内的近物时，则从物体上发生的光线呈现不同程度的辐射状，经折射后的物体光线成像在视网膜之后。如果眼不做任何调节，由于光线到达视网膜时尚未聚焦，会产生视网膜的模糊成像，最终也只能形成一个模糊的视觉。但是，正常眼看近物时也非常清楚，这是由于眼在看近物时进行了调节，使进入眼的光线经过较强的折射，最终成像在视网膜上。人眼的调节主要包括晶状体调节、瞳孔的调节和双眼球会聚，以晶状体的调节最为重要。

1. 晶状体调节 晶状体是一个透明的、双凸透镜形、富有弹性的半固体物，其四周借悬韧带与睫状体相连，通过睫状体内的睫状肌收缩和舒张来改变晶状体的曲率和折光率。看近物时，在视网膜上形成模糊的物像传至中枢，反射性引起动眼神经中的副交感纤维兴奋，使睫状肌收缩，睫状小带松弛，晶状体由于自身的弹性而变凸，增加了折光面的曲率，折光力加大，由近物各点发出的辐散光线靠前聚焦，使物像前移落在视网膜上（图9-3）；反之，看远处的物体时，睫状肌松弛，睫状小带紧张，晶状体渐恢复原状，折光力减弱，仍能确保物像准确地落在视网膜上。

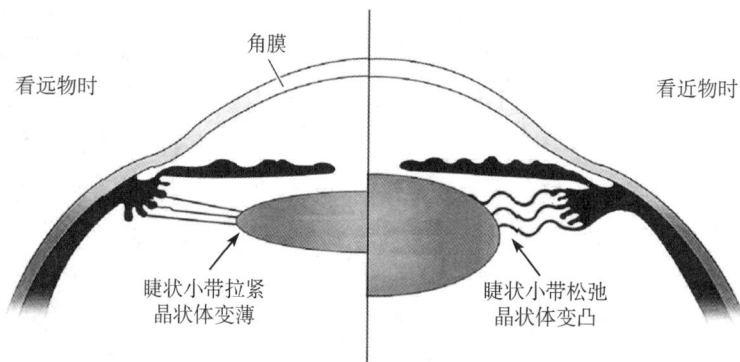

图9-3 调节前后晶状体形状的变化

左侧为安静时的情况，右侧为看近物后的变化

人眼看近物时的调节能力主要取决于晶状体变凸的最大限度，也就是晶状体弹性的大小，通常用近点表示。近点是指人眼做最大调节后所能看清物体的最近距离。近点越近，表示晶状体弹性越好，眼的调节能力越强。晶状体弹性与年龄关系密切，年龄越大，晶状体弹性越差，眼调节力越弱。一般人在40岁以后调节能力显著减退，表现为近点变远，60岁时近点可远移至83.3cm，这时看远物正常，看近物模糊，称老视或老花眼，看近物时需戴凸透镜以增加折光能力（表9-1）。

表9-1 不同年龄晶状体的调节能力

年龄（岁）	调节能力（D）	近点（cm）
10	11.3	8.8
20	9.6	10.4
30	7.8	12.8
40	5.4	18.5
50	1.9	52.6
60	1.2	83.3
70	1.0	100.0

注：调节能力的单位是屈光度（D）。

2. 瞳孔的调节 瞳孔是晶状体前表面虹膜中间的圆孔，正常人瞳孔的直径可变动于1.5~8.0mm之间，其大小可以通过瞳孔散大肌和瞳孔括约肌的收缩和舒张来调节。在生理状态下，视远物或弱光时，虹膜内的瞳孔开大肌收缩，使瞳孔变大，有利于更多的光线进入眼球，可以看得更清楚；反之，视近物或强光时，虹膜内的瞳孔括约肌收缩，使瞳孔缩小，从而使进入眼球的光线减少，以保护视网膜，减少球面像差和色像差，使成像更为清晰。这种视近物时瞳孔缩小的反应，称瞳孔近反射或瞳孔调节反射。瞳孔大小随着入射光量的强弱而变化的反应，称瞳孔对光反射。瞳孔对光反射的效应是双侧性的，这种现象称为互感性对光反射。瞳孔对光反射的中枢在中脑，临床上常把它作为判断中枢神经系统病变部位、麻醉深度和病情危重程度的重要指标。

3. 双眼球会聚 当双眼注视一个由远移近的物体时，两眼视轴同时向鼻侧会聚的现象，称双眼球会聚，也称辐辏反射。双眼球会聚的生理意义是使物体成像于双侧视网膜的对称点上，避免复视而产生清晰的单一视觉。

（三）眼的折光异常

眼球的形态改变或折光能力异常使平行光线不能聚集在视网膜上，这种现象称为折光异常或屈光不正，包括近视、远视和散光3种（图9-4）。

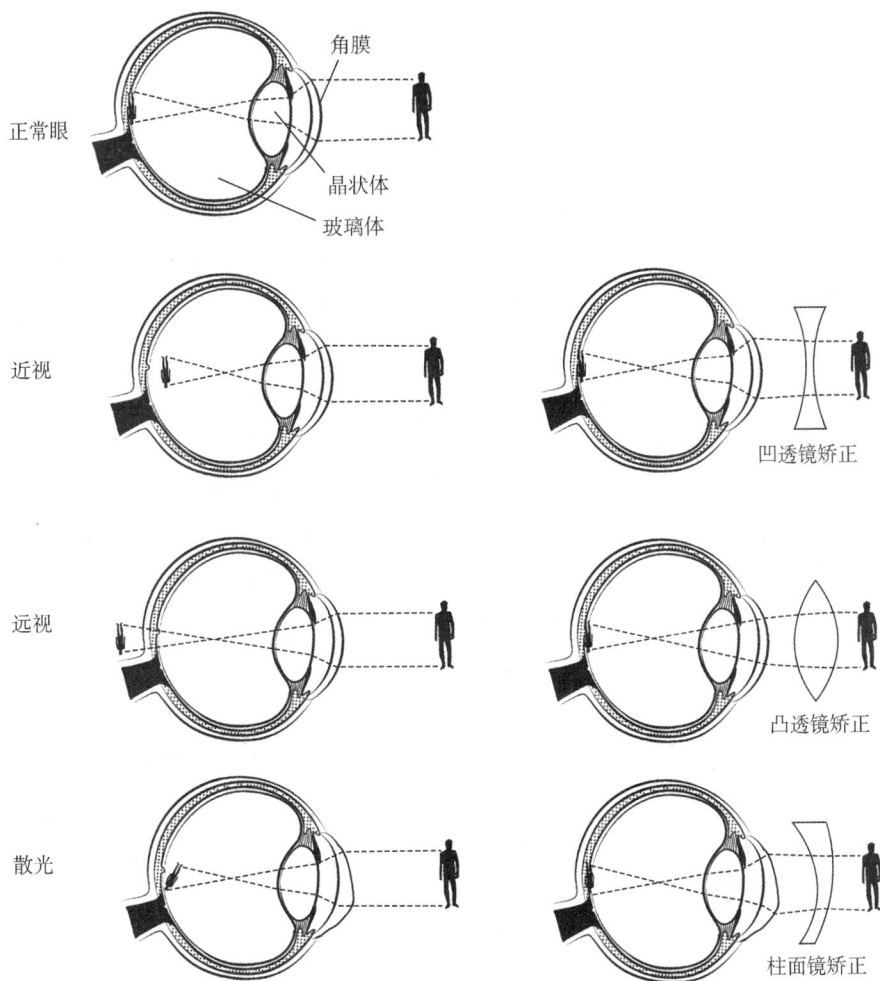

图9-4 眼的折光异常及矫正

1. 近视 多数是由于眼球的前后径过长或者眼球的折光系统折光能力过强，致使远处物体发出的平行光线聚焦在视网膜之前，引起视物模糊不清。而视近物时，由于近物发出的光线呈辐射状，成像位置比较靠后，可成像在视网膜上，故能看清楚近物。近视眼的形成除小部分是先天遗传外，主要还是由于后天用眼不当，如阅读姿势不正确、光线太暗、阅读距离太近等。矫正近视眼的主要方法是配戴合适度数的凹透镜。

2. 远视 多数是由于眼球的前后径过短或者眼球的折光系统折光能力过弱，致使近处物体发出的光线经晶状体调节之后，仍成像在视网膜之后，引起视物模糊。而视远物时，远物平行光线射过来时，经过眼的调节后，往往可以看清物体。远视多由先天遗传引起，矫正需要配戴合适度数的凸透镜。

3. 散光 是由于角膜表面不呈正球面所致，即角膜表面不同方位的曲率半径不相等，致使平行光线经折射后，无法在视网膜上聚焦成单一的焦点，导致视物模糊不清。散光的形成多由先天遗传所致，矫正需要配戴合适度数的圆柱形透镜（表9-2）。

表9-2　三种折光异常的比较

折光异常	产生原因	矫正方法
近视	眼球前后径过长或者折光能力过强，物体成像在视网膜之前	配戴合适度数的凹透镜
远视	眼球前后径过短或者折光能力过弱，物体成像在视网膜之后	配戴合适度数的凸透镜
散光	角膜表面曲率半径不一致，不能在视网膜上清晰成像	配戴与角膜经纬曲率相反的圆柱形透镜

知识链接

近视的预防

国家卫生健康委员会在2021年7月13日举行的新闻发布会上指出，2020年我国儿童青少年总体近视率为52.7%，其中6岁儿童为14.3%，小学生为35.6%，初中生为71.1%，高中生为80.5%，近视防控任务艰巨，近视低龄化问题突出。中小学生的眼球正处于发育阶段，球壁伸展性比较大，长时间不良用眼容易引起眼球的发育异常，导致近视眼的形成。幼儿园和小学是我国近视防控重点年龄阶段。

为了尽早发现青少年近视，可重点关注以下症状。①眼睛疲劳：阅读时会感觉到笔迹的双重阴影和不稳定浮动现象。②知觉过敏：视力下降后会伴有眼睛干涩、发痒及眼部胀痛，有的人可扩散到眼眶的深部，甚至引起偏头痛及颈项、肩背部酸痛。③系统性神经障碍：厌倦学习，注意力不够集中，反应迟钝，脾气急躁，对原来喜爱的东西也缺乏兴趣，学习成绩下降；夜间睡眠多梦、多汗，身体容易倦怠，且有眩晕、食欲不振等。这些症状称为"视前驱综合征"，应尽早发现，及时矫正。

预防近视，要注意以下几方面。①近距离用眼时的光线要适中，时间不宜过长，隔45~60分钟应休息10~15分钟。休息时应远眺。②近距离的用眼姿势要正确：近距离用眼时，桌椅高低比例要合适，端坐，书本放在距眼30cm的地方。坐车阅读、躺在床上阅读或伏案歪头阅读等不良的用眼习惯都将增加眼的调节负担和辐辏频率，增加眼外肌对眼球的压力。③加强户外锻炼：每天日间户外活动不少于2小时。通过户外活动接触阳光，能增加眼内多巴胺等活性物质的释放，促进眼球正常发育并抑制眼轴变长，是防控近视有效、经济的方法。④定期检查视力：发现视力减退要及时矫正，防止近视加深。

二、眼的感光功能　微课3

物体发出的光线射入眼球，经折光系统折射后，聚焦在视网膜上。视网膜是眼的感光系统，内有感光细胞，可以感受光的刺激，并产生视觉神经冲动，传至视觉中枢，产生主观意识上的视觉。它的基本功能是由感光细胞接受物像的光刺激，然后将光刺激转换为神经冲动，经视神经传入视觉中枢产生视觉。

（一）视网膜的结构特点

视网膜位于眼球壁最内层，厚度只有0.1~0.5mm，其结构复杂，可分为色素上皮细胞层和神经细胞层。色素上皮细胞层含有黑色素颗粒，能吸收光线，可防止光线反射而影响视觉。神经细胞层，由外向内依次分为感光细胞层、双极细胞层和神经节细胞层（图9-5）。

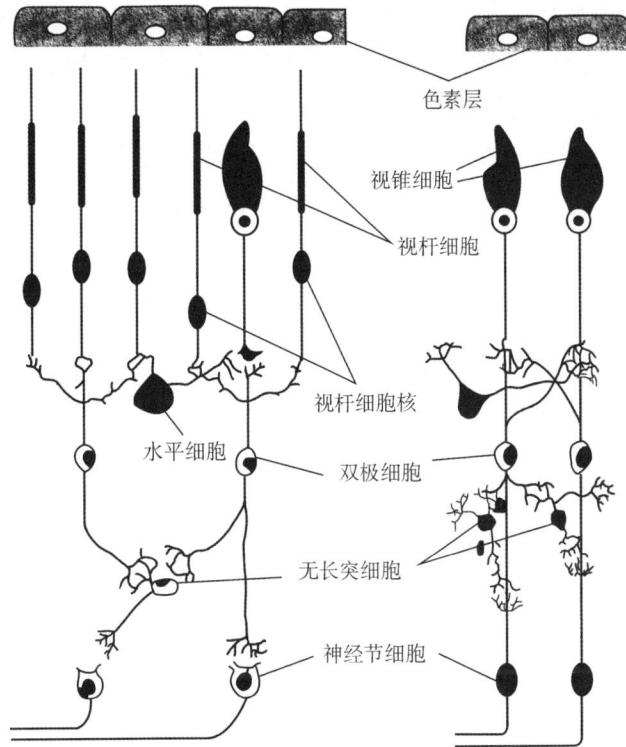

图 9 – 5　视网膜结构示意图
左侧示周围区域，右侧示中央凹

　　视网膜的感光细胞层含有视杆细胞和视锥细胞两种感光细胞（表 9 – 3），两者在视网膜上的分布很不均匀，视杆细胞主要分布在视网膜周边部，视锥细胞则集中在视网膜中央部。黄斑中心的中央凹处只有视锥细胞。这两种细胞内都含有大量的感光色素，都通过终足与双极细胞发生突触联系，双极细胞再与神经节细胞联系，神经节细胞的轴突构成视神经。视神经穿过视网膜的地方形成视神经乳头，此处没有感光细胞，故没有感光功能，是视野中的生理盲点。由于正常人都是双眼视物，一侧视野中的盲点可被另一侧视觉所弥补，所以正常人感觉不到视野中盲点的存在。

表 9 – 3　视锥细胞和视杆细胞的区别

细胞类型	特点	主要分布	功能
视锥细胞	对光的敏感度低，主要感受强光的刺激，视物精确，可辨颜色	主要分布在视网膜的中央部，在黄斑的中央凹最密集	明视觉、色觉
视杆细胞	对光的敏感度高，主要感受弱光的刺激，精准性较差，无法辨色	主要分布在视网膜的周边部	暗视觉

　　人视网膜中存在两种感光换能系统。一种是视杆系统，由视杆细胞和与之相联系的双极细胞及神经节细胞等组成。视杆系统对光线的敏感度较高，能在昏暗环境中感受弱光刺激而引起视觉，主要功能是暗光下视物，视物时不能分辨颜色，只能辨别明暗，精细程度较差，也称晚光觉系统（暗视觉系统）。另一种是视锥系统，由视锥细胞和与之相联系的双极细胞及神经节细胞等组成。视锥系统对光线的敏感性较低，只有在较强的光线刺激下才能发生反应，主要功能是白昼视物，视物时能分辨颜色，有很高的分辨率，对物体的轮廓及细节都能看清，也称昼光觉系统（明视觉系统）。

　　（二）视杆细胞与暗适应
　　视杆细胞的外形呈长杆状，对光高度敏感，可感受弱光的刺激，引发视觉，但它只能区别明暗，无法辨色，精准性较差。一些夜间活动的动物，如猫头鹰、鼠等只含有视杆细胞。视杆细胞的感光物质

（视色素）是视紫红质。研究表明，视紫红质是由视蛋白和 11 – 顺式视黄醛（后者为生色基团）组成的结合蛋白质。当受到光线照射时，视紫红质迅速分解为全反式视黄醛和视蛋白，而全反式视黄醛在异构酶的作用下可转变为 11 – 顺式视黄醛，再与视蛋白重新合成视紫红质。因此，视杆细胞的光化学反应实际上就是视紫红质分解与再合成的循环过程（图 9 – 6）。在暗光条件下，视紫红质的合成大于分解；而在亮光处，其分解大于合成。视黄醛是由维生素 A 在异构酶的作用下转变而成。在此过程中，一部分视黄醛被消耗掉，需要维生素 A 来参与合成。

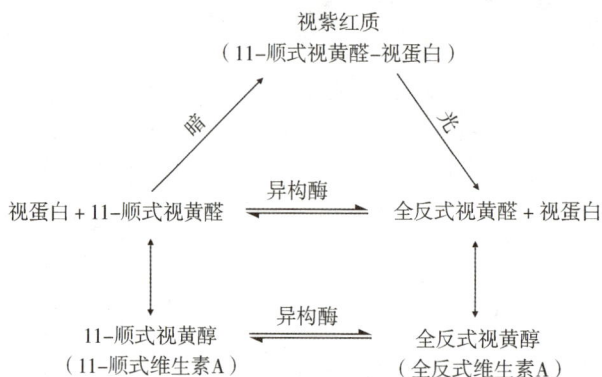

图 9 – 6　视紫红质的光化学反应

人从亮处进入暗处，起初看不清任何物体，经过一段时间后才逐渐恢复在暗处的视觉，称暗适应。其产生机制主要与在暗光环境中视紫红质的合成逐渐增多有关。如维生素 A 长期摄入不足，可使暗适应时间延长；维生素 A 严重缺乏，将导致视紫红质合成障碍，可引起夜盲症。

（三）视锥细胞与色觉

视锥细胞对光的敏感度差，只能感受强光的刺激，视物精确性高，还可以分辨颜色。一些只有在白天活动的动物，如鸡、麻雀等只含视锥细胞。视网膜上有三种不同的视锥细胞，分别含有对红、绿、蓝三种光敏感的感光色素。当某一波长的光线作用于视网膜时，三种视锥细胞以不同比例产生兴奋，这样的信息经处理后转化为不同组合的神经冲动，传入大脑皮质而产生不同的色觉。正常视网膜在可见光下可分辨约 150 种不同的颜色。某些人由于遗传因素而缺乏相应的视锥细胞，导致不能辨别全部或某种颜色。如果对所有颜色都不能辨别，称全色盲；对某种颜色不能辨别，则称部分色盲。最常见的是红绿色盲，全色盲较少见。有些人可因健康状况不佳或营养不良而致辨色能力降低，称色弱。

三、与视觉有关的几种生理现象

（一）视敏度

视敏度又称为视力，是指眼分辨物体上两点间最小距离的能力，通常以视角的大小作为衡量标准。视角是指物体上两点发出的光线射入眼球经节点交叉所形成的夹角。眼能辨别的视角越小，表示视力越好（图 9 – 7）。视敏度最高的部位在视网膜中央凹处。医学上常用视力表检查视力，通过让受试者辨别视力表上"E"字或"C"字的缺口方向来检查视敏度。

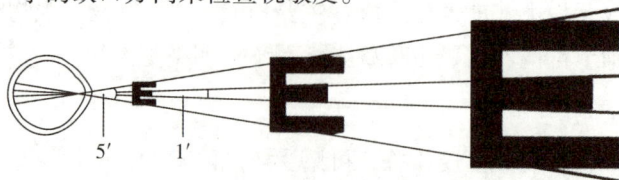

图 9 – 7　视力与视角示意图

（二）视野

视野是指单眼固定凝视正前方一点时所能看到的范围，可用视野计来检查视野的大小。一般情况下，由于面部结构的阻挡，颞侧和下侧视野大，而鼻侧和上侧视野小。此外，在同一光照条件下，用不同颜色的目标物测得的视野大小不同，白色视野最大，其次为蓝色，再次为红色，绿色视野最小（图9-8）。在临床上，检查视野有助于诊断某些视网膜病变及视觉传导通路病变。

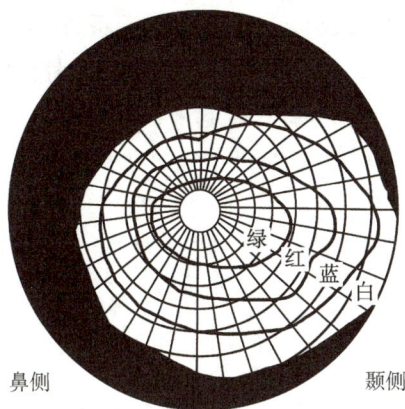

图9-8　人右眼视野图

（三）暗适应和明适应

1. 暗适应　当长时间处于明亮环境而突然进入暗处时，人最初看不清任何物体，经过一定时间后，才能逐渐恢复暗处的视力，这种现象称为暗适应。暗适应是眼在暗处对光的敏感性逐渐提高的过程。暗适应的产生是由于在亮处时视紫红质大量分解，残余量很少，不足以兴奋视杆细胞；进入暗处后，视杆细胞中的视紫红质逐渐合成，对光刺激的敏感性提高，从而恢复在暗处的感觉。通常暗适应需要25~30分钟才能完成。

2. 明适应　当从暗处突然进入亮处时，人最初感到一片耀眼，无法看清物体，需稍等片刻才能看清物体，这种现象称为明适应。明适应的产生是人在暗处时，视杆细胞内蓄积了大量视紫红质，由于视紫红质对光敏感性高，在亮处遇强光迅速分解，因而产生耀眼的光感。当视杆细胞内的视紫红质减少后，对光不敏感的视锥细胞便承担起在亮光下的感光任务，从而恢复在亮处的视觉。明适应只需要1分钟就可完成。

第三节　位听觉器官 微课4

耳是听觉器官，也是位置觉和平衡觉器官。耳分为外耳、中耳和内耳三部分。内耳又称迷路，包括耳蜗、前庭和半规管。耳蜗的适宜刺激是频率在20~20000Hz之间的空气振动疏密波，即声波。声波通过外耳和中耳组成的传音系统传递到内耳，经内耳的换能作用将声波的机械能转变为听神经纤维上的神经冲动，后者被传送到大脑的听觉中枢，产生听觉。因此，听觉是由耳、听神经和大脑皮层听觉中枢三者共同活动完成的。前庭和半规管是人体的平衡觉器官。

一、外耳和中耳的传音功能

（一）外耳的功能

外耳由耳郭和外耳道组成。耳郭呈扇形，有利于收集声波，具有采音的作用。外耳道一端开口于耳郭，另一端终止于鼓膜，是声波的传导通路，其形状有利于声波产生共振。

（二）中耳的功能

中耳由鼓膜、听骨链、鼓室和咽鼓管组成。中耳的主要功能是将声波振动高效地传入内耳淋巴，其中，鼓膜和听骨链在声波的传导过程中起着重要作用。

1. 鼓膜 是呈椭圆形稍向内凹陷的半透明薄膜，形似漏斗，其中央部顶点与听骨链中的锤骨相连。当声波传至鼓膜时，鼓膜能随声波同步振动，并将振动传至锤骨，引起听骨链的振动。

2. 听骨链 由锤骨、砧骨、镫骨依次相连组成，其中，锤骨柄附于鼓膜内面，镫骨的底封闭内耳的前庭窗，砧骨居中作为支点，将锤骨和镫骨连接起来，形成一个以锤骨柄为长臂、砧骨长突为短臂的固定角度的杠杆（图9-9）。通过杠杆作用，听小骨链能把鼓膜的高幅低强度振动转化为低幅高强度的振动传向前庭窗，不仅对声波起到增压作用，提高声波的传递效率，同时还能避免对内耳的损伤。

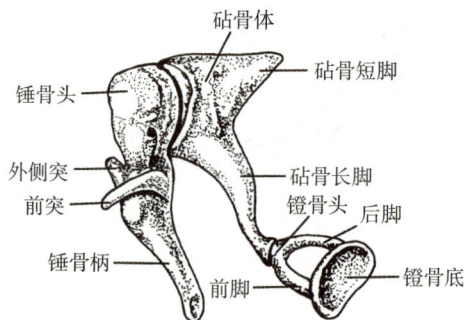

图9-9 听骨链的组成

3. 咽鼓管 是连接鼓室和鼻咽部的通道，其主要功能是使鼓室内的气压与外界的大气压相等，保持鼓膜内、外压力平衡，这对于维持鼓膜的正常位置、形状和振动性能等有重要意义。当飞机升空时，由于大气压迅速降低，鼓室内压强大于外界大气压，使鼓膜向外膨出，引起耳鸣、疼痛甚至鼓膜破裂，此时做吞咽动作可缓解此类情况。鼻咽部炎症导致咽鼓管阻塞后，鼓室内的空气被吸收，可造成鼓膜内陷，并产生耳鸣、耳痛等症状，影响听力。

知识链接

为什么小儿容易得中耳炎？

中耳炎是发生于中耳鼓室黏膜的炎症，多由细菌感染引起，多见于小儿，尤其是8岁以下的小儿。那么，为什么小儿容易得中耳炎呢？小儿的咽鼓管短而宽，较成人平直，若小儿咽部感染或上呼吸道感染，细菌便可经咽鼓管侵入鼓室，引发中耳炎。此外，游泳呛水、擤鼻涕方法不正确、婴儿仰卧位吃奶等也会引发中耳炎。

（三）声波传入内耳的途径

声波可通过空气传导和骨传导两种途径传入内耳，正常情况下以空气传导为主。

1. 空气传导 在正常情况下，声波主要靠空气传导，其途径是：耳郭收集声波→外耳道→鼓膜→听骨链→前庭窗→前庭阶外淋巴→蜗管内淋巴→螺旋器→产生神经冲动→蜗神经→听觉中枢。

2. 骨传导 声波还可以通过颅骨传导至内耳，骨传导在正常情况下作用不明显，几乎感觉不到，只有将振动的物体直接和颅骨接触时，才能引起听觉。骨传导路径为：声波→颅骨→骨迷路→前庭阶和鼓阶外淋巴→蜗管内淋巴→螺旋器→产生神经冲动→蜗神经→听觉中枢。

当鼓膜或中耳病变引起传音性耳聋时，空气传导明显受损，而骨传导则不受影响甚至相对增强。当耳蜗病变引起感音性耳聋时，空气传导和骨传导的作用都明显减弱。临床上通过检查患者的空气传导和骨传导的受损情况，可判断听觉异常产生的部位和原因。

二、内耳耳蜗的感音换能作用

内耳又称迷路，由耳蜗和前庭器官组成。其中耳蜗内有听觉感受器，与听觉有关，前庭器官与平衡觉有关。

耳蜗形似蜗牛壳，是一条绕蜗轴 2.5 ~ 2.75 圈的骨质管道。在耳蜗的横断面上有两个分界膜，一为斜行的前庭膜，一为横行的基底膜。此两膜将管道分为三个腔，分别为上部的前庭阶、中间的蜗管和下部的鼓阶。其中，前庭阶和鼓阶内充满外淋巴，在蜗底部，前庭阶和鼓阶分别由前庭窗和圆窗封闭，两阶在蜗顶部由蜗孔相连。蜗管是一个充满内淋巴的盲管。基底膜上有声音感受器，称螺旋器或科蒂器，其横断面上可见数行纵向排列的毛细胞，每个毛细胞顶部都有数百条排列整齐的听毛，有些较长听毛的顶端埋置在盖膜的胶冻状物质中，这些共同构成感受声波的结构基础（图 9 – 10）。

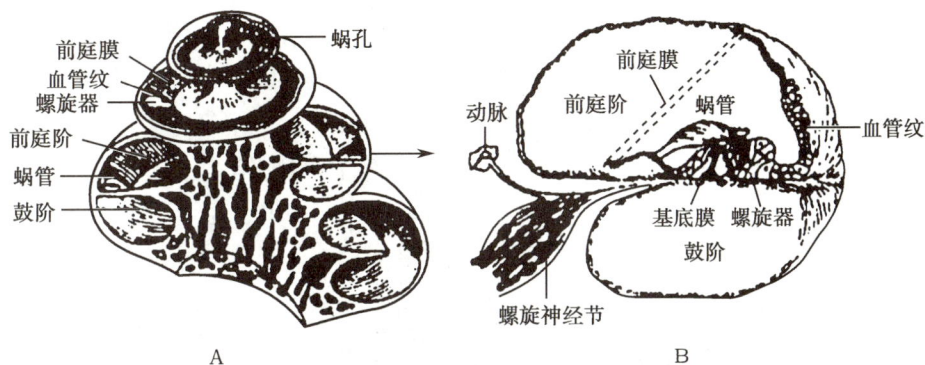

图 9 – 10 耳蜗的横截面

耳蜗的感音换能作用是指将传到耳蜗的机械振动转变为蜗神经上的神经冲动，即将机械能转变为生物能。当声波振动经听骨链传至前庭窗时，压力变化传至前庭阶外淋巴，再依次传至蜗管前庭壁和蜗管内淋巴，引起基膜振动，并使螺旋器毛细胞与盖膜相接触，毛细胞兴奋并产生神经冲动，经蜗神经等听觉传导通路，最终传至大脑皮质的听觉中枢，形成听觉。

三、内耳前庭器官的位置觉功能

人体要保持身体平衡、维持一定的姿势，主要依赖前庭器官。前庭器官由内耳的椭圆囊、球囊和3 个半规管组成，它们可以通过感受头部的空间位置变化和躯体运动状态来反射性地调整姿势，保持身体平衡。椭圆囊和球囊感受直线变速运动的刺激，而半规管感受的是旋转或角变速运动的刺激。

（一）前庭器官的感受细胞

前庭器官的感受细胞为毛细胞，它们具有类似的结构和功能。每个毛细胞的顶部通常都有 60 ~ 100 条纤细的毛，称纤毛，其中最长的一条称为动毛，位于一侧边缘部，其余的都称为静毛。在正常情况下，由于前庭器官中各种毛细胞所在位置和附属结构的不同，不同形式的位置变化和变速运动都能以特定的方式改变毛细胞纤毛的倒向，使相应神经纤维的冲动发放频率发生改变，把机体运动状态和头在空间位置的信息传送到中枢，引起特殊运动觉和位置觉，且机体出现各种躯体和内脏功能的反射性改变。

（二）椭圆囊和球囊的功能

椭圆囊和球囊是膜质的小囊，位于内耳前庭内，内部充满内淋巴，囊内各有一个特殊结构，称椭圆囊斑和球囊斑，是位置觉感受器，可感受直线变速运动的刺激。毛细胞存在于囊斑之中，其纤毛埋植于胶质状的耳石膜中。人直立位时，椭圆囊斑呈水平位置，而球囊斑呈垂直位置。当机体做直线变速运动，如汽车加速或减速、电梯上升或下降等时，由于惯性及重力作用，会改变耳石膜与毛细胞间的相对位置，使相应传入神经纤维发放冲动的频率改变。当这些冲动经听神经前庭支传向中枢后，一方面引起相应感觉，同时反射性引起肌张力改变以保持身体的平衡。因此，椭圆囊和球囊的功能是产生直线变速运动觉和头部空间位置觉。

（三）半规管的功能

人体两侧内耳内各有3个相互垂直的半规管，分别代表空间的前、后、水平3个平面（图9-11）。每个半规管的一端均有一膨大的部位，称壶腹，壶腹内各有一条隆起，称壶腹嵴。壶腹嵴上有一排面对管腔的感受性毛细胞，也是位置觉感受器，可感受旋转变速运动的刺激。当躯体做旋转变速运动时，由于惯性的作用，半规管内的淋巴会超前或滞后于半规管的运动，刺激壶腹嵴，引起感受性毛细胞兴奋而产生神经冲动，经前庭神经传入大脑中枢，因而产生旋转的感觉。人脑根据两侧3对半规管传入的信号差别来判断旋转方向和旋转状态，并且通过反射活动来调节相应躯体及四肢骨骼肌张力，以保持身体姿势平衡。

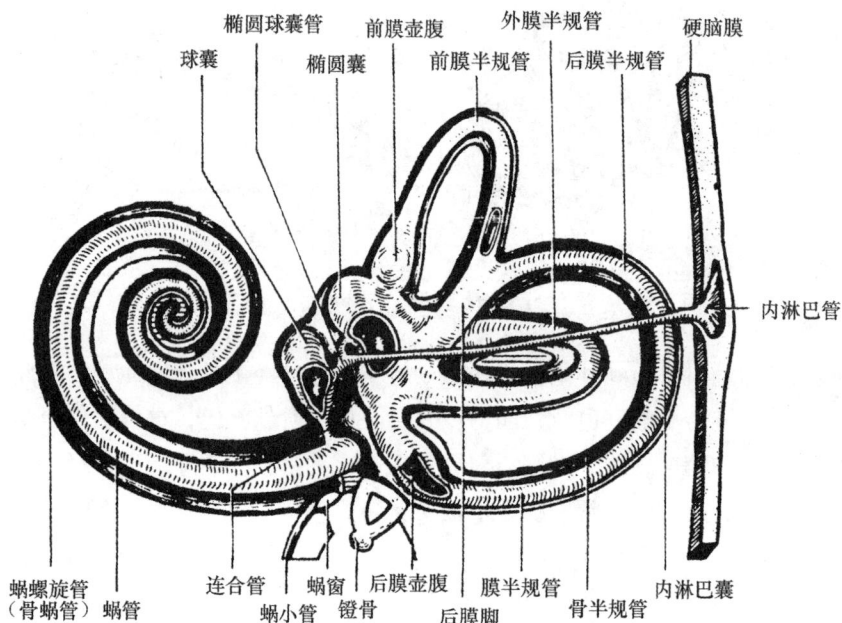

图9-11　内耳及半规管的形态

（四）前庭反应

当前庭器官受刺激而兴奋时，其传入冲动到达有关的神经中枢后，除引起一定的位置觉、运动觉以外，还可引起各种姿势调节反射和自主神经功能的改变，这种现象称为前庭反应。

1. 前庭姿势调节反射　人们在进行直线变速运动时，可刺激椭圆囊和球囊，例如当汽车突然加速时，躯体会因为颈背肌紧张反射性增强而后仰，或者电梯突然上升时，肢体伸肌会反射性抑制使腿屈曲，电梯突然下降时则出现伸肌反射性收缩而肢体伸直，这些现象都属于前庭器官的姿势调节反射。产生这些姿势调节反射的意义在于使机体尽可能地保持在原有空间位置上，以维持一定的姿势和平衡。

2. 自主神经反应　人类前庭器官受到过强或过久的刺激，或前庭功能过敏时，可通过前庭神经核与网状结构的联系而引起自主神经功能失调，出现一系列相应的内脏反应，如恶心、呕吐、眩晕、皮肤苍白、心率加快、血压下降等现象，称前庭自主神经反应。如晕车、晕船等就是前庭器官受到过久或过强刺激而造成的。

3. 眼震颤 当躯体做旋转变速运动时，眼球可出现一种不自主的节律性往返运动，称眼震颤（图9-12）。眼震颤主要由半规管受刺激引起，临床上经常利用眼震颤试验来判断前庭功能是否正常。

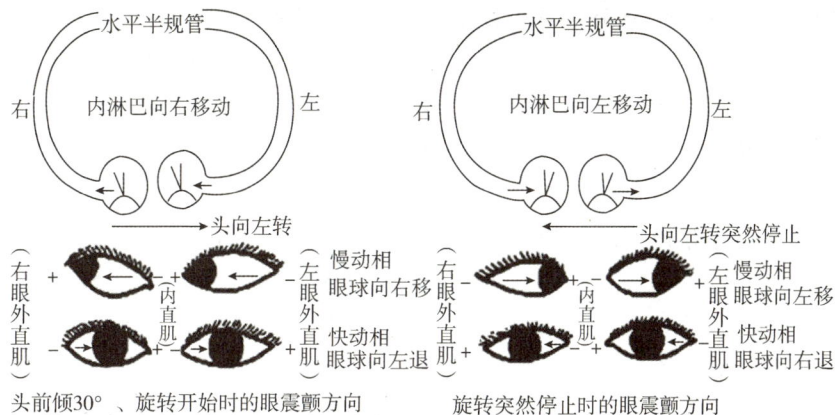

图 9-12 眼震颤

知识链接

梅尼埃病

梅尼埃病是一种特发性内耳疾病，在1861年由法国医师 Prosper Ménière 首次提出。1938年 Hallpike 和 Cairns 报告本病的主要病理变化为膜迷路积水，目前这一发现得到了许多学者的证实。然而，膜迷路积水是如何产生的却难以解释清楚。目前已知的病因包括以下因素：各种感染因素（细菌、病毒等）、损伤（包括机械性损伤或声损伤）、耳硬化症、梅毒、遗传因素、过敏、肿瘤、白血病及自身免疫病等。2002年，De Sousa 将已知原因所致膜迷路积水引起的前庭症状称为梅尼埃综合征。而梅尼埃病则被认为是一种特发性膜迷路积水。典型梅尼埃病的症状为眩晕、耳聋、耳鸣及耳内闷胀感。

练 习 题

答案解析

一、最佳选择题

1. 下列关于特殊感官特性的描述中，错误的是（　　）

    A. 对适宜刺激敏感　　　　　　　　　　B. 均不易适应

    C. 均有换能作用　　　　　　　　　　　D. 均有信息编码功能

2. 下列关于晶状体的描述中，错误的是（　　）

    A. 为双凸透镜状　　　　　　　　　　　B. 无色透明、有弹性

    C. 不含血管，仅有神经　　　　　　　　D. 外包一层透明而有弹性的薄膜

3. 产生夜盲症的原因是（　　）

    A. 视蛋白合成障碍　　　　　　　　　　B. 视黄醛合成过多

    C. 视紫蓝质缺乏　　　　　　　　　　　D. 维生素A供应不足

4. 能感受强光并有辨色能力的细胞是（　　）

    A. 节细胞　　　　　　　　　　　　B. 视锥细胞

    C. 色素细胞　　　　　　　　　　　　D. 视杆细胞

5. 视近物时，使物像落在视网膜的主要调节活动是（　　）

    A. 角膜曲率半径变大

    B. 睫状肌收缩，睫状小带松弛，晶状体借弹性回缩而变凸

    C. 双眼球向内会聚

    D. 睫状肌松弛，睫状小带紧张，晶状体受牵拉而变薄

6. 眼球的前后径过长会引起（　　）

    A. 近视　　　　　　B. 远视　　　　　　C. 散光　　　　　　D. 老视

7. 睫状肌收缩使睫状小带松弛，可引起（　　）

    A. 角膜曲度增加　　　　　　　　　　B. 角膜曲度减小

    C. 晶状体曲度增加　　　　　　　　　D. 晶状体曲度减小

8. 小儿中耳炎的主要感染途径为（　　）

    A. 外耳道　　　　　　　　　　　　　B. 内耳门

    C. 面神经管　　　　　　　　　　　　D. 咽鼓管

9. 对位于椭圆囊和球囊的囊斑结构中的毛细胞，适宜刺激是（　　）

    A. 角匀速运动　　　　　　　　　　　B. 正角加速运动

    C. 人体各种方向的直线变速运动　　　D. 人体各种方向的直线匀速运动

10. 某儿童在游乐园坐旋转椅游玩时，突然出现恶心、呕吐、眩晕、皮肤苍白等现象，最可能的原因是（　　）

    A. 低血压　　　　　　　　　　　　　B. 低血糖

    C. 低血钙　　　　　　　　　　　　　D. 前庭自主神经性反应

11. 当刺激感受器时，刺激虽仍持续，但传入纤维上的冲动频率却已开始下降。这种现象称为感受器的（　　）

    A. 疲劳　　　　　　B. 抑制　　　　　　C. 适应　　　　　　D. 衰减

12. 半规管内毛细胞的适宜刺激是（　　）

    A. 内淋巴位移　　　　　　　　　　　B. 外淋巴位移

    C. 直线加速运动　　　　　　　　　　D. 旋转变速运动

二、综合问答题

1. 视锥细胞与视杆细胞的分布和功能有何不同？

2. 什么是折光异常？主要有哪些表现？

3. 简述声波的主要传导途径。

（王　娜）

书网融合……

| 本章小结 | 微课1 | 微课2 | 微课3 | 微课4 | 题库 |

第十章

神经系统

PPT

学习目标

知识目标

1. **掌握** 突触的生理特点，神经递质与受体；感觉传导通路；特异性投射系统、非特异性投射系统的特点与功能；小脑对躯体运动的调节；大脑皮质对躯体运动的调节；神经系统对内脏活动的调节。

2. **熟悉** 大脑皮质的感觉分析功能；脊髓对躯体运动的调节；脑干对躯体运动的调节。

3. **了解** 反射中枢活动的一般规律；条件反射的形成和意义；脑的高级功能、脑电图。

能力目标

能检查视力、视野、人体腱反射；具有健康宣教的能力和意识。

素质目标

培养严谨认真的工作态度和为医学事业奉献的精神等。

情境导入

情境 在日常活动中，人手指被针刺后会立即产生缩手的动作。

思考 在这个过程中，人体会产生哪些生理活动？都有哪些器官参与？

神经系统是机体主要的功能调节系统，它以反射活动调节机体各系统、器官的生理功能，使机体适应内、外环境的变化，维持正常生命活动。

第一节 神经系统功能活动的基本原理

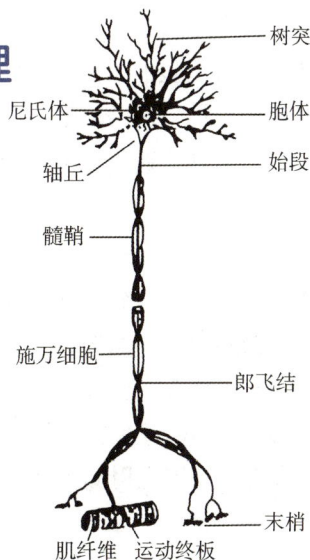

图 10-1 神经元结构与功能示意图

一、神经元和神经纤维

神经系统主要由神经元和神经胶质细胞构成。神经元是神经系统基本结构和功能单位。神经元的主要功能是接受、整合、传导和传递信息。反射活动是由多个神经元相互联系而完成的。

（一）神经元

神经元形态多样，由胞体和突起两部分组成，突起分为树突和轴突两种。一个神经元有一个或多个树突，但只有一个细长的轴突，由细胞的轴丘分出，开始一段为起始段，离开细胞体一段距离后获得髓鞘，成为神经纤维（图 10 - 1）。神经纤维的主要功能是兴奋传导和物质运输。

（二）神经胶质细胞

神经胶质细胞比神经元数量多。在中枢神经系统主要有星形胶质细胞、少突胶质细胞和小胶质细胞等，在周围神经系统主要有施万细胞和卫星细胞等。

神经胶质细胞也有突起，但无树突和轴突之分，不能传导神经冲动。

（三）神经纤维及其功能

1. 神经纤维的分类　神经纤维可按传导速度的快慢（Erlanger – Gasser 分类）分为 A、B、C 三类，其中 A 类纤维又分为 α、β、γ、δ 四个亚型；也可按神经纤维的来源与直径（Lloyd – Hunt 分类）分为 Ⅰ、Ⅱ、Ⅲ、Ⅳ 神经纤维传导兴奋的速度比无髓神经纤维快，Ⅰ 类纤维又包括 I_a 和 I_b 两个亚类（表 10 - 1）。在一定范围内，升高温度可使神经纤维传导加快。

表 10 - 1　哺乳动物周围神经纤维的分类

Erlanger – Gasser 分类	对应的 Lloyd – Hunt 分类	功能	纤维直径（μm）	传导速度（m/s）
A（有髓鞘）				
α	I_a、I_b	本体感觉、躯体运动	13 ~ 22	70 ~ 120
β	Ⅱ	触 – 压觉	8 ~ 13	30 ~ 70
γ		支配梭内肌（引起收缩）	4 ~ 8	15 ~ 30
δ	Ⅲ	痛觉、温度觉、触 – 压觉	1 ~ 4	12 ~ 30
B（有髓鞘）		自主神经节前纤维	1 ~ 3	3 ~ 15
C（无髓鞘）				
后根	Ⅳ	痛觉、温度觉、触 – 压觉	0.4 ~ 1.2	0.6 ~ 2.0
交感		交感神经节后纤维	0.3 ~ 1.3	0.7 ~ 2.3

2. 神经纤维及其功能　轴突和感觉神经元的长树突外面包裹有髓鞘或神经膜，根据有无髓鞘，神经纤维可分为有髓神经纤维和无髓神经纤维，其主要功能是兴奋传导和物质运输。神经纤维对所支配的组织有两方面的作用：兴奋传导会改变组织的功能活动（功能效应），释放化学物质可调整组织的代谢活动（营养效应）。如果周围神经损伤，就会引起肌肉萎缩。

3. 神经纤维传导兴奋的特征　神经纤维传导的兴奋或动作电位称为神经冲动。神经纤维传导神经冲动呈现以下特征。

（1）生理完整性　神经纤维只有在其结构和功能都保持完整的情况下才能传导兴奋。

（2）绝缘性　一条神经干内含多条神经纤维，多条纤维同时传导兴奋时基本上互不干扰。

（3）双向性　刺激神经纤维的任何一点，其引起的兴奋同时向两侧传导。但在机体内，由于神经元的极性关系，传导一般表现为单向性。

（4）相对不疲劳性　是指神经纤维能长时间保持兴奋传导的能力。有效电刺激神经纤维 9 ~ 12 小时，神经纤维仍保持不衰减兴奋传导的能力。

4. 神经纤维传导兴奋的速度　不同的神经纤维，其传导兴奋的速度不同。神经纤维直径越大，传导兴奋的速度越快；有髓神经纤维传导兴奋的速度比无髓神经纤维快，传导速度还受温度的影响。在一定范围内，升高温度可使神经纤维传导兴奋的速度加快；当温度降至 0℃ 以下时，局部可暂时失去感觉，可作为临床上应用低温麻醉的依据。

二、突触传递

神经元之间通过形成突触联系传递信息，共同协调来完成调节功能。神经元之间相互接触并传递信息的部位称为突触，是神经元之间的一种特化的细胞连接。在人体神经系统内，实现神经元之间的信息传递主要以化学物质为媒介，即化学性突触。

（一）突触的结构与类型

1. 突触的结构　经典的突触由突触前膜、突触间隙以及突触后膜三部分组成（图 10 - 2）。一个神经元的轴突末梢分出许多小支，每个小支末端膨大呈球状而称为突触小体。突触小体末梢的膜称为突触前膜，与之相对的胞体膜或突起膜称为突触后膜，两膜之间的缝隙为突触间隙。突触小体内含有大量的突触小泡，突触小泡内含有高浓度的神经递质。不同的神经元含有的神经递质不同。突触后膜上含有与突触小泡内递质相应的受体或化学门控通道。

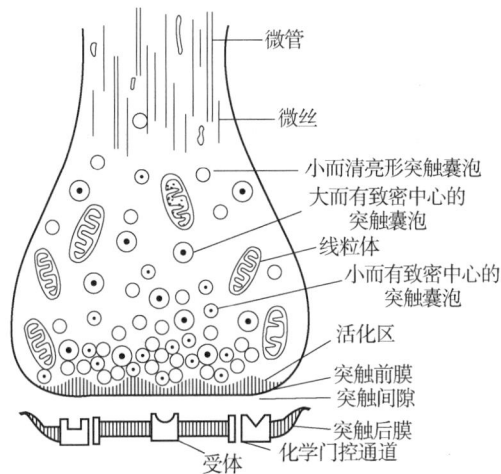

图 10 - 2　突触的结构

2. 突触的类型　根据神经元与神经元之间接触部位的不同，可将突触分为轴突 - 胞体突触（轴 - 体突触）、轴突 - 树突突触（轴 - 树突触）、轴突 - 轴突突触（轴 - 轴突触）等（图 10 - 3）。根据突触传递产生效应的不同，可将突触分为兴奋性突触和抑制性突触。

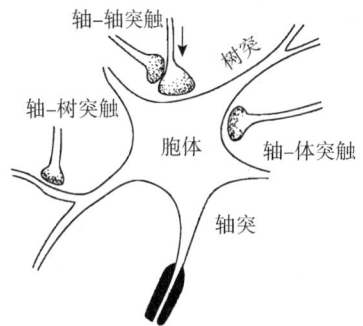

图 10 - 3　突触的类型

（二）突触传递

突触传递是指突触前神经元的信息通过突触传递给突触后神经元的过程。其传递的基本过程是：神经冲动即动作电位到达轴突末梢时，引起突触前膜去极化，使突触前膜细胞外的 Ca^{2+} 进入突触小泡，突触小泡与前膜融合，通过出胞作用释放相应的神经递质；递质经突触间隙扩散并与突触后膜上的特异性受体结合，引起突触后膜对某些离子的通透性改变，离子跨突触后膜转移，引起突触后膜电位变化。突触传递分为兴奋性突触传递和抑制性突触传递两个过程。

1. 兴奋性突触传递过程　突触前神经元的兴奋传到其轴突末梢后，突触小体释放兴奋性递质，递质与受体的结合引起突触后膜对 Na^+、K^+、Cl^- 特别是对 Na^+ 的通透性增加。Na^+ 从细胞外通过突触后膜扩散到细胞内的量大于 K^+ 外流的量，引起突触后膜发生去极化的电位变化，这种电位变化称为兴奋性突触后电位（EPSP）。当 EPSP 达到阈电位时，产生动作电位，引起突触后神经元兴奋。

2. 抑制性突触传递过程　突触前神经元的兴奋传到其轴突末梢后，突触小体释放抑制性递质，递质与受体结合主要引起突触后膜对 Cl^- 的通透性增加。Cl^- 从细胞外通过突触后膜扩散到细胞内，使突触后膜产生超极化的电位变化，这种电位变化称为抑制性突触后电位（IPSP），使突触后神经元不容易产生动作电位而产生抑制效应。

知识链接

神经元之间其他的联系方式

1. 缝隙连接 是指两个神经元膜紧密接触的部位。两层膜之间的间隙比突触间隙更小，没有突触小泡，接触部位电阻很低，可以双向进行电传递，传递速度比突触传递快，几乎没有延搁，有助于一群功能相似的细胞同步兴奋。

2. 非突触性化学传递 有些神经元分支上有大量结节状曲张体，内含大量小泡，小泡可释放递质，曲张体与效应细胞间的距离大于突触间隙。当神经冲动抵达曲张体时，释放递质，通过弥散与附近多个效应细胞膜上的受体结合，发挥生理效应。

在中枢神经系统内，一个突触后神经元常与多个突触前神经末梢构成突触，产生的突触后电位既有 EPSP，也有 IPSP，突触后神经元是兴奋还是抑制取决于 EPSP 和 IPSP 的大小。EPSP 大于 IPSP，突触后神经元表现为兴奋；反之，则突触后神经元表现为抑制。

三、神经递质与受体

突触传递是通过神经递质作用于相应的受体而实现的，因此，神经递质和受体是化学性突触传递最重要的物质基础。

（一）神经递质

神经递质是指突触前神经元合成释放，能特异性地作用于突触后神经元或效应细胞上的受体，产生一定效应的信息传递物质。只有符合一定条件的化学物质才能确认为神经递质。神经递质可分为外周神经递质和中枢神经递质。

1. 外周神经递质 是指由传出神经元末梢释放，参与信息传递的化学物质（图 10-4）。

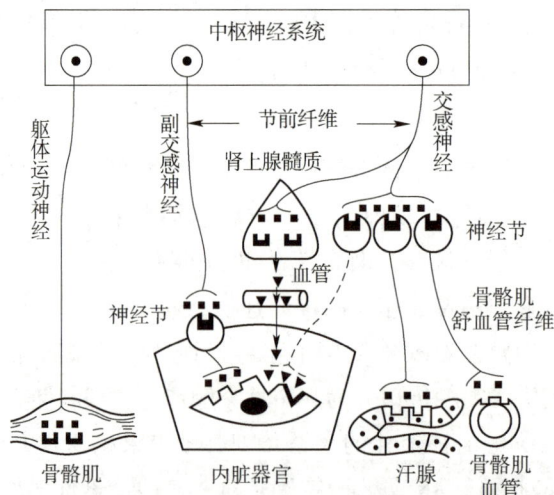

图 10-4 外周神经纤维分类及释放递质示意图

（1）乙酰胆碱（Ach） 凡是以 Ach 作为递质的神经纤维皆称为胆碱能纤维，包括所有内脏运动神经的节前纤维、绝大部分副交感神经节后纤维以及交感神经的小部分节后纤维（如支配汗腺、胰腺的交感节后纤维以及支配骨骼肌和腹腔内脏的交感舒血管纤维），还有躯体运动神经纤维。

（2）去甲肾上腺素（NE 或 NA）　凡是以 NE 作为递质的神经纤维皆称为肾上腺素能纤维，包括绝大部分交感神经节后纤维。

另外还有嘌呤类和肽类递质，主要存在于胃肠道，由副交感神经节前纤维释放，引起胃肠平滑肌电位变化。

2. 中枢神经递质　是指在中枢神经系统内参与信息传递的化学递质。中枢神经递质包括乙酰胆碱、单胺类、氨基酸类、肽类和嘌呤类等。

（二）受体

受体是指位于细胞膜或细胞内，具有接受和转导信息功能的特殊蛋白质，它能与体液中某些化学物质（如递质、激素等）特异性结合，诱发特定的生物效应。与受体发生特异性结合后能增强受体的生物学活性的化学物质，称受体激动剂；与受体发生特异性结合而不改变受体的生物活性，反因占据受体而产生对抗激动剂效应的化学物质，称受体拮抗剂。两者统称为配体。

1. 胆碱能受体　是指能与 Ach 结合而发挥生理效应的受体。根据药理特性的不同，可分为毒蕈碱型受体（M 受体）和烟碱型受体（N 受体）两种类型，它们因分别能与天然植物中的毒蕈碱和烟碱这两种生物碱结合而得名。

（1）毒蕈碱型受体（M 受体）　分布于大多数副交感神经节后纤维（少数释放肽类或嘌呤类递质的纤维除外）所支配的效应器细胞、交感节后纤维所支配的汗腺以及骨骼肌血管的平滑肌细胞膜上。Ach 与 M 受体结合后，产生的效应称为毒蕈碱样作用（M 样作用），包括心脏活动抑制，支气管平滑肌、胃肠道平滑肌、膀胱逼尿肌、虹膜环行肌收缩，汗腺、消化腺分泌增加和骨骼肌血管舒张等。阿托品是 M 受体拮抗剂，可拮抗 Ach 的 M 样作用。

（2）烟碱型受体（N 受体）　分布于自主神经节的突触后膜和神经 – 骨骼肌接头的终板膜上。Ach 与 N 受体结合产生的效应称为烟碱样作用（N 样作用）。小剂量 Ach 能兴奋自主神经节后神经元，也能引起骨骼肌收缩；大剂量 Ach 则可阻断自主神经节的突触传递。筒箭毒是 N 受体拮抗剂，能使肌肉松弛。N 受体可分为 N_1 和 N_2 受体两种亚型。N_1 受体分布于中枢神经系统和周围神经系统的自主神经节突触后膜上，六烃季铵可拮抗其功能；N_2 受体位于神经 – 骨骼肌接头的终板膜上，十烃季铵可拮抗其功能。

2. 肾上腺素能受体　是指能与儿茶酚胺类物质（包括肾上腺素和去甲肾上腺素、多巴胺）结合的受体。肾上腺素能受体可分为 α 受体和 β 受体两种。肾上腺素能受体广泛分布于中枢和周围神经系统。

（1）α 受体　又可分为 α_1 受体和 α_2 受体 2 个亚型。肾上腺素和去甲肾上腺素与 α 受体（主要是 α_1 受体）结合后产生的平滑肌效应以兴奋性为主的，包括血管、子宫、虹膜辐射状肌的收缩以及瞳孔散大等，但与小肠平滑肌上的 α_2 受体结合却表现为抑制性的舒张。酚妥拉明能拮抗 α_1 受体和 α_2 受体，主要拮抗 α_1 受体；哌唑嗪可拮抗 α_1 受体；育亨宾可拮抗 α_2 受体。

（2）β 受体　分为 β_1 受体、β_2 受体和 β_3 受体 3 个亚型。肾上腺素和去甲肾上腺素与 β 受体（主要是 β_2 受体）结合后产生的平滑肌效应以抑制性为主，包括引起有 β_2 受体分布的血管、子宫、小肠、支气管等舒张，但与心肌（β_1 受体）结合产生的效应是兴奋性的。普萘洛尔能拮抗 β 受体，对 β_1 受体和 β_2 受体无选择性；阿替洛尔和美托洛尔可选择性拮抗 β_1 受体；丁氧胺主要拮抗 β_2 受体。

（三）神经递质的释放

神经递质的代谢包括递质的合成、储存、释放、消除、再摄取及再合成等过程。某些毒物、药物或疾病会影响递质的代谢，导致代谢障碍，可引起神经冲动传导功能紊乱。

四、反射中枢活动的基本规律

反射是神经系统活动的基本方式。反射中枢是中枢神经系统中对某一特定生理功能具有调节作用的神经细胞群。中枢神经系统中，大量的神经细胞之间通过复杂的联系组成各种反射中枢，通过反射调节机体的活动。

（一）中枢神经元的联系方式

中枢神经系统神经元数目众多，联系方式复杂多样，主要有以下几种（图10-5）。

1. 单线式联系 是指一个突触前神经元仅与一个突触后神经元发生突触联系，例如视网膜视锥系统的联系方式，这种联系方式可使视锥系统具有较高的分辨能力。

2. 辐散式联系 在传入通路中多见，是指一个神经元通过其轴突侧支或末梢分支与多个神经元形成突触联系。突触前神经元的兴奋或抑制引起许多神经元同时兴奋或抑制，形成兴奋或抑制的扩散。

3. 聚合式联系 在传出通路中多见，是指一个神经元可接受来自多个神经元轴突末梢的投射而建立突触联系。这种方式可以使来自许多神经元的作用效果集中在同一神经元上，以利于反射活动的协调进行。

4. 链锁式联系 神经元的侧支依次连接形成链锁，可在空间上扩大兴奋作用范围。

5. 环路式联系 一个神经元的轴突侧支经过若干突触联系后，再次与该神经元发生突触联系。这种方式可使兴奋通过环路中性质不同的中间神经元产生不同的效应，若环路内各神经元的生理效应一致，则兴奋通过环路的传递将得到加强和延续，产生正反馈效应；若环路内存在抑制性中间神经元，则兴奋通过环式联系将使原来的神经元的活动减弱或及时终止，即产生负反馈效应。

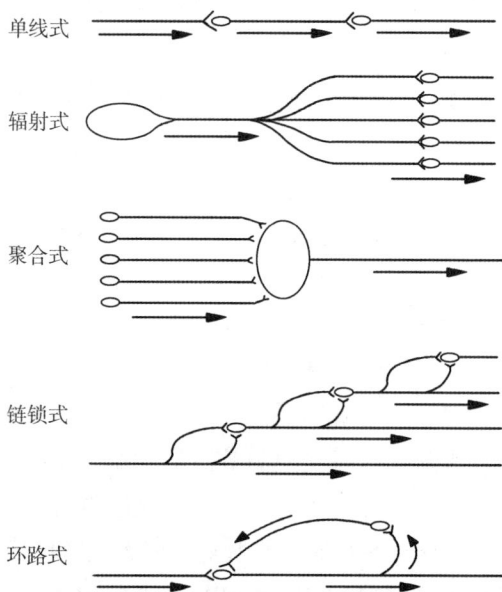

图10-5 中枢神经元的联系方式

（二）中枢兴奋传播的特征

兴奋在反射弧中枢部分传播时，往往需要通过一次以上的突触接替，当兴奋通过化学性突触传递时，主要表现为以下几方面的特征。

1. 单向传递 在反射活动中，兴奋通过化学性突触传递，只能从突触前神经元末梢传向突触后神经元。神经递质通常由突触前膜释放到突触后膜才能完成信息传递，这样就保证了信息沿反射弧途径顺序传递。

2. 中枢延搁 是指兴奋通过反射中枢时比较慢的现象。兴奋通过化学性突触传递时需经历前膜释放递质、递质在间隙内扩散等多个环节，因此要消耗时间。

3. 总和 在反射活动中，单根神经纤维的传入冲动到达中枢，一般不能使中枢发出传出效应。而多根神经纤维传入冲动或一根神经纤维连续传入冲动可引起反射活动，这种现象称为总和。前者称为空间总和，后者为时间总和。

4. 后发放 是指在反射活动中，当传入刺激停止后，传出神经仍在一定时间内发放冲动，使反射活动仍持续一段时间的现象。神经元之间的环式联系及中间神经元的作用是产生后发放的基础。

5. 兴奋节律的改变　在反射活动中，突触后神经元发出冲动的频率往往与突触前神经元的频率不同。这是因为突触后神经元的兴奋节律往往同时接受多个突触前神经元的信号传递，而且反射中枢常经过多个中间神经元接替，加之突触后神经元自身的功能状态会发生改变。

6. 易疲劳性、内环境理化因素的变化　缺氧、CO_2过多、麻醉剂以及某些药物等均可影响突触传递。突触也是反射弧中最容易疲劳的，原因可能是递质耗竭。

（三）中枢抑制

在任何反射活动中，中枢内既有兴奋活动，又有抑制活动。中枢抑制可分为突触后抑制和突触前抑制两类。

1. 突触后抑制　是指发生于突触后膜上的超极化抑制。在反射活动中，一个兴奋性神经元兴奋时，使一个抑制性中间神经元兴奋并释放抑制性递质，通过产生 IPSP 使突触后神经元超极化而抑制。突触后抑制可分为以下两类。

（1）传入侧支性抑制　指传入神经纤维在兴奋一个中枢神经元的同时，其侧支与抑制性中间神经元发生联系，兴奋该抑制性中间神经元转而抑制另一神经元（图 10 - 6A）。其生理意义在于使不同中枢（尤其是功能上相互拮抗的中枢）的活动相互配合，使反射活动更为协调。例如，屈肌反射是通过伸肌舒张配合屈肌收缩完成的。

（2）回返性抑制　指某一中枢的神经元兴奋时，其传出冲动沿轴突外传的同时，还经其轴突的侧支兴奋抑制性中间神经元，该抑制性中间神经元通过其轴突返回抑制原先发动兴奋的神经元（图 10 - 6B）。这是一种负反馈控制形式，其意义在于防止神经元过度和过久兴奋，促使同一中枢内许多神经元之间相互制约和协调一致。脊髓前角运动神经元的轴突支配骨骼肌并发动运动，同时其轴突发出侧支与闰绍细胞构成突触联系，闰绍细胞兴奋时释放甘氨酸，反过来抑制原先发生兴奋的运动神经元和同类的其他运动神经元的活动。

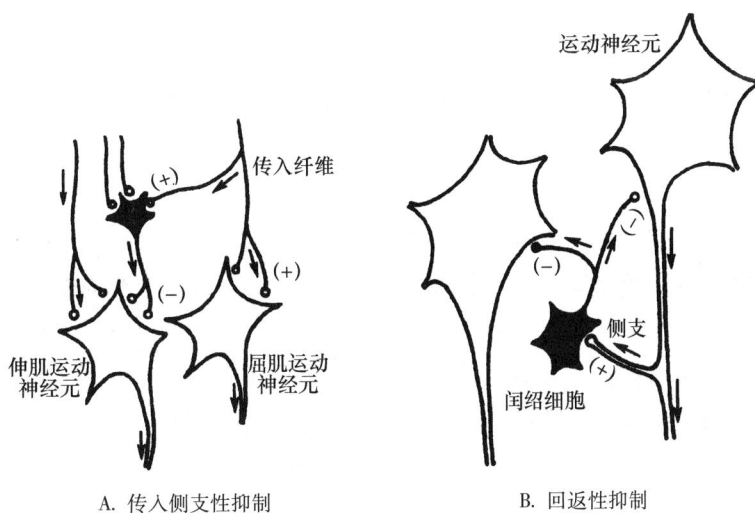

A. 传入侧支性抑制　　　　B. 回返性抑制

图 10 - 6　突触后抑制示意图

2. 突触前抑制　是指发生于突触前膜的去极化抑制。它是由于兴奋性神经元的轴突末梢在另一个神经元轴突末梢的影响下，释放的兴奋性递质量少，不足以使突触后神经元兴奋而表现出抑制效应（图 10 - 7）。突触前抑制在中枢神经系统内广泛存在，多见于感觉传入途经中，其生理意义是控制从外周传入中枢的感觉信息，使感觉更加清晰集中，对感觉传入的调节作用十分重要。

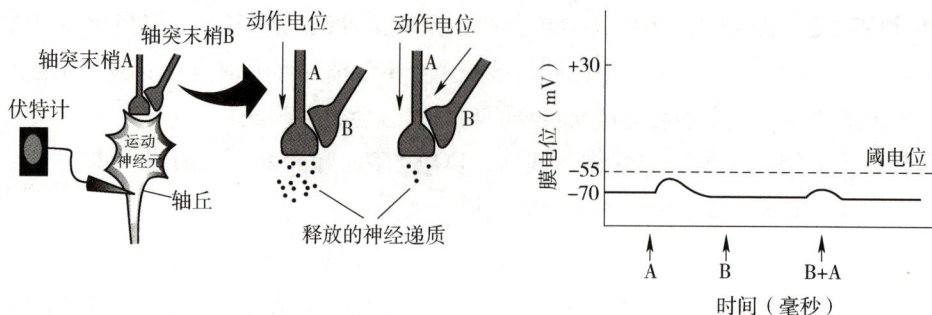

图 10 – 7　突触前抑制示意图

第二节　神经系统的感觉分析功能 ⓔ微课

反射活动中，感受器接受刺激后发放神经冲动进入中枢，除了直接产生反射外，有的冲动上传至大脑皮质，产生相应的感觉。

一、脊髓的感觉传导通路

感受器接受刺激后所产生的神经冲动传导至大脑皮质的通路，称感觉（上行）传导通路，主要包括浅感觉和深感觉两条传导通路。传导通路一般由两个及两个以上神经元组成，传导特定的神经冲动，且在传入过程中左右交叉到对侧，经间脑的背侧丘脑和内囊，最后投射到大脑皮质相应区域，产生不同的感觉。在躯体感觉的传入通路中，一般有三级接替神经元。初级传入神经元胞体位于后根神经节或脑神经的神经节内，其周围突或者本身即是感受器，或者与感觉器官的感受细胞相连；中枢突进入脊髓和脑干。

（一）浅感觉传导通路

皮肤与黏膜的痛、温、触、压等感觉，由于它们的感受器位置较浅，其上行感觉传导系统称为浅感觉传导系统，一般由三级神经元组成。

1. 躯干、四肢的浅感觉传导通路　第一级神经元是位于脊神经节内的假单级神经元，其周围突随脊神经分布至皮肤内相应的感受器，中枢突经脊神经后根入脊髓，上升 1 ~ 2 个脊髓节段后进入脊髓灰质后角更换神经元。第二级神经元位于脊髓灰质后角，它发出的纤维交叉到对侧，在脊髓白质内上行到背侧丘脑，这段纤维束称为脊髓丘脑束。第三级神经元的胞体在背侧丘脑，其发出的纤维经内囊投射到大脑皮质中央后回的上 2/3 部及中央旁小叶后部。其中，传导痛觉和温度觉的纤维走行于外侧并形成脊髓丘脑侧束；传导粗略触 – 压觉的纤维走行于腹侧并形成脊髓丘脑前束（图 10 – 8A）。

2. 头面部的浅感觉传导通路　分布到头面部的感觉性神经主要是三叉神经，也由三级神经元组成。第一级神经元是位于三叉神经节内的假单级神经元，其周围突随三叉神经分支分布至头面部相应的感受器，中枢突组成三叉神经感觉根入脑干。第二级神经元是位于脑干内的三叉神经感觉核，其发出的纤维交叉到对侧，组成三叉丘系上升到背侧丘脑。第三级神经元的胞体在背侧丘脑，其发出的纤维经内囊投射到大脑皮质中央后回的下 1/3 部（图 10 – 8B）。

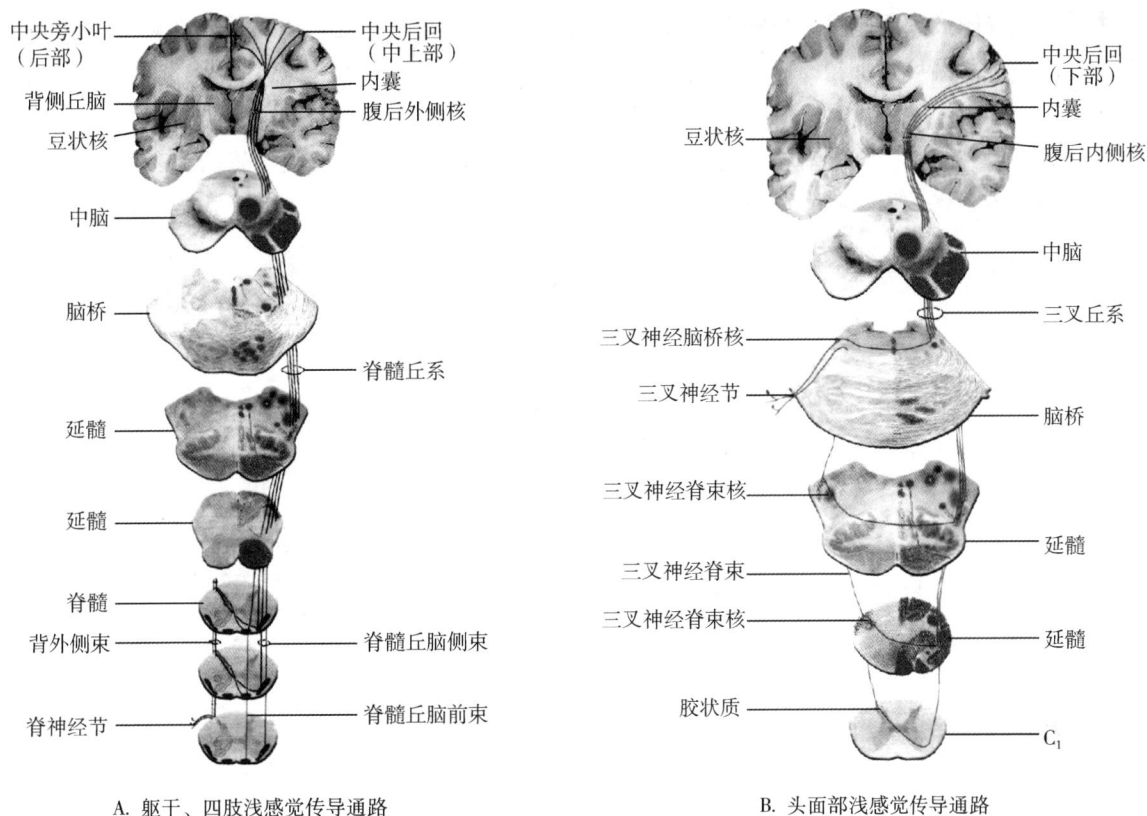

中央旁小叶（后部）
中央后回（中上部）
背侧丘脑
内囊
豆状核
腹后外侧核
中脑
脑桥
脊髓丘系
延髓
延髓
脊髓
背外侧束
脊髓丘脑侧束
脊神经节
脊髓丘脑前束

A. 躯干、四肢浅感觉传导通路

豆状核
中央后回（下部）
内囊
腹后内侧核
中脑
三叉丘系
三叉神经脑桥核
三叉神经节
脑桥
三叉神经脊束核
延髓
三叉神经脊束
三叉神经脊束核
延髓
胶状质
C_1

B. 头面部浅感觉传导通路

图 10 - 8　浅感觉传导通路

（二）深感觉（本体感觉）传导通路

深感觉传导通路传导来自肌、肌腱、关节的位置觉、运动觉、振动觉和精细触压觉。精细触压觉是指能辨别物体形状和性质以及两点之间距离的感觉等。躯干、四肢的深感觉（本体感觉）传导通路也由三级神经元组成。第一级神经元的胞体位于脊神经节内，其周围突随脊神经分布至躯干和四肢的肌、腱、关节等处的相应感受器，中枢突进入脊髓后索，来自第5胸髓节段以下的形成薄束，来自第4胸髓节段的形成楔束上升至延髓。第二级神经元的胞体位于延髓的薄束核和楔束核，发出的纤维左右交叉到对侧，上行到背侧丘脑。第三级神经元的胞体位于背侧丘脑，发出纤维经内囊投射到大脑皮质中央后回的中、上部及中央旁小叶后部（图 10 - 9）。

传导痛觉、温度觉和粗略触 - 压觉的纤维先交叉后上行，而传导本体感觉和精细触 - 压觉的纤维则先上行后交叉，所以在一侧脊髓发生横断损伤的情况下，损伤平面以下同侧发生本体感觉和精细触 - 压觉障碍，而对侧发生痛觉、温度觉和粗略触 - 压觉障碍。脊髓空洞症患者如果仅中水央管前交叉的感觉传

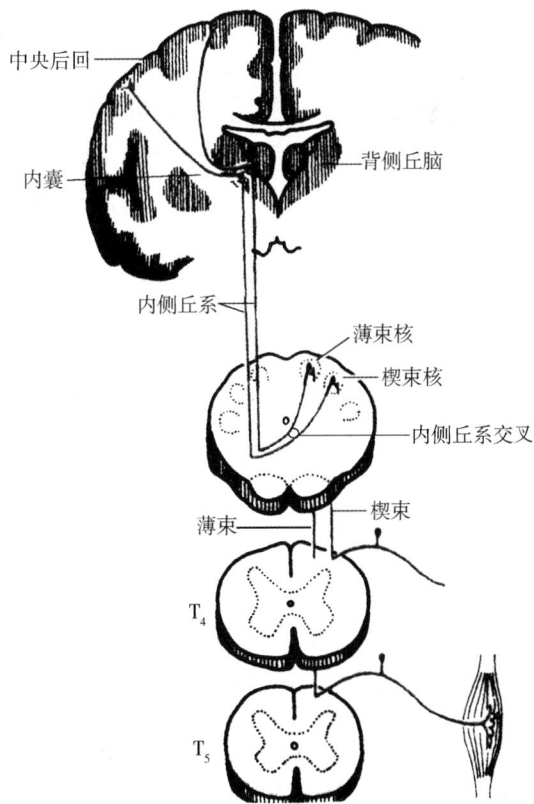

中央后回
内囊
内侧丘系
薄束
T_4
T_5
背侧丘脑
薄束核
楔束核
内侧丘系交叉
楔束

图 10 - 9　本体感觉传导通路

导纤维受到较局限的损害，可出现病变节段以下双侧皮节的痛觉和温度觉障碍而粗略触 – 压觉基本正常的表现，即痛觉、温度觉和粗略触 – 压觉障碍分离的现象。原因为痛觉、温度觉传入纤维进入脊髓后，在相应节段上下 1～2 个节段内即完成换元并经过前连合交叉到对侧；而粗略触 – 压觉传入纤维进入脊髓后可分成上行和下行纤维，其换元可发生在上下多个节段范围内，故中央水管前交叉纤维在局部节段内的空洞损伤不致影响粗略触 – 压觉。

二、丘脑与感觉投射系统

丘脑是感觉传导的接替站，除嗅觉外，各种感觉的传导通路均在丘脑内更换神经元，然后投射到大脑皮质。丘脑向大脑皮质的投射称为感觉投射系统，可分为两大系统（图 10 – 10）。

（一）特异性投射系统

丘脑特异感觉接替核（包括腹后核、外侧膝状体、内侧膝状体等）及其投射至大脑皮质特定感觉区的神经通路称为特异性投射系统。经典感觉传导通路的传导束和神经元序列是固定的，它们经脊髓或脑干上升到丘脑特异感觉接替核换元，再发出纤维投射到大脑皮质的特定感觉区，引起特定的感觉，并激发大脑皮质发出神经冲动。每一种感觉的传导途径都是专一的，具有点对

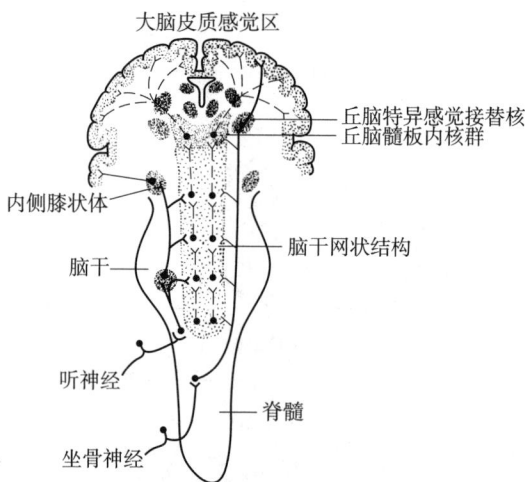

图 10 – 10　感觉投射系统示意图

点的关系，投射纤维终止于皮层的第四层。丘脑的联络核也与大脑皮质存在特定投射关系，所以也属于特异性投射系统，但它不引起特定的感觉，主要参与感觉功能的联系和协调。

（二）非特异性投射系统

由丘脑的髓板内核群发出并弥散地投射至大脑皮质广泛区域的神经通路称为非特异性投射系统。经典感觉传导通路第二级神经元的轴突上行通过脑干时，发出侧支与脑干网状结构的神经元发生突触联系，在脑干网状结构内反复换元后，上行抵达丘脑中线的髓板内核群，最后弥散地投射到大脑皮质广泛区域，维持和改变大脑皮质的兴奋状态。非特异性投射系统与大脑皮质之间不具有点对点的关系，上行纤维进入皮质后分布于各层内，没有专一的感觉传导功能，不能引起特定的感觉。

脑干网状结构内具有上行唤醒作用的功能系统称为脑干网状结构上行激动系统，主要通过非特异性投射系统发挥作用。这个系统是多突触结构，易受药物影响。巴比妥类催眠药可能是通过阻断上行激动系统的传导来发挥作用，乙醚也可能因抑制上行激动系统和大脑皮质的活动而发挥麻醉效果。

特异性投射系统和非特异性投射系统的作用协调配合，让大脑在觉醒状态下产生各种特定的感觉，两者的区别见表 10 – 2。

表 10 – 2　特异性投射系统与非特异性投射系统的区别

	特异性投射系统	非特异性投射系统
传导途径	专一性	无专一性
投射关系	点对点的投射	弥散的投射
投射区域	大脑皮质的特定感觉区	大脑皮质的广泛区域
传入神经元接替	经较少神经元接替	经多个神经元接替
主要功能	引起特定的感觉并激发大脑皮质发出传出冲动	维持和改变大脑皮质的兴奋性，使机体保持觉醒状态

三、大脑皮质的感觉分析功能

躯体感觉信息经特异性投射系统投射到大脑皮质的躯体感觉代表区，通过大脑皮质的精细分析与综合，产生特定的感觉。躯体感觉代表区主要有体表感觉区、本体感觉区和内脏感觉区。

（一）体表感觉区

全身体表感觉在大脑皮质的投射区主要位于中央后回，又称第一体表感觉区。其投射规律有：①交叉投射，即一侧体表的感觉传入，投射到对侧大脑皮质中央后回的相应区域，但头面部感觉的投射是双侧性的；②躯体各部位感觉投射区域的空间分布呈倒置关系，即下肢感觉区在顶部，上肢感觉区在中间，头面部感觉区在底部，但头面部感觉区的内部分布仍呈正置关系；③投射区的大小与不同体表部位的感觉灵敏程度有关，感觉灵敏度高的拇指、食指和唇的皮质代表区大，感觉迟钝的背部的皮质代表区小（图10-11）。

人脑在中央前回与岛叶之间还有第二体表感觉区。全身体表感觉在此区的投射呈正置分布，而且投射具有双侧性。此区仅能对感觉信息做比较粗糙的分析。

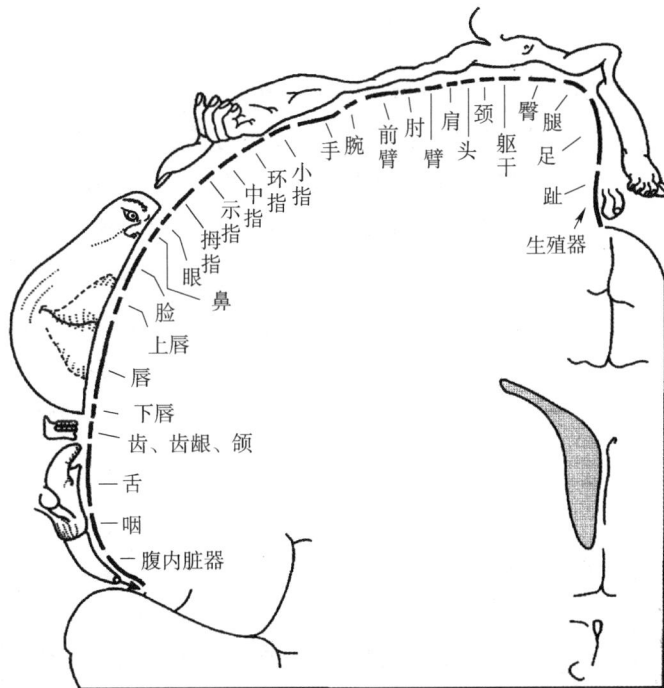

图10-11　人体各部位在中央后回的定位

（二）本体感觉区

本体感觉来自肌、肌腱、骨膜和关节等组织结构，主要是对身体的空间位置、姿势、运动状态和运动方向的感觉。目前认为，中央前回既是运动区，又是本体感觉区。

（三）内脏感觉区

内脏感觉来自内脏感受器的传入冲动，其适宜刺激是体内的自然刺激，如肺的扩大与缩小、血压的升降等。内脏中有痛觉感受器，无本体感受器，温度觉和触-压觉感受器很少，因此内脏感觉主要是痛觉。内脏感觉的投射区混杂于第一体表感觉区、第二体表感觉区、运动辅助区和边缘系统等皮质部位。

四、痛觉

痛觉是指机体某处受到伤害性刺激时产生的一种不愉快的感觉，常伴有情绪变化、自主神经反应和防御性反应，是机体受伤害时的一种报警信号，具有保护性意义。长期剧烈的疼痛会伴发不愉快的情绪反应并影响食欲与睡眠，必须及时使之缓解。

痛觉感受器广泛地分布于皮肤、肌肉、关节和内脏等处。当各种刺激达到一定强度造成组织伤害时，局部组织即释放出某些致痛物质，如 K^+、H^+、组胺、5-HT、缓激肽、前列腺素等，这些致痛物质再作用于痛觉感受器，引起痛觉传入冲动。临床上可根据需要采用普鲁卡因等局部麻醉药封闭神经来阻断痛觉冲动的传入，也可采用吗啡等镇痛药作用于中枢内镇痛系统来达到镇痛的效果。

（一）皮肤痛觉

当伤害性刺激作用于皮肤时，可先后出现快痛与慢痛两种性质的痛觉。快痛是一种定位清楚而尖锐的刺痛，在刺激时很快发生，撤除刺激后又很快消失。慢痛是一种定位不明确的烧灼痛，于刺激作用 0.5~1.0 秒后产生，持续时间较长，并伴有心率加快、血压升高以及呼吸和情绪等方面的变化。

（二）内脏痛与牵涉痛

1. 内脏痛　伤害性刺激作用于内脏器官引起的疼痛称为内脏痛，是临床上常见的症状。痛觉感受器在内脏的分布比在躯体要稀疏很多，故内脏痛的定位不准确。内脏痛觉与皮肤痛觉相比较，有以下特点：①定位不准确、定性不清楚，这是内脏痛最主要的特点；②缓慢、持续，即主要表现为慢痛，常呈渐进性增强；③对机械牵拉、痉挛、缺血、炎症等刺激敏感，而对切割、烧灼等通常易引起皮肤痛的刺激不敏感；④特别能引起不愉快的情绪活动，并伴有恶心、呕吐和心血管及呼吸活动改变；⑤可伴有牵涉痛。

2. 牵涉痛　某些内脏疾病常引起一定的体表部位发生疼痛或痛觉过敏，此种现象称为牵涉痛。例如，心绞痛患者常感到心前区、左肩和左上臂内侧区疼痛；胆囊炎、胆石症发作时，可感觉右肩区疼痛；阑尾炎早期发生腹上区或脐区痛；患胃溃疡或胰腺炎时，会出现左上腹和肩胛间疼痛；肾结石时，则可引起腹股沟区疼痛。了解牵涉痛的规律有助于临床诊断。

第三节　神经系统对躯体运动的调节

躯体运动是以骨骼肌的收缩和舒张活动为基础的生命活动，是人类生活和从事劳动的重要手段。躯体的各种运动往往由多个肌群相互协调和配合完成，而这种协调与配合则是在神经系统调节下进行的，从脊髓到大脑皮质的各级中枢神经系统都发挥着重要作用。

一、脊髓对躯体运动的调节

脊髓是调节躯体运动最基本的中枢。脊髓对躯体运动的调节是通过脊髓反射实现的，其传出神经元是脊髓灰质前角的运动神经元，脊髓对躯体运动的调节主要有屈肌反射和牵张反射。

（一）屈肌反射和对侧伸肌反射

当肢体皮肤受到伤害性刺激时，受刺激一侧肢体关节的屈肌收缩而伸肌舒张，肢体屈曲，称屈肌反射。屈肌反射的生理学基础是传入侧支性抑制，具有保护性意义。

屈肌反射的强弱与刺激强度有关，刺激强度增大，发生屈肌反射的范围也随之扩大。如足趾受弱刺激，引起踝关节屈曲；若刺激大腿，则膝关节也可屈曲。如果受到很强的伤害性刺激，一侧肢体屈曲造成身体失衡时对侧肢体伸直的反射，称对侧伸肌反射。对侧伸肌反射是一种姿势反射，对于支持体重、维持躯体姿势平衡具有重要的生理意义。

（二）牵张反射

有神经支配的骨骼肌受到外力牵拉而伸长时，受牵拉的同一肌肉反射性收缩，这一反射称为牵张反射。

1. 类型　牵张反射可分为肌紧张和腱反射两种类型。

（1）肌紧张　是指缓慢而持续牵拉肌腱所引起的牵张反射。肌紧张表现为骨骼肌轻度而持续地收缩，以阻止被拉长。肌紧张是保持身体平衡、维持一定躯体姿势最基本的反射。肌紧张只是抵抗肌肉被牵拉，其收缩力量较小，不表现为明显的动作，但能持久进行，不易疲劳。

（2）腱反射　是指快速牵拉肌腱时引起的牵张反射，表现为被牵拉肌肉迅速而明显地缩短。临床上常通过检查腱反射来了解神经系统的功能状况。如果腱反射减弱或消失，常提示反射弧的传入、传出通道或者脊髓反射中枢受损；而腱反射和肌紧张亢进，则提示控制脊髓的高级中枢有病变。临床上常检查的腱反射见表10-3。

表10-3　临床上常检查的腱反射

反射名称	检查方法	传入神经	中枢部位	传出神经	效应器	反应
膝跳反射	叩击股四头肌肌腱	股神经	腰髓2~4节	股神经	股四头肌	膝关节伸直
跟腱反射	叩击跟腱	胫神经	骶髓1~2节	胫神经	腓肠肌	足跖屈曲
肱三头肌反射	叩击肱三头肌肌腱	桡神经	颈髓7~8节	桡神经	肱三头肌	肘关节伸直
肱二头肌反射	叩击肱二头肌肌腱	肌皮神经	颈髓5~6节	肌皮神经	肱二头肌	肘关节屈曲

2. 牵张反射的机制　腱反射和肌紧张的感受器主要是肌梭。肌梭是一种感受肌肉长度变化或感受牵拉刺激的特殊梭形感受装置，属于本体感受器。肌梭长约几毫米，外层为一结缔组织囊，囊内含有6~12根肌纤维，称梭内肌纤维。囊外的称为梭外肌纤维。梭内肌纤维分为核袋纤维和核链纤维两类。肌梭的传入纤维有Ⅰa类和Ⅱ类纤维。Ⅰa类纤维的末梢呈螺旋状缠绕核袋纤维和核链纤维的感受装置部位；Ⅱ类纤维的末梢呈花枝状，分布于核链纤维的感受装置部位。

当肌肉受外力牵拉而使肌梭装置被拉长时，螺旋形末梢发生变形而引起Ⅰa类纤维传入冲动增加，肌梭的传入冲动增加可引起支配同一肌肉的α运动神经元兴奋，使梭外肌纤维收缩，从而形成一次牵张反射。

（三）脊休克

脊髓的活动均在高位中枢的调控下完成，其本身的功能往往不易表现出来。当人和动物的脊髓与高级中枢离断后，反射活动的能力会暂时丧失而进入无反应状态，该现象称为脊髓休克，简称脊休克。

脊休克的主要表现为：横断面以下脊髓所支配的躯体反射和内脏反射活动均减弱甚至消失，如骨骼肌的紧张性减弱甚至消失，外周血管扩张，发汗反射不能进行，粪、尿潴留等。

脊休克是暂时的现象，随后，一些以脊髓为基本中枢的反射活动可以逐渐恢复。反射恢复的速度与不同动物脊髓反射对高位中枢的依赖程度有关。蛙在脊髓离断后数分钟即可恢复，犬要数天，人类一般需数周至数月。动物越低级，恢复得越快。脊休克恢复过程中，较简单和原始的反射如屈肌反射和腱反射等先恢复，较复杂的反射如对侧伸肌反射等恢复较迟，血压可恢复到一定水平，排便、排尿反射也有一定程度的恢复。但恢复的反射功能不完善，且不能很好地适应生理功能的需要，如基本的排尿反射可以进行，但不受意识控制，而且排不干净；伸肌反射往往减弱，而屈肌反射往往增强。离断水平以下的知觉和随意运动能力将永久丧失。

二、脑干对躯体运动的调节

脑干通过下行易化作用和下行抑制作用调节肌紧张，这两个作用分别通过网状结构易化区和网状结构抑制区的活动来实现（图10－12）。

（一）脑干网状结构易化区

脑干网状结构内具有加强肌紧张和肌运动作用的部位称为易化区。易化区范围较广，包括延髓网状结构的背外侧部，脑桥被盖、中脑中央灰质及被盖。前庭核、小脑前叶等部位也通过脑干网状结构易化区参与易化肌紧张的作用。易化区发放的下行神经冲动通过网状脊髓束和前庭脊髓束，使脊髓前角 α 和 γ 运动神经元兴奋，直接和通过环路加强肌紧张，这一作用称为下行易化作用。

（二）脑干网状结构抑制区

脑干网状结构内具有抑制肌紧张及肌运动作用的部位称为抑制区。抑制区较小，位于延髓网状结构腹内侧部分。神经冲动由抑制区下传，通过网状脊髓束抑制 γ 运动神经元，通过 γ－环路抑制肌紧张，这一作用称为下行抑制作用。

易化区能自行发放神经冲动，加强肌紧张。抑制区不能自行发放神经冲动，必须在大脑皮质抑制区、尾状核、小脑的始动作用下才能发挥抑制作用；失去始动作用，则下行抑制作用消失。

正常情况下，下行易化作用和下行抑制作用保持协调平衡，易化区的活动略占优势，以维持正常的肌紧张。一旦失去平衡，将导致肌紧张异常。

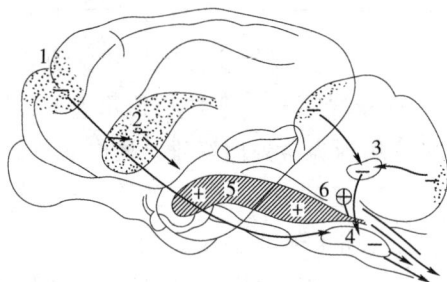

图10－12 猫脑内与肌紧张调节有关的脑区及下行路径示意图

＋表示易化区；－表示抑制区
1. 大脑皮质运动区；2. 尾状核；3. 小脑；4. 网状结构抑制区；
5. 网状结构易化区；6. 延髓前庭核

（三）去大脑僵直

在麻醉动物的中脑上、下丘之间切断脑干，动物将立即出现四肢伸直、头尾昂起、脊柱挺硬，呈角弓反张状态，伸肌肌紧张亢进的现象，称去大脑僵直（图10－13）。

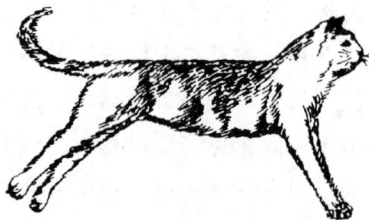

图10－13 动物去大脑僵直

去大脑僵直是由于脑干网状结构抑制区失去了高位中枢的始动作用，下行抑制作用减弱，而易化区受影响小，活动相对占优势，所以表现出全身伸肌紧张性亢进的现象。人类在中脑发生损伤、缺血或炎症等疾病时，也可出现去大脑僵直现象，表现为头后仰，上、下肢均僵硬伸直，上臂内旋，手指屈曲，提示病变已严重侵犯脑干。

三、小脑对躯体运动的调节

小脑有大量的传入、传出纤维与大脑皮层、丘脑、脑干和脊髓广泛联系，因此，小脑除参与运动的设计和程序编制外，还参与运动的协调、肌紧张的调节及本体感受器传入信息的处理等。小脑在维持身体平衡、调节肌紧张和协调随意运动中起重要作用。

1. 维持身体平衡　主要是前庭小脑的功能。前庭小脑主要由绒球小结叶构成，切除绒球小结叶后，或第四脑室附近患肿瘤而压迫绒球小结叶的患者，都有站立不稳、步态蹒跚和容易跌倒等症状，但在躯体得到支持物扶持时，其随意运动仍然能协调进行。

2. 调节肌紧张　主要是脊髓小脑的功能。脊髓小脑包括小脑前叶及后叶的中间带部分。它对肌紧张的调节包括易化和抑制双重作用，这些作用都是通过脑干网状结构的易化区和抑制区实现的。人类小脑损伤后，主要表现为肌紧张降低、肌无力等症状。

3. 协调随意运动　主要是皮层小脑的功能。小脑后叶受损伤时，患者在随意运动的力量、速度、方向以及稳定性等方面产生缺陷，出现指物不准、动作摇摆不定、动作不是过度就是不及、不能做迅速的交替运动等，这种随意运动的失调称为小脑性共济失调；还可出现做动作时抖动不已，即发生震颤，静止时震颤消失，称意向性震颤。

四、基底神经节对躯体运动的调节

基底神经节包括纹状体、丘脑底核、中脑的黑质和红核。迄今为止，人们对基底神经节功能的认识尚浅，目前多认为：基底神经节可能参与运动的设计和程序编制；可能与随意运动的产生和稳定、肌紧张的调节、本体感受器传入冲动信息的处理等都有关；其中某些核团参与自主神经活动的调节、感觉传入、行为和学习记忆等功能活动。

基底神经节损伤的临床疾病有两大类：一类表现为运动过少而肌紧张增强，如帕金森病；另一类表现为运动过多而肌紧张降低，如亨廷顿病。

🔗 知识链接

帕金森病和亨廷顿病

1. 帕金森病　又称震颤麻痹，是一种影响患者活动能力的中枢神经系统慢性疾病，多发生于中老年以上的人群。主要症状是全身肌紧张增高、肌肉强直、随意运动减少、动作缓慢、面部表情呆板，常伴有静止性震颤（多见于手部）等。其病因可能主要是双侧黑质病变，多巴胺能神经元变性，多巴胺递质合成受损。临床上应用多巴胺的前体——左旋多巴或者 M 受体拮抗剂如东莨菪碱或安坦来缓解症状。

2. 亨廷顿病　又称舞蹈病，是一种由显性基因的突变而导致的疾病，这种基因编码的脑蛋白会触发神经元的死亡。主要症状是不自主的上肢和头部的舞蹈样动作，伴肌张力降低等症状。其病因是双侧纹状体病变，其中的胆碱能神经元和 γ - 氨基丁酸能神经元变性，而黑质多巴胺能神经元功能相对亢进。临床上应用利血平来缓解症状。

五、大脑皮质对躯体运动的调节

大脑皮质是调节躯体运动的最高级中枢，其对躯体运动的调节作用是通过锥体系和锥体外系的下传冲动完成的。

（一）大脑皮质的主要运动区

人类大脑皮质运动区主要位于中央前回。此外还有辅助运动区和第二运动区，前者位于大脑皮质内侧面，后者与第二体表感觉区重叠。大脑皮质运动区（中央前回）调节躯体运动具有下列功能特征。

1. 交叉支配 是指一侧皮质运动区控制对侧躯体骨骼肌的运动。但头面部肌的运动除外，如咀嚼、喉及脸上部的运动则受双侧皮质运动区控制。

2. 具有精细的功能定位 其定位安排大体上呈倒立的人体投影分布，即下肢代表区在中央前回顶部（膝关节以下代表区在皮质的内侧面），上肢代表区在中间部，头面部代表区在底部，但头面部内部的排列仍为正立位。

3. 各运动代表区的大小与运动的精细程度有关 运动越精细的代表区越大。例如，手部运动代表区与整个下肢运动代表区的大小几乎相等（图10-14）。

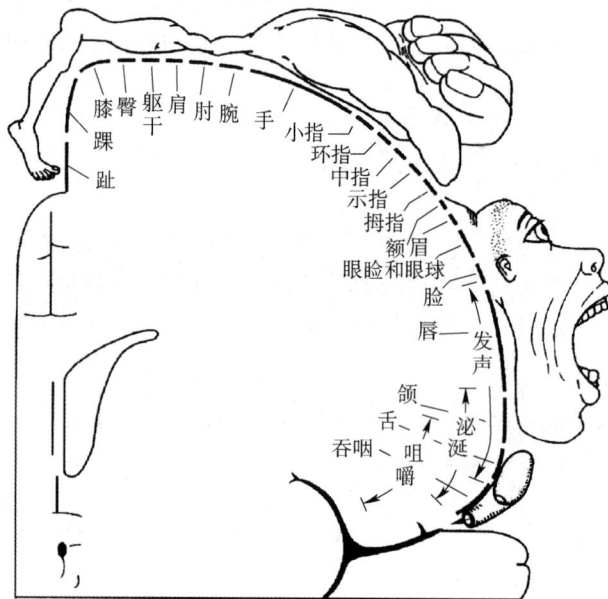

图 10-14 人体各部位在中央前回的定位

（二）运动传导通路

运动传导通路是从大脑皮质发出神经冲动到达骨骼肌的通路，分为锥体系和锥体外系。

1. 锥体系 是管理骨骼肌随意运动的传导通路，是大脑皮质下行控制躯体运动的最直接通路，由上、下两级神经元组成；包括皮质脑干束和皮质脊髓束，合称锥体束（图10-15）。锥体系的主要功能是发动随意运动、调节精细动作。

（1）皮质核（脑干）束 是指在大脑皮质中央前回下1/3部的神经元（上运动神经元）发出的纤维经内囊下降到脑干各运动神经元的传导束。其功能是调节头面部肌肉的活动。

（2）皮质脊髓束 是指在大脑皮质中央前回上2/3部和中央旁小叶前部的神经元（上运动神经元）发出的纤维经内囊、脑干下降到脊髓前角运动神经元的传导束。其中80%的纤维经延髓时在锥体交叉处交叉到对侧，沿脊髓内、外侧索下行到脊髓前角（皮质脊髓侧束），控制四肢远端肌肉、调节精细动作；20％的纤维在同侧延髓及脊髓前索内下行（皮质脊髓前束），大多终止于脊髓前角运动神经元。前角运动神经元（下运动神经元）发出的纤维随脊神经到达躯干或四肢的骨骼肌，支配躯干和四肢的随意运动。

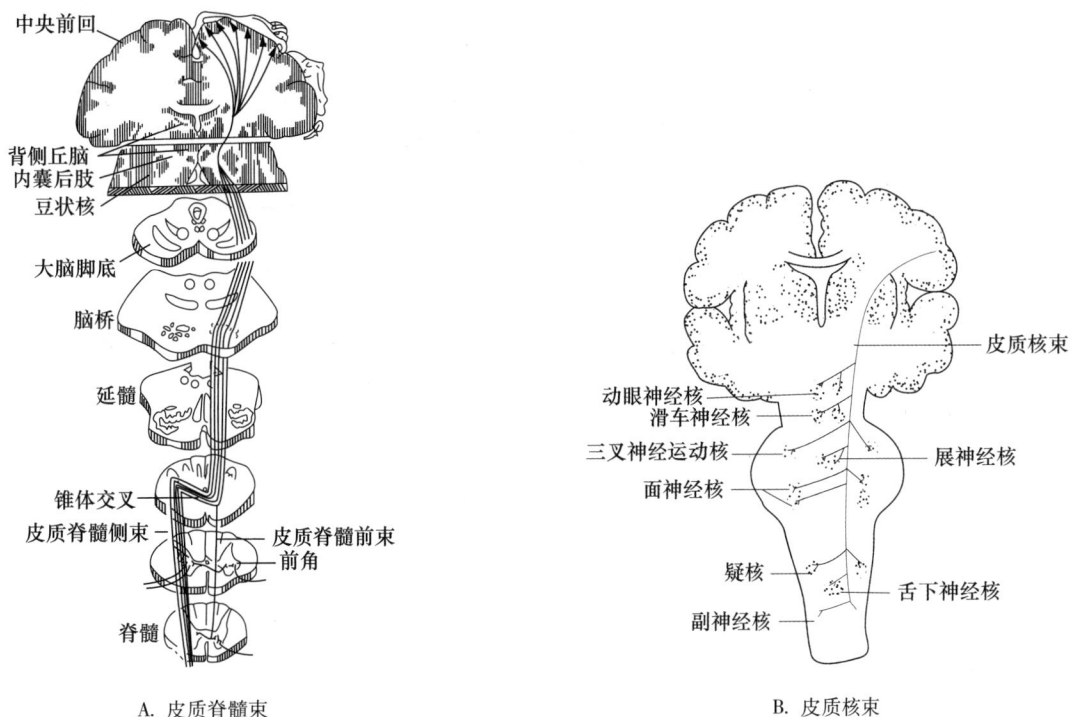

A. 皮质脊髓束

B. 皮质核束

图 10 – 15　锥体系

2. 锥体外系　是指锥体系以外的控制骨骼肌运动的下行传导通路。锥体外系并不是一个简单独立的结构系统，包括大脑皮质、纹状体、黑质、红核、小脑、网状结构等以及它们的联络纤维，这些结构共同组成复杂的多级神经元，经多次更换神经元后，到达脊髓前角或脑神经运动核。其主要功能是调节肌张力，协调肌群活动、维持和调整体态姿势以及进行习惯性的节律性动作等。

运动传导通路损伤时，可引起人体随意运动障碍，出现弛缓性瘫痪（软瘫）和痉挛性瘫痪（硬瘫）。

第四节　神经系统对内脏活动的调节

一般情况下，调节内脏活动的神经系统不受意识的控制，故称自主神经系统或内脏神经系统。自主神经系统包括交感神经系统和副交感神经系统，它们分布于内脏、心血管和腺体，调节器官的功能活动（图 10 – 16）。

一、自主神经系统

（一）自主神经系统的结构特征

1. 起源与分布　交感神经起源于脊髓胸 1 至腰 3 节段灰质侧角，分布广泛，几乎支配全身所有内脏器官；而副交感神经起源于脑干的副交感神经核和脊髓骶段第 2～4 节灰质相当于侧角的部位，分布较局限。某些内脏器官无副交感神经支配，如汗腺、竖毛肌、皮肤和肌肉内的血管、肾上腺髓质、肾等只接受交感神经支配。

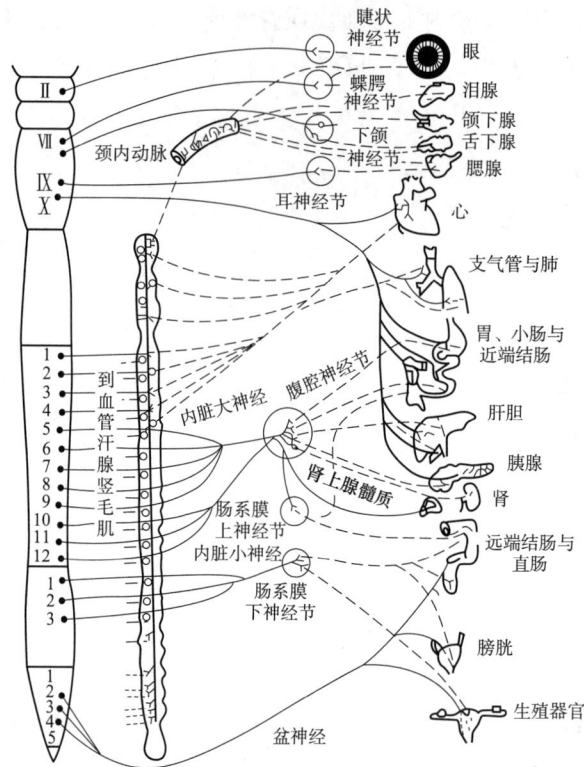

图 10-16　自主神经系统示意图

2. 节前纤维和节后纤维　自主神经纤维从中枢发出后，绝大多数要在周围神经节内换元后再到达效应器官，所以有节前纤维和节后纤维之分。交感神经节位于椎旁节和椎前节内，离效应器官较远，故节前纤维维短而节后纤维长；副交感神经节通常位于效应器官内，故节前纤维长而节后纤维短。

3. 引起的效应　交感神经节前与节后纤维数量之比为1:(11~17)，兴奋时产生的效应较广泛；副交感神经节前与节后纤维数量之比约为1:2，兴奋时的效应相对局限。

（二）自主神经系统的功能

自主神经系统的功能在于调节心肌、平滑肌和腺体（消化腺、汗腺、部分内分泌腺）的活动，其调节功能是通过递质和受体结合实现的。自主神经系统的主要功能见表10-4。

表 10-4　自主神经系统的主要功能

器官	交感神经	副交感神经
循环器官	心率加快、心肌收缩力加强，冠状动脉、腹腔内脏、皮肤、唾液腺、外生殖器的血管收缩，骨骼肌血管收缩（肾上腺素作用于 α_1 受体）或舒张（胆碱或肾上腺素作用于 β_2 受体）	心率减慢，心房收缩力减弱，少数血管（如分布于外生殖器的血管）舒张
呼吸器官	支气管平滑肌舒张	支气管平滑肌收缩，促进呼吸道黏膜腺体分泌
消化器官	抑制胃肠运动，抑制胃液、胰液分泌，促进括约肌收缩，舒张胆囊和胆道，促进唾液腺分泌黏稠唾液	促进胃肠运动、胆囊收缩，促进括约肌舒张，分泌稀薄唾液，使胃液、胰液及胆汁分泌增加
泌尿生殖器官	促进尿道内括约肌收缩，逼尿肌舒张，抑制排尿，使妊娠子宫平滑肌收缩、非孕子宫平滑肌舒张	促进尿道内括约肌舒张、逼尿肌收缩，促进排尿
眼	促进瞳孔开大肌收缩，瞳孔扩大	瞳孔括约肌收缩，瞳孔缩小，睫状肌收缩，促进泪腺分泌
皮肤	汗腺分泌，竖毛肌收缩	—
内分泌和代谢	促进肾上腺髓质激素分泌，肝糖原分解	促进胰岛素分泌

（三）自主神经系统的功能特征

1. 紧张性作用 自主神经常向效应器发放低频率神经冲动，使效应器维持一定的活动状态，称紧张性作用。交感神经和副交感神经均有紧张性，它们对内脏功能活动的调节都是在紧张性活动的基础上进行的。例如，切断支配心脏的交感神经，交感紧张性消失，兴奋心脏的传出冲动减少，致使心率减慢；若切断支配心脏的迷走神经，则心率加快。这说明两种神经对心脏都具有紧张性作用。

2. 双重支配 除皮肤和部分肌肉的血管、汗腺、竖毛肌、肾上腺髓质、肾等无副交感神经支配外，体内大多数组织器官都受交感和副交感神经的双重支配，两者的调节作用往往相互拮抗。例如，迷走神经抑制心脏活动，而交感神经兴奋心脏活动；迷走神经可以促进小肠的运动和分泌，而交感神经则起抑制作用。这种正、反两方面的调节可使受支配器官的活动能适应不同条件下的需要。但是也有例外，如支配唾液腺的交感神经和副交感神经兴奋时均可引起唾液腺的分泌增加，但交感神经兴奋时分泌的唾液较黏稠，副交感神经兴奋时分泌的唾液较稀薄。

3. 受效应器功能状态影响 自主神经对内脏活动的调节与效应器当时的功能状态有关。例如，刺激交感神经可抑制非孕子宫的运动，却能增强妊娠子宫的运动；副交感神经兴奋可增强小肠的运动，而在肠肌收缩状态下，交感神经兴奋可使之舒张。

4. 对整体生理功能调节的意义 交感神经的生理意义是使机体适应环境的急剧变化，如剧烈运动、失血、窒息、恐惧、寒冷等情况下，交感神经活动加强，同时肾上腺髓质激素分泌增加，表现为心率加快，腹腔内脏血管收缩、血压升高、支气管扩张、肝糖原分解致血糖升高等，提高机体对环境突变的应对能力。副交感神经系统在机体处于安静状态时活动增强，以促进机体的调整恢复、消化吸收、积蓄能量以及加强排泄和生殖功能等。

二、中枢对内脏活动的调节

（一）脊髓对内脏活动的调节

脊髓是内脏活动的低级中枢。脊髓的自主神经功能是在高级中枢的调节下完成的。脊髓可调节排尿、排便、发汗和勃起等反射，但失去高位中枢的控制时，这些反射则不能完善进行。如脊髓高位离断的患者在脊休克期过后，可有一定的排尿能力，但由于失去了高位中枢的控制，可出现尿失禁，排尿常不完全。

（二）低位脑干对内脏活动的调节

延髓有呼吸中枢、心血管活动中枢、消化中枢等基本中枢，若延髓被压迫或受损，可迅速引起呼吸、心跳等生命活动停止，导致死亡。因此，延髓有"生命中枢"之称。此外，中脑有瞳孔对光反射中枢，疾病严重时瞳孔对光反射消失是病变侵害中脑的表现，也是生命垂危的标志。脑桥有呼吸调整中枢、角膜反射中枢。

（三）下丘脑对内脏活动的调节

下丘脑是皮层下内脏活动的高级调节中枢。下丘脑与边缘前脑、脑干网状结构有紧密的结构和功能联系，共同调节内脏的活动；下丘脑还可以通过垂体门脉系统和下丘脑－垂体束调节腺垂体和神经垂体的活动。下丘脑将内脏活动、内分泌活动、躯体活动联系起来，全面调节着内脏、体温、摄食、水平衡、内分泌、情绪行为反应、生物节律等重要生理过程。

（四）大脑皮层对内脏活动的调节

边缘系统包括边缘叶以及与其有密切关系的皮层和皮层下结构，是调节内脏活动的高级中枢，它对内脏活动有广泛的影响，故有"内脏脑"之称。边缘系统可调节血压、呼吸、胃肠、瞳孔、膀胱等的活动，刺激边缘系统的不同部位可引起瞳孔、呼吸、胃肠运动和膀胱收缩反应；此外，还与情绪、食欲、性欲、生殖、防御以及学习、记忆等活动密切相关。

用电刺激动物新皮层的运动区及其周围区域，除能引起躯体运动外，还能引起内脏活动的变化。新皮层是自主性功能的高级中枢与高级整合部位。

社会、心理因素也可以通过影响自主神经系统和内分泌系统来调节内脏活动。长期持续紧张的心理可使交感神经紧张性过高，导致自主神经功能紊乱，使内脏活动稳态破坏，甚至引起高血压、溃疡病。

第五节　脑的高级功能

人的大脑皮层除具有感觉和对躯体、内脏活动的调节功能外，还有更为复杂的高级功能，如觉醒与睡眠、学习与记忆、语言与思维等，这些功能统称为脑的高级功能。

一、条件反射活动的基本规律

反射是中枢神经系统的基本活动方式。反射活动分为非条件反射和条件反射。非条件反射是先天的、机体固有的，如婴儿的吸吮反射；条件反射则是后天的，是机体在其生活过程中一定条件下形成的，具有更大的易变性和适应性。

（一）条件反射的建立和消退

条件反射的建立是把某一无关动因变为某一非条件反射的信号的过程。因此，条件反射是在非条件反射的基础上形成的，也可通过实验训练形成。

如给狗喂食会引起唾液分泌是非条件反射，食物是非条件刺激。铃声刺激不会使狗分泌唾液，因为铃声与唾液分泌无关，故称无关刺激。如果喂食前先给铃声刺激，再给食物，多次重复后，单独给予铃声刺激，狗也会分泌唾液。这是因为铃声与食物多次结合后由无关刺激变成了条件刺激，条件刺激会引起条件反射，由此建立了条件反射。条件反射建立的基本条件就是无关刺激与非条件刺激在时间上的多次结合，这个过程称为强化。任何刺激强化后都可成为条件刺激而引起条件反射，因此，条件反射数量无限。

在上述的条件反射建立后，如果多次只给予条件刺激（铃声），而不用非条件刺激（食物）强化，则条件反射（唾液分泌）就会逐渐减弱，最后完全消失，这种现象称为条件反射的消退。条件反射的消退并非条件反射的丧失，而是大脑皮质内产生了抑制效应。所以，条件反射需要不断强化才能巩固，比如学习获得知识的过程就是条件反射的建立，需不断强化才能记得牢固。

（二）条件反射的生物学意义

条件反射是后天获得的行为，是以非条件反射为基础建立起来的比较复杂的行为，条件反射数量是无限的，具有极大的易变性，可以消退、新建。条件反射的建立可增强机体活动的预见性、灵活性、精确性，从而极大地提高机体适应环境的能力。

大脑皮质不仅通过条件反射活动来控制机体的行为，还可借此调节内脏活动，保持内脏器官的正常功能及其相对稳定性。临床医学可利用通过自主神经系统建立条件反射的方法来调整心律失常，从而达到治疗目的。

（三）人类条件反射的特征

引起条件反射的刺激信号可分为两类：一类是现实中具体的信号，如灯光、铃声、食物的形状和气味等，称第一信号；另一类是抽象的信号，如语言和文字，称第二信号。能对第一信号发生反应的大脑皮质功能系统称为第一信号系统，是人类和动物所共有的；能对第二信号发生反应的大脑皮质功能系统称为第二信号系统，是人类所特有的，也是人类区别于动物的本质特征。人类由于有第二信号系统活动，就能借助于语言与文字对一切事物进行抽象概括，表达思维活动，形成推理，总结经验，从而提升人类的认识能力。良好的语言、文字对人的心理、生理有积极的影响，因此，在临床治疗和护理中要重视语言文字对患者的作用。

二、人类大脑皮质活动特征

（一）大脑皮质功能的一侧优势

人类两侧大脑半球的功能是不对称的，语言活动的中枢主要集中在一侧大脑半球，称优势半球。这种一侧优势的现象仅出现于人类，它的出现虽与一定的遗传因素有关，但主要是在后天生活实践中逐渐形成的，与人类习惯使用右手有密切关系；而习惯用右手的人，其优势半球在左侧。人类的左侧优势自10～12岁起逐步建立，若一侧半球在出生时严重损伤，语言中枢通常在功能完整的另一侧半球中发育，一般5岁前可以进行有效的转移，至15岁左右停止。左侧半球若在成年后受损，就很难在右侧皮质再建语言中枢。

左侧半球在语言活动功能上占优势；右侧半球则在非语词性认识功能上占优势，如对空间的辨认、对深度知觉和触觉的认识、图像视觉认识以及音乐欣赏分辨等。但是这种优势也是相对的，左侧半球有一定的非语词性认识功能，右侧半球也有一定的简单语词活动功能。

（二）大脑皮质的语言中枢

人类大脑皮质的语言功能具有一定的分区，不同区域的损伤可引起相应的语言功能障碍。①运动失语症：由中央前回底部前方Broca区受损引起，患者能看懂文字，也能听懂别人讲话，但自己不会讲话，不能用词语来口头表达自己的思想（并非与发音有关的结构受损）。②失写症：因损伤额中回后部接近中央前回的手部代表区所致，患者能听懂别人讲话和看懂文字，自己也会说话，但不会书写，手的其他功能正常。③感觉性失语症：由颞上回后部损伤所致，患者能讲话、书写、看懂文字，也能听见别人的发声，但听不懂别人讲话的内容含义。④失读症：由角回损伤引起，患者能写、能说，也能听懂别人的谈话，视觉正常，但看不懂文字的含义。以上各区在语言功能上虽然有不同的侧重面，但各区的活动却是紧密联系的。正常情况下，它们协调活动，得以完成复杂的语言功能。

三、学习与记忆

学习与记忆是两个有联系的神经活动过程。学习是指人和动物通过神经系统接收外界环境信息、获得新的行为习惯的神经活动过程；记忆则是将学习到的信息在脑内储存和"读出"的神经活动过程，即过去经验在大脑里的再现。

（一）学习的分类

学习可分为非联合型学习和联合型学习两种形式。

1. 非联合型学习　不需要在刺激与机体反应之间建立某种明确的联系，习惯化和敏感化即属于这种类型的学习。

（1）习惯化　是指一种刺激反复出现，如果不引起某种奖赏或惩罚，机体对该刺激的反应将逐渐减弱以至消失。例如，人们对有规律出现的强噪音的反应会逐渐减弱，即为习惯化。

（2）敏感化　是指对刺激的反应增强。如在受到强的伤害性刺激之后，机体对弱刺激的反应会加强。

2. 联合型学习 是指两种不同刺激在时间上很接近地重复发生，最后在脑内逐渐形成联系。经典的条件反射属于联合型学习。从这个意义上讲，联合型学习的过程实际上就是建立条件反射的过程，人的绝大多数学习属于联合型学习，经典条件反射和操作式条件反射均属此种类型的学习。

（二）记忆的分类

进入人脑的信息量非常巨大，但并非都能被记忆，估计仅有1%的信息能被较长时间地记忆，绝大部分都会被遗忘掉。根据记忆保留时间的长短，可将记忆分为短时程记忆、中时程记忆和长时程记忆。短时程记忆的保留时间只有几秒至几分钟，如打电话时拨号，拨完后记忆随即消失；中时程记忆的保留时间可为几分钟至几日，是短时程记忆向长时程记忆转化的中间环节；长时程记忆的保留时间则为数日至数年，甚至终生保留。

（三）记忆的过程

记忆过程可细分为感觉性记忆、第一级记忆、第二级记忆和第三级记忆共4个阶段（图10-17）。

感觉性记忆是指人体通过感觉系统获得信息后首先在脑内感觉区储存的阶段，时间极短，这个阶段一般不超过1秒，若未经注意和处理，便很快消失。如果把感觉性记忆得来的信息处理整合成新的连续印象，则转入第一级记忆。这种转移一般有两条途径，一是将感觉性记忆资料变成口头表达性符号，如语言符号，这是最常见的；二是非口头表达性途径，其机制尚不清楚，但它必然是幼儿学习所必须采取的途径。第一级记忆的时间也很短，平均约数秒。

感觉性记忆和第一级记忆均属于短时性记忆。第一级记忆中储存的信息经反复学习和运用，即在第一级记忆中多次循环，延长了它在第一级记忆中的停留时间，这样，信息就容易转入第二级记忆。第二级记忆是一个大而持久的储存系统，持续时间可为数分钟至数年。如电话号码，当人们刚看到它而不注意时，很快就会被遗忘；但如注意，即可记住，转入第一级记忆。之后，如果不多次运用，这个号码还是容易被忘掉；若这个号码与自己的工作和生活关系很大，经常运用，则可在较长的时间内都能将它记住，即进入第二级记忆。

有些记忆，如自己的名字或每日都在进行的操作手艺等，通过长年累月的反复运用，几乎是不会被遗忘的，这一类记忆储存在第三级记忆中。第二级记忆和第三级记忆均属于长时性记忆。学习和记忆在脑内有一定的功能定位，脑内与记忆功能密切相关的结构有大脑皮质联络区、海马及其邻近结构、杏仁核、丘脑和脑干网状结构等。学习和记忆的机制目前仍不十分清楚，但大量的研究资料表明，它们与中枢神经元之间的环路联系、脑内有关蛋白质的合成以及新的突触联系的建立等有一定关系。

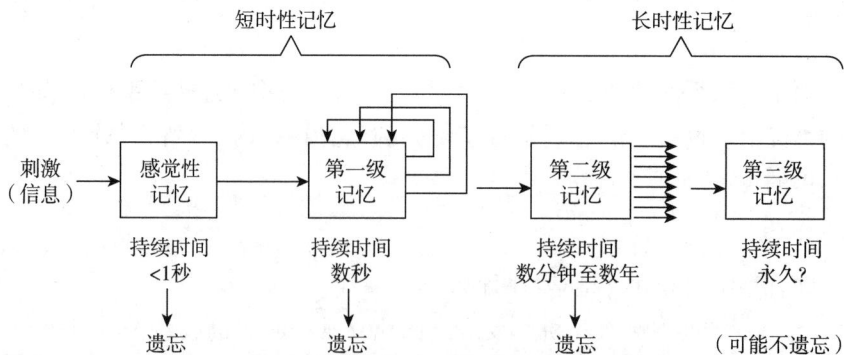

图10-17 从感觉性记忆到第三级记忆的信息流图解

四、脑电图

大脑皮层神经元的电活动有两种形式。一种是自发脑电活动，指大脑皮层的神经元在无特定外加刺激作用的情况下，产生的持续的节律性电位变化；另一种是皮层诱发电位，即刺激特定感受器或感觉传入系统时，在大脑皮层相应区域引发的电位变化。

临床上使用脑电图机在头皮表面记录到的自发脑电活动的波形，称脑电图（图10-18）。将引导电极直接放置于大脑皮层表面能记录到同样的自发脑电活动，称皮层电图。皮层电图的振幅比脑电图大10倍，而节律、波形和相位则基本相同。临床上一般是描记脑电图。

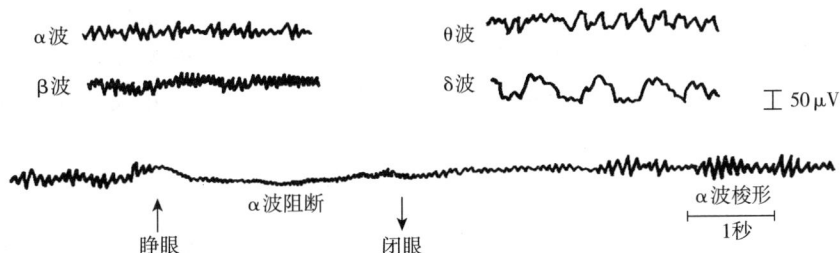

图10-18 正常脑电图的描记和几种基本波形

人类正常脑电图的波形不规则，根据自发脑电活动的频率和幅度的不同，可将脑电波分为α、β、θ、δ四种基本波形（表10-5）。

表10-5 正常脑电图的几种基本波形

脑电波	频率（Hz）	幅度（μV）	出现时状态
α波	8~13	20~100	成人安静、睡眠、清醒时，在枕叶明显
β波	14~30	5~20	成人活动时，在额叶、顶叶明显
δ波	4~7	100~150	成人困倦时，常见于颞叶、顶叶
θ波	0.5~3	20~200	成人熟睡时，常见于颞叶

（一）α波

频率为8~13Hz，振幅为20~100μV。正常成人在清醒、闭目、安静时出现α波，在枕叶较显著。α波波幅常出现自小而大、自大而小的周期性变化，形成所谓的α节律的梭形波群。当受试者睁开眼睛或接受其他刺激时，α波立即消失，出现快波，这一现象称为α阻断（α-block）；如果受试者再安静闭目，α波又重新出现。因此，一般认为α波是大脑皮层在安静状态时脑电活动的主要表现。

（二）β波

频率为14~30Hz，振幅为5~20μV。β波在睁眼视物、思考问题或接受其他刺激时出现，在额叶区与顶叶区较显著。一般认为，β波是新皮层处于紧张状态时脑电活动的主要表现。

（三）θ波

频率为4~7Hz，振幅为20~150μV。θ波在枕叶和顶叶较明显，在成人困倦时出现。幼儿时期，脑电频率较成人慢，常见θ波，到10岁时开始出现α波。

（四）δ波

频率为0.5~3Hz，振幅为20~200μV。正常成人在清醒时几乎没有δ波，只有在睡眠时才出现。此外，深度麻醉、智力发育不成熟的人也可出现δ波。在婴儿时期，脑电频率较幼儿更慢，常可见到δ波。

一般认为，δ 波或 θ 波可能是大脑皮层处于抑制状态时脑电活动的主要表现。

正常脑电图的波形随年龄和生理状态的不同而变化，在临床上对某些颅脑疾病具有重要的诊断价值。如癫痫患者的脑电图可呈现棘波、尖波、棘 - 慢综合波等；颅内占位性疾病（如脑瘤等）的患者，脑电波会发生改变，即使在清醒状态下也可出现 δ 波或 θ 波。

五、觉醒与睡眠

觉醒与睡眠是人体生命活动中必不可少的两个生理过程，觉醒与睡眠的昼夜交替是人类生存的必要条件。觉醒状态可使机体迅速适应环境变化，从事各种体力和脑力劳动；睡眠可保护脑细胞的功能，使机体的体力和精力得到恢复。

一般情况下，成年人每天需要 7～9 小时睡眠，儿童需要睡眠的时间较成年人长，新生儿需要 18～20 小时，而老年人比成年人需要的睡眠时间短。睡眠障碍会导致大脑皮质活动失常，记忆力减退，工作能力下降。

（一）觉醒状态的维持

动物实验发现，在中脑头端切断网状结构后，动物出现昏睡现象，脑电波呈同步化慢波，说明脑干网状结构具有上行唤醒作用，因而称网状结构上行激动系统。上行激动系统主要通过非特异性投射系统到达大脑皮层。巴比妥类药物可以阻断上行激动系统的活动而起催眠作用。

（二）睡眠的时相

睡眠由两种时相组成：慢波睡眠和快波睡眠。

1. 慢波睡眠　为正常人体所必需，脑电图表现为同步化慢波，人常变换体位，易唤醒。这时，人的视、听、嗅、触等各种躯体感觉功能减退，骨骼肌反射和肌紧张减弱，伴有血压下降、心率减慢、瞳孔缩小、尿量减少、体温下降、代谢率下降、呼吸变慢、发汗功能增强等一系列自主神经功能的改变。在慢波睡眠阶段，机体耗氧量下降，腺体分泌生长激素明显增多，有利于促进生长和体力恢复。

2. 快波睡眠　脑电波呈现不规则的 β 波，脑电图表现为去同步化快波，与觉醒时相似，但在行为表现上却处于熟睡状态，因而又称异相睡眠。在此期间，人体的各种感觉功能进一步减退，唤醒阈提高。骨骼肌反射和肌紧张进一步减弱，肌肉几乎完全松弛，睡眠更深，较难唤醒。快波睡眠期间还可能有间断的阵发性表现，例如部分肢体抽动、血压升高、心率加快、呼吸快而不规则，特别是可出现眼球的快速运动，所以此时相也称为快速眼动睡眠。

快波睡眠也为正常人所必需。如果受试者连续几夜在睡眠过程中一出现快波睡眠就被唤醒，则受试者将变得容易激动；然后任其自然睡眠，则快波睡眠同样出现补偿性增加。在这种情况下，人体可从觉醒状态直接进入快波睡眠，而不需经过慢波睡眠阶段。快波睡眠期间，脑的耗氧量增加，脑血流量增加，脑内蛋白质合成加快，因此认为快波睡眠与幼儿神经系统的成熟有关，可能有利于建立新的突触联系，从而促进学习和记忆。快波睡眠期间会出现间断的阵发性表现，有利于促进记忆和精力的恢复。

在整个睡眠过程中，慢波睡眠与快波睡眠互相交替进行。成年人睡眠时，一般先进入慢波睡眠，持续 80～120 分钟后转入快波睡眠，持续 20～30 分钟后，又转入慢波睡眠。在整个睡眠期间，如此反复交替 4～5 次，越接近睡眠的后期，快波睡眠持续时间越长。正常情况下，慢波睡眠与快波睡眠均可直接转入觉醒状态；但觉醒状态不能直接转入快波睡眠，而只能转入慢波睡眠。如果在快波睡眠期间将受试者唤醒，他往往讲述正在做梦，所以做梦是快波睡眠的特征。

（三）睡眠产生的机制

目前认为，睡眠是一个主动抑制过程，脑干尾端存在一个睡眠中枢，此中枢向上传导可作用于大脑皮质，并与上行激动系统相拮抗而调节睡眠与觉醒的相互转化。睡眠的产生与中枢内某些递质有密切关系，慢波睡眠主要与脑干 5 - HT 递质系统活动有关。快波睡眠主要与脑干内去甲肾上腺素、5 - HT 以及 Ach 递质系统的功能有关。此外，近年来还发现若干肽类的内源性睡眠因子也与睡眠有关。

答案解析

练 习 题

一、最佳选择题

1. 脊髓突然横断后，横断面以下的脊髓所支配的骨骼肌紧张性 （   ）

    A. 暂时性增强   B. 永久性增强

    C. 暂时性减弱甚至消失   D. 永久性消失

2. M 型胆碱能受体的拮抗剂是 （   ）

    A. 阿托品   B. 毒蕈碱

    C. 酚妥拉明   D. 普萘洛尔

3. 交感和副交感神经节前纤维释放的递质是 （   ）

    A. 去甲肾上腺素   B. 乙酰胆碱

    C. 多巴胺   D. 5 - 羟色胺

4. 神经纤维外包裹髓鞘的主要作用是 （   ）

    A. 起保护作用   B. 起绝缘作用

    C. 增加膜电阻   D. 提高传导速度

5. 脊髓灰质炎患者发生肢体肌肉萎缩的主要原因是 （   ）

    A. 病毒的直接侵害   B. 肌肉血供减少

    C. 失去神经的营养性作用   D. 长期废用

6. 产生兴奋性突触后电位（EPSP）的主要机制是 （   ）

    A. 突触前末梢递质释放增多   B. 需由中间神经元换元

    C. 突触后膜钾离子通透性降低   D. 突触后膜钠离子通透性增加

7. 下列关于神经递质的描述中，正确的是 （   ）

    A. 与受体结合生效后很快被消除   B. 起调节突触传递效率的作用

    C. 一个神经元只释放一种递质   D. 一种递质只作用于一种受体

8. 感觉的特异性投射系统能引起特定感觉的主要原因是 （   ）

    A. 发自丘脑特异感觉接替核   B. 与大脑皮层具有点对点的投射关系

    C. 中间不换元，直接投射到大脑皮质   D. 投射纤维主要终止于皮层的第四层

9. 感觉的非特异性投射系统不能引起特定感觉的主要原因是 （   ）

    A. 接受感觉传导通路的侧支投射   B. 主要发自下丘脑的髓板内核群

    C. 进入大脑皮层各层结构   D. 通路失去感觉传入的专一性

10. 下列关于条件反射的叙述中，错误的是 （   ）

    A. 数量有限   B. 后天形成

    C. 可以发生消退   D. 形成的基本条件是强化

11. 下列不属于下丘脑功能的是 （   ）

    A. 调节体温   B. 调节内分泌腺的功能

    C. 调节肌紧张   D. 调节体内水平衡

12. 仅接受交感神经支配的器官是（　　）

    A. 心　　　　　　　　　　　　B. 汗腺

    C. 胃肠　　　　　　　　　　　D. 膀胱

13. 下列关于两种信号系统学说的叙述中，错误的是（　　）

    A. 条件反射又称为信号活动

    B. 信号可分为第一信号和第二信号

    C. 以语言文字作为条件刺激物的称为第二信号

    D. 第二信号系统是人和动物所共有的

14. 受交感和副交感双重神经支配的器官是（　　）

    A. 肾上腺髓质　　　　　　　　B. 支气管平滑肌

    C. 汗腺　　　　　　　　　　　D. 皮肤、骨骼肌血管

15. 建立和巩固任何条件反射的必要条件是（　　）

    A. 加强无关刺激的强度　　　　B. 延长无关刺激的时间

    C. 加强非条件刺激的强度　　　D. 加强无关刺激与非条件刺激在时间上的结合

16. 交感神经兴奋可引起（　　）

    A. 瞳孔缩小　　　　　　　　　B. 逼尿肌收缩

    C. 肠蠕动增强　　　　　　　　D. 心率加快

17. 副交感神经兴奋可引起（　　）

    A. 瞳孔扩大　　　　　　　　　B. 糖原分解增加

    C. 胰岛素分泌增加　　　　　　D. 消化道括约肌收缩

二、综合问答题

1. 简述突触的基本结构及信息传递过程。

2. 特异性投射系统和非特异性投射系统在结构和功能上各有何特点？

3. 自主神经系统的功能和功能特征有哪些？

（王　慧）

书网融合……

本章小结　　　　　微课　　　　　题库

第十一章

内分泌 e 微课

PPT

学习目标

知识目标

1. 掌握　激素的概念，激素作用的一般特征；生长激素、甲状腺激素、糖皮质激素、胰岛素的生理作用及分泌调节；甲状旁腺激素、维生素 D_3 和降钙素的作用及分泌调节。

2. 熟悉　激素的分类及作用机制；肾上腺髓质激素；雄激素、雌激素的主要生理作用。

3. 了解　下丘脑与垂体的功能联系；催乳素、催产素的主要生理作用；胰高血糖素的作用及分泌调节。

能力目标

1. 能运用科学的语言解释激素的概念。

2. 能运用所学知识描述甲状腺激素、糖皮质激素的生理作用及其分泌调节；分析解释糖尿病患者出现"三多一少"的原因及地方性甲状腺肿大的发生机制。

素质目标

通过本章的学习，培养对内分泌生理学研究的兴趣和热情，树立科学的世界观和健康的生活理念。

情境导入

情境　患者，男，48 岁，最近几个月出现心悸、怕热、多汗、烦躁、易怒、失眠、多梦等症状。每日食物摄入量较前增多，但身体却日渐消瘦，一周前突感眼睛肿胀不适来医院检查。查体：体温 37.0℃，血压 138/80mmHg，心率 125 次/分，眼球突出，患者平举双手出现细微颤动。

思考　1. 该患者所患的是何种疾病？与体内何种激素分泌异常有关？

2. 请从生理学角度分析患者上述症状产生的原因。

第一节　概　述

一、内分泌和激素

（一）内分泌

内分泌是指内分泌腺或内分泌细胞将所产生的生物活性物质——激素直接分泌到体液中，并以体液为媒介对靶细胞产生效应的一种分泌形式。内分泌细胞集中的腺体统称为内分泌腺，主要包括垂体、甲状腺、甲状旁腺、肾上腺、性腺等。

内分泌细胞或内分泌腺分泌的高效能生物活性物质称为激素。激素以体液为媒介，经体液运输至细胞、组织、器官并发挥作用，接受激素作用的细胞、组织、器官分别称为靶细胞、靶组织、靶器官。激素运送到靶细胞的方式主要有以下几种。①远距分泌：大多数激素经血液运输至远距离部位而发挥作用。②旁分泌：某些激素通过组织液扩散作用于邻近细胞。③自分泌：内分泌细胞分泌的激素在局部扩散，又返回作用于该细胞自身而发挥反馈作用。④神经分泌：某些神经细胞产生的激素沿轴突借轴浆流动运送至末梢，再释放入血液。

内分泌系统由内分泌腺和散在分布的分泌细胞组成，它通过分泌各种激素，维持内环境的稳态，并对机体发挥调节作用，如新陈代谢、生长发育、生殖过程等。内分泌系统是机体功能调节系统。

（二）激素

激素的种类很多，根据激素的化学性质，可分为以下几类（表11-1）。

表11-1 主要激素及其化学性质

激素	英文缩写	主要来源	化学性质
促甲状腺激素释放激素	TRH	下丘脑	3肽
促性腺激素释放激素	GnRH	下丘脑	10肽
生长激素释放抑制激素（生长抑素）	GHRIH（SST）	下丘脑	14肽
生长激素释放激素	GHRH	下丘脑	44肽
促肾上腺皮质激素释放激素	CRH	下丘脑	41肽
促黑（素细胞）激素释放因子	MRF	下丘脑	肽类
促黑（素细胞）激素释放抑制因子	MIF	下丘脑	肽类
催乳素释放因子	PRF	下丘脑	肽类
催乳素释放抑制因子	PIF	下丘脑	多巴胺
促甲状腺激素	TSH	腺垂体	糖蛋白
促肾上腺皮质激素	ACTH	腺垂体	39肽
卵泡刺激素	FSH	腺垂体	糖蛋白
黄体生成素	LH	腺垂体	糖蛋白
促黑（素细胞）激素	MSH	腺垂体	肽类
催乳素	PRL	腺垂体	199肽
生长激素	GH	腺垂体	191肽
抗利尿激素（血管升压素）	ADH（AVP）	下丘脑	9肽
催产素	OXT	下丘脑	9肽
四碘甲状腺原氨酸（甲状腺素）	T_4	甲状腺	胺类
三碘甲状腺原氨酸	T_3	甲状腺	胺类
甲状旁腺激素	PRH	甲状旁腺	84肽
胰岛素		胰岛	51肽
降钙素	CT	甲状腺C细胞	32肽
糖皮质激素（皮质醇等）		肾上腺皮质	类固醇
盐皮质激素（醛固酮等）		肾上腺皮质	类固醇
肾上腺素	E	肾上腺髓质	胺类
去甲肾上腺素	NE	肾上腺髓质	胺类
睾酮	T	睾丸间质细胞	类固醇
雌二醇	E_2	卵巢、胎盘	类固醇

续表

激素	英文缩写	主要来源	化学性质
雌三醇	E_3	卵巢、胎盘	类固醇
黄体酮	P	卵巢、胎盘	类固醇
人绒毛膜促性腺激素	hCG	卵巢、胎盘	糖蛋白
促胃液素		消化道、脑	17 肽
缩胆囊素	CCK	消化道、脑	33 肽
促胰液素		消化道、脑	27 肽
心房钠尿肽	ANP	心房	28 肽
褪黑激素	MT	松果体	胺类
前列腺素	PG	全身各种组织	脂肪酸衍生物
1,25 – 二羟维生素 D_3	$1,25 - (OH)_2 - D_3$	肾脏	胆固醇衍生物

1. 含氮激素

（1）胺类　如肾上腺素、去甲肾上腺素、甲状腺激素等。

（2）肽类　如胰高血糖素、神经垂体激素、胃肠激素、降钙素等。

（3）蛋白质类　如胰岛素、甲状旁腺激素和腺垂体激素等。

除甲状腺激素外，含氮激素容易被消化酶分解而破坏，因此临床应用含氮激素一般需注射，不宜口服。

2. 类固醇（甾体）激素　包括肾上腺皮质激素（如皮质醇、醛固酮）与性激素（如雌激素、孕激素、雄激素），胆钙化醇（维生素 D_3）、1,25 – 二羟维生素 D_3 也归此类。类固醇激素不容易被消化液破坏，临床应用既可以注射，也可以口服。

3. 脂肪酸衍生物　主要指廿烷酸类，这类物质主要来源于细胞膜的膜磷脂，广泛分布于机体许多组织中，主要通过旁分泌或自分泌方式影响局部组织和细胞的活动。前列腺素属于此类。

二、激素的作用机制及一般特征

（一）激素的作用机制

激素作为化学信使物质，与靶细胞上的受体结合后将信息传递到细胞内，进而产生生物学效应，发挥调节作用。主要经历 4 个环节：受体识别、信号转导、细胞反应、效应终止。

1. 含氮激素的作用机制（第二信使学说）　研究表明，含氮激素作为第一信使，到达靶细胞后，先与细胞膜上的特异性受体结合，激活鸟苷酸调节蛋白（G 蛋白），继而激活细胞膜上的腺苷酸环化酶（AC），在 Mg^{2+} 存在的条件下，AC 催化 ATP 转变成环磷酸腺苷（cAMP）。cAMP 作为第二信使，继续激活胞质中无活性的蛋白激酶等功能蛋白质，从而诱发靶细胞生理功能的改变，如腺细胞分泌、肌细胞收缩、膜电位改变等（图 11 – 1）。

除了 cAMP 外，第二信使还有环磷酸鸟苷（cGMP）、三磷酸肌醇（IP_3）、Ca^{2+}、前列腺素、二酰甘油（DG）等。

2. 类固醇激素的作用机制（基因调节学说）　类固醇激素分子量较小、脂溶性高，容易通过细胞膜扩散进入细胞，与胞质内受体结合成激素 – 胞质受体复合物。该受体复合物发生变构，获得穿过核膜的能力，进入细胞核与核内受体结合，形成激素 – 核受体复合物，再与染色体的非组蛋白的特异位点结合，启动或沉默该部位的 DNA 转录，促进或抑制 mRNA 生成，诱导或减少某种酶蛋白的合成，进而产生相应的生物学效应（图 11 –2）。

类固醇激素的作用主要通过调节靶细胞 DNA 转录来实现，故将这一作用机制称为基因调节机制，又称基因调节学说。

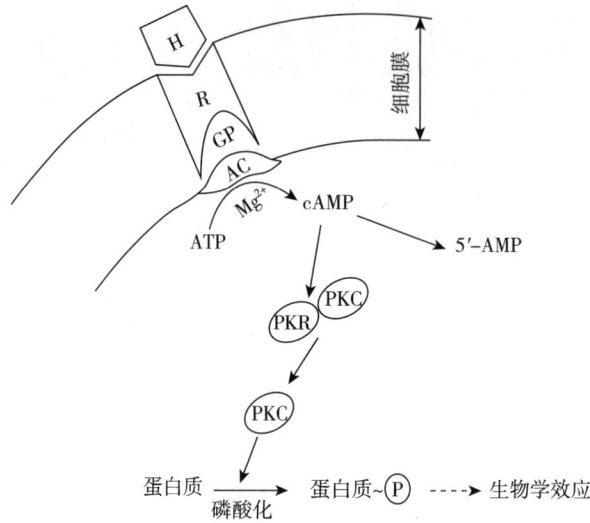

图 11-1 含氮激素的作用机制示意图
H：激素；R：受体；GP：鸟苷酸调节蛋白；AC：腺苷酸环化酶；
cAMP：环磷酸腺苷；PKC：蛋白激酶 C；PKR：RNA 依赖性蛋白激酶

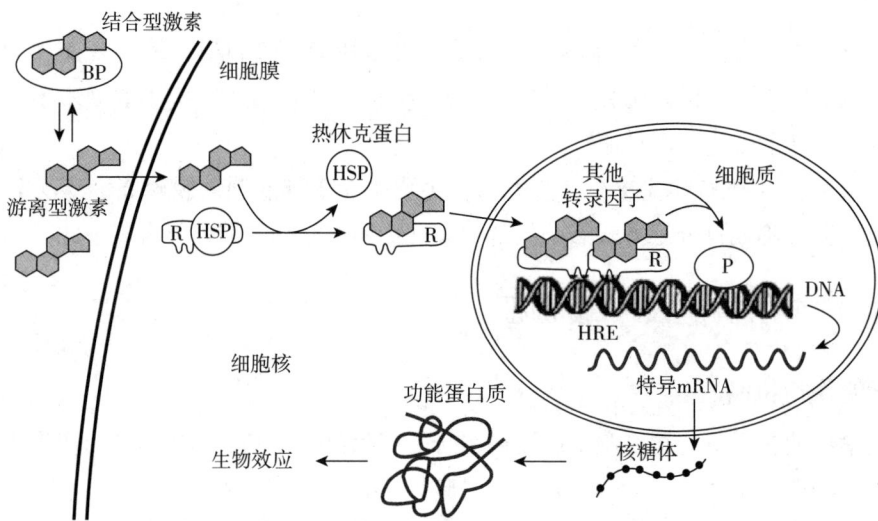

图 11-2 类固醇激素的作用机制示意图
BP：结合型激素；R：类固醇激素受体；P：蛋白质；HRE：激素反应元件

（二）激素作用的一般特征

各种激素对靶细胞所产生的调节效应不尽相同，但在发挥调节作用的过程中具有以下共同特征。

1. 激素作用的特异性 是指激素选择性地作用于特定的靶细胞、靶组织、靶器官。这种特异性作用的本质是激素与靶细胞特异性受体结合而发挥作用。各种激素的作用范围存在很大差异，有些激素仅局限作用于较少的特定目标，如促甲状腺激素只作用于甲状腺；有些激素作用范围遍及全身，如生长激素、胰岛素、甲状腺激素等。

2. 激素作用的高效性 生理状态下，血液中的激素含量甚微，一般在 nmol/L 或 pmol/L 数量级。当激素与受体结合后，细胞内发生一系列酶促反应，经逐级放大，可形成效能极高的生物放大效应。因此，当体内某种激素稍有不足或偏多时，便可引起相应生理功能明显异常，临床上称为该内分泌功能减退或亢进。

3. 激素的信息传递作用 在激素对靶细胞进行调节的过程中，激素并不产生新的信息，也不提供靶细胞反应所需要的能量，只是将调节信息传递给靶细胞，使细胞原有的生理生化活动增强或减弱。因此，激素是在细胞间传递信息的信使媒介。

4. 激素间的相互作用 各种激素间可以相互影响、相互调节，主要表现如下。

（1）协同作用 如生长激素、肾上腺素、糖皮质激素、胰高血糖素等都可使血糖升高，在升高血糖效应上发挥协同作用。

（2）拮抗作用 当一种激素的作用对抗或减弱另一种激素的作用时，称激素间的拮抗作用。如胰岛素具有降低血糖的作用，而胰高血糖素具有升高血糖的作用，二者相互拮抗。

（3）允许作用 某些激素本身并不能对某些器官、组织或细胞直接产生作用，但它的存在是另一种激素发挥作用的必要条件，称激素的允许作用。如糖皮质激素并不能使血管平滑肌收缩，但只有它存在时，去甲肾上腺素才能更有效地发挥收缩血管的作用。

🔗 知识链接

荷尔蒙

源于希腊文的 hormone，音译为"荷尔蒙"，即激素，希腊文原意为"奋起活动"。1953 年，法国的巴纳德通过研究动物胃液，发现肝脏具有多种不可思议的功能。1880 年，德国奥斯特瓦尔德在甲状腺中发现大量含碘物质，该物质可以调节甲状腺功能。1901 年，日本的高峰让吉从牛的副肾中提取出一种调节血压的物质，起名为肾上腺素。1902 年，英国生理学家斯塔林和贝利斯发现了"促胰液素"，并给此类物质起名为"激素"（荷尔蒙）。激素的分泌量极微，但调节作用极明显。许多激素制剂及人工合成产物（如生长激素、胰岛素等）已广泛应用于临床治疗和农业生产。

第二节 下丘脑与垂体

下丘脑不仅是重要的神经中枢，还是重要的内分泌调节中枢。下丘脑的一些神经元兼有神经元和内分泌细胞的作用，它们可将由中枢神经系统其他部位传来的神经活动电信号转变为激素分泌的化学信号，起换能神经元的作用，即以下丘脑为枢纽，将神经调节与体液调节紧密联系起来。

下丘脑与垂体在结构和功能上的联系非常密切，可视作下丘脑－垂体功能单位，包括下丘脑－腺垂体系统和下丘脑－神经垂体系统两部分（图 11－3）。

一、下丘脑－腺垂体通路

（一）下丘脑－腺垂体系统

下丘脑与腺垂体之间并没有直接的神经联系，但存在特殊的血管系统，即垂体门脉系统。垂体上动脉的分支在下丘脑的正中隆起及漏斗柄上部形成初级毛细血管网，然后汇集成几条垂体门脉血管进入垂体，并再次形成次级毛细血管网，这些血管结构称为垂体门脉系统。下丘脑促垂体区的神经元合成和分泌的调节肽，由神经末梢释放进入初级毛细血管网，再进入次级毛细血管网，作用于腺垂体，调节其分泌活动。此功能单位称为下丘脑－腺垂体系统。

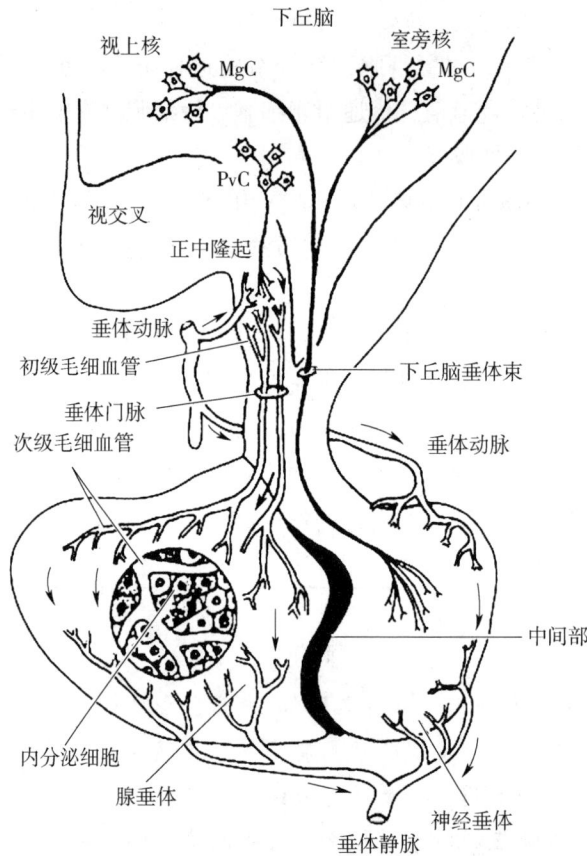

图11－3　下丘脑与垂体的功能联系示意图

MgC：神经内分泌大细胞；PvC：神经内分泌小细胞

由下丘脑促垂体区肽能神经元分泌的能调节腺垂体活动的肽类物质，统称下丘脑调节肽。目前已发现的下丘脑调节肽主要有九种（表11－2）。

表11－2　下丘脑调节肽的种类、化学性质及其作用

种类	化学结构	生理作用
促甲状腺激素释放激素（TRH）	3肽	促进促甲状腺激素的释放，刺激催乳素的释放
促性腺激素释放激素（GnRH）	10肽	促进黄体生成素、卵泡刺激素的分泌
促肾上腺皮质激素释放激素（CRH）	41肽	促进肾上腺皮质激素的分泌
生长抑素（GHRIH）	14肽	抑制生长激素的分泌
生长激素释放激素（GHRH）	44肽	促进生长激素的分泌
催乳素释放因子（PRF）	肽类	促进催乳素的分泌
催乳素释放抑制因子（PIF）	多巴胺	抑制催乳素的分泌
促黑激素释放因子（MRF）	肽类	促进促黑激素的分泌
促黑激素释放抑制因子（MIF）	肽类	抑制促黑激素的分泌

（二）腺垂体

腺垂体是人体最重要的内分泌腺，分泌7种不同的激素：生长激素、催乳素、促黑（素细胞）激素、促甲状腺激素、促肾上腺皮质激素、促性腺激素。

1. 生长激素　属于蛋白质激素，种属特异性显著，也是腺垂体内分泌量最多的激素。

（1）生长激素的生理作用

1）促进生长发育　生长激素能促进机体生长发育，尤其是促进骨骼和肌肉的生长。生长激素可刺激骨骺生长，并调节成人的骨转换。人在幼年时期若生长激素分泌不足，则出现生长停滞，身材矮小，称侏儒症；人在幼年时期若生长激素分泌过多，则生长过度，身材高大，称巨人症。人在成年时期若生长激素分泌过多，由于骨骺已闭合，长骨不再生长，但肢端的短骨、骺端、头面骨可出现宽厚生长，形成手足粗大、下颌突出和内脏器官增大等现象，称肢端肥大症。

2）促进物质代谢　生长激素有促进蛋白质合成、加速脂肪分解和升高血糖的作用。生长激素可促进氨基酸进入细胞，加快蛋白质合成，尤其是肝外组织蛋白质的合成；促进脂肪分解，加速脂肪酸的氧化分解，使组织特别是肢体的脂肪量减少；抑制外周组织对葡萄糖的摄取与利用，减少葡萄糖的消耗，升高血糖水平。如果生长激素分泌过多，会导致血糖升高以及血中脂肪酸和酮体的增加，引起垂体性糖尿病。

（2）生长激素分泌的调节

1）下丘脑对生长激素的分泌调节　生长激素的分泌受到下丘脑生长激素释放激素与生长抑素的双重调节（图11-4）。通常情况下，下丘脑生长激素释放激素占优势；在应激情况下生长激素分泌过多时，生长抑素才发挥显著的抑制作用。生长激素水平升高时，还可以通过负反馈抑制下丘脑生长激素释放激素和腺垂体生长激素的分泌。

2）其他调节因素　①代谢：能量供应的缺乏、血中某些氨基酸和脂肪酸的增加，如低血糖、运动、应激反应，都能引起生长激素分泌增多。②睡眠：人在觉醒状态下生长激素分泌较少，在睡眠状态下尤其是慢波睡眠时，生长激素分泌显著增加；转入快波睡眠，生长激素分泌减少。③某些激素：甲状腺激素、雌激素、睾酮能促进生长激素分泌。在青春期，血中雌激素或睾酮浓度增高，可使生长激素分泌明显增加，引起青春期生长发育加速（图11-4）。

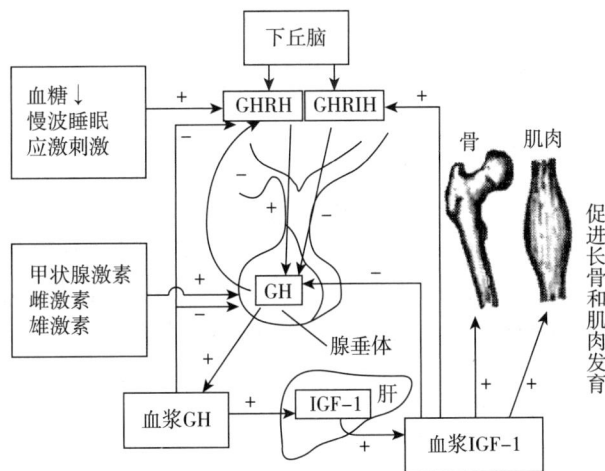

图 11-4　生长激素分泌的调节示意图

+表示促进；-表示抑制

GHRH：生长激素释放激素；GHRIH：生长激素释放抑制激素；

GH：生长激素；IGF-1：胰岛素样生长因子1

2. 催乳素　是一种蛋白质激素，平时在血液中的含量比较低，妊娠与哺乳期显著升高。

（1）催乳素的生理作用

1）对乳腺的作用　催乳素促进乳腺生长发育，引起并维持成熟乳腺泌乳。女性在青春期，乳腺的发育主要与雌激素、孕激素、生长激素、糖皮质激素、甲状腺激素及催乳素等多种激素的共同作用有关，但以雌激素和孕激素为主。在妊娠期，催乳素、雌激素和孕激素分泌增多，使乳腺进一步发育成熟，具备泌乳能力，但此时血中雌激素和孕激素浓度过高，会抑制催乳素的泌乳作用；分娩后，血液中雌激素和孕激素浓度显著降低，催乳素才发动并维持乳腺泌乳。

2）对性腺的作用　催乳素可刺激黄体生成素受体的生成，促进排卵与黄体生成，促进雌激素和孕激素的分泌。催乳素能促进男性前列腺与精囊的生长，促进睾酮合成增多，促进性成熟。

3）参与应激反应　在应激状态下，血液中催乳素、促肾上腺皮质激素和生长激素的浓度同时增加，催乳素同样是机体应激反应时腺垂体分泌的主要激素之一。

（2）催乳素分泌的调节　催乳素的分泌受下丘脑催乳素释放因子和催乳素释放抑制因子的双重调节，通常以催乳素释放抑制因子的抑制作用为主。在哺乳期，婴儿吸吮乳头会反射性地增加催乳素的释放，促进乳腺分泌乳汁。

3. 促黑（素细胞）激素　促使黑色素细胞合成黑色素，使皮肤与毛发等处的颜色加深。促黑激素的分泌受下丘脑促黑激素释放因子和促黑激素释放抑制因子的双重调节，通常情况下，促黑激素释放抑制因子的抑制作用占优势。

4. 促激素

（1）促甲状腺激素　主要作用是刺激甲状腺滤泡上皮细胞核酸和蛋白质的合成，促进甲状腺增生，促进甲状腺激素的合成和分泌。

（2）促肾上腺皮质激素　主要作用是刺激肾上腺皮质束状带细胞增生、合成，促进糖皮质激素分泌。

（3）促性腺激素　包括卵泡刺激素和黄体生成素。卵泡刺激素在女性体内促进卵泡发育生熟、分泌雌激素，在男性体内促进精子生成。黄体生成素在女性体内促进排卵、黄体生成、雌激素分泌，在男性体内刺激睾丸间质细胞分泌雄激素。

二、下丘脑－神经垂体通路

（一）下丘脑－神经垂体系统

下丘脑和神经垂体有直接的神经联系。下丘脑视上核和室旁核细胞的轴突下行至神经垂体，形成下丘脑－垂体束，构成下丘脑－神经垂体系统。神经垂体不含腺细胞，不能合成激素，但能贮存与释放两种激素——抗利尿激素（血管升压素）和催产素。这两种激素在下丘脑的视上核和室旁核等处合成，经长轴浆运输至神经垂体，在适宜的刺激作用下由神经垂体释放入血。

（二）神经垂体

神经垂体贮存与释放的激素有血管升压素和催产素。

1. 血管升压素　大剂量的血管升压素有收缩血管、促进血压升高的作用。生理剂量的血管升压素能增加肾脏远曲小管和集合管对水的通透性，促进水的重吸收，使尿量减少，表现出抗利尿作用，因而又称抗利尿激素。若抗利尿激素分泌不足，尿量剧增，称尿崩症。

2. 催产素　化学结构与血管升压素相似，生理作用也有一定重叠。催产素的主要靶器官是乳腺和子宫。

（1）催产素对乳腺的作用　促进乳腺周围的肌上皮细胞收缩，促使具有泌乳功能的乳腺泌乳。催产素也具有营养乳腺的作用，维持其正常泌乳。

（2）催产素对子宫的作用　对非孕子宫的作用较弱；而对妊娠子宫的作用则较强，具有强烈收缩作用。在分娩过程中，胎儿刺激子宫颈可反射性地引起催产素的释放，使子宫收缩增强，起到催产的作用。产科常利用此作用诱导分娩（催产）及防止产后出血。雌激素可提高子宫平滑肌对催产素的敏感性，孕激素则相反。

第三节　甲状腺

甲状腺是人体最大的内分泌腺，在正常成人重约20g。甲状腺滤泡壁上皮细胞可以合成和释放甲状腺激素。甲状腺激素是调节新陈代谢与生长发育的重要激素。另外，在甲状腺滤泡与滤泡上皮细胞之间还有滤泡旁细胞，又称C细胞，可以分泌降钙素，主要参与钙、磷的稳态和骨代谢的调节。

一、甲状腺激素的合成与代谢

甲状腺激素主要包括四碘甲状腺原氨酸（甲状腺素，T_4）、三碘甲状腺原氨酸（T_3）和反 – 三碘甲状腺原氨酸（rT_3），化学性质均是酪氨酸的碘化物。其中，T_4的分泌量远比T_3多，约占血液中甲状腺激素总量的90%；但T_3的生物学活性是T_4的5倍，是甲状腺激素生理作用的主要形式。rT_3含量极少，并不具有甲状腺激素的生物活性。甲状腺激素的合成与代谢过程如下（图11 – 5）。

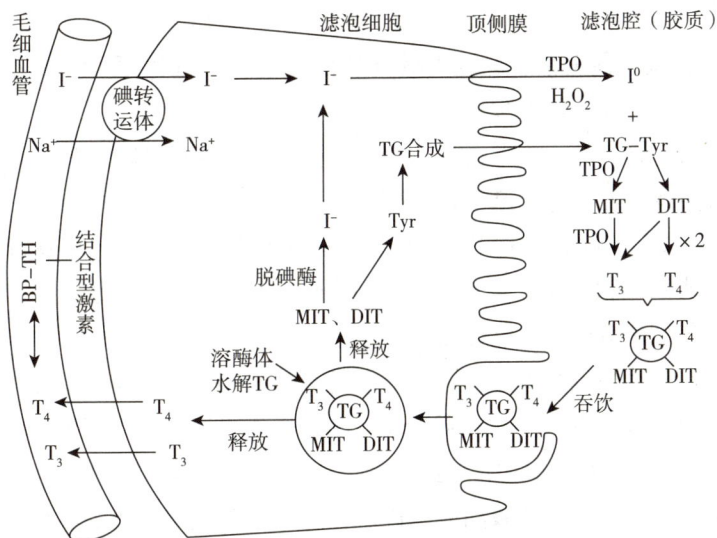

图 11 – 5　甲状腺激素的合成与代谢

（一）甲状腺激素的合成

碘和酪氨酸是甲状腺激素合成的主要原料。人体所需的碘主要来源于食物，每天摄入碘$100 \sim 200\mu g$，其中约1/3进入甲状腺。因此，甲状腺与碘的代谢关系密切。甲状腺激素合成的基本过程分为三个步骤。

1. 滤泡聚碘　甲状腺滤泡上皮细胞具有摄取与聚集碘的能力。甲状腺内I^-浓度比血中高30倍，另外，甲状腺滤泡上皮细胞静息电位为 $-50mV$，因此，滤泡上皮细胞聚碘是逆电化学梯度进行的主动转运过程，这个过程称为碘捕获。

2. 碘的活化　由滤泡上皮细胞摄取的I^-，在过氧化物酶的催化下成为活化碘，只有活化碘才能与酪氨酸残基结合。

3. 酪氨酸的碘化和甲状腺激素的合成　活化碘替代甲状腺球蛋白分子中酪氨酸残基上的氢原子，生成一碘酪氨酸残基（MIT）和二碘酪氨酸残基（DIT），这个过程称为酪氨酸的碘化。一分子MIT和一分子 DIT 缩合生成 T_3，两分子 DIT 缩合生成 T_4。

（二）甲状腺激素的贮存、分泌、运输与代谢

1. 贮存　甲状腺球蛋白上的 T_3、T_4 以胶质形式贮存于滤泡腔内。激素在滤泡腔内（滤泡上皮细胞外）贮存量很大，可供机体利用 50～120 天。

2. 分泌　在腺垂体促甲状腺激素的作用下，滤泡上皮细胞吞引含有 T_3、T_4 的甲状腺球蛋白胶质小滴，形成胶质小泡。胶质小泡与溶酶体融合，甲状腺球蛋白被水解并释放 T_3、T_4 入血。

3. 运输　血液中 T_3、T_4 有 99％ 以上是以与血浆蛋白结合的形式存在，极少量呈游离状态，两者可以互相转化。游离型的甲状腺激素主要是 T_3，只有游离型才能进入组织细胞发挥生物学效应。

4. 代谢　血浆中 T_4 的半衰期为 7 天，T_3 的半衰期为 1.5 天。T_3、T_4 约 80％ 经脱碘降解，20％ 由肝降解后再随粪便排出。肝脏、肾脏、骨骼肌都是甲状腺激素代谢的主要部位。

二、甲状腺激素的生理作用

甲状腺激素作用广泛，主要作用为调节机体的新陈代谢，促进生长发育。

（一）调节新陈代谢

1. 调节物质代谢

（1）糖代谢　甲状腺激素促进小肠黏膜对葡萄糖的吸收，促进糖原分解和糖异生，增强胰高血糖素、肾上腺素等激素的升糖作用；同时促进外周组织对糖的利用，降低血糖。因此，甲状腺激素既有升高血糖的作用，也可降低血糖，具有调节的双向性。但总体上，甲状腺激素的升糖作用大于降糖作用，因此，甲状腺功能亢进患者血糖升高，甚至产生糖尿。

（2）蛋白质代谢　正常生理情况下，甲状腺激素促进蛋白质的合成。甲状腺激素分泌不足时，蛋白质合成减少，组织间隙黏蛋白增多，形成黏液性水肿；甲状腺激素分泌过多时，则促进蛋白质的分解。因此，甲状腺功能亢进患者肌肉收缩无力。

（3）脂肪代谢　甲状腺激素既能促进脂肪合成，也可以加速脂肪代谢，总的效应是分解大于合成。甲状腺激素还可降低血胆固醇水平。因此，甲状腺功能亢进患者，其血中胆固醇含量低于正常人。

2. 调节能量代谢　甲状腺激素能增加大多数组织的耗氧量，增加产热量，提高基础代谢率，尤其是心脏、肝脏、骨骼肌及肾脏。当甲状腺功能亢进时，患者基础代谢率增加，体温偏高，容易出汗，体重下降。

（二）促进生长发育

甲状腺激素是促进机体生长发育必不可少的激素，尤其对于胎儿和新生儿脑的发育，它与生长激素协同调控幼儿的生长发育，促进长骨与牙的生长。先天性甲状腺发育不全的患儿，脑和长骨发育障碍，出现明显的身材矮小、智能低下，称"呆小症"。

（三）其他生理作用

甲状腺激素可提高中枢神经系统的兴奋性。因此，甲状腺功能亢进患者常出现烦躁不安、易激动和失眠多梦等症状；而甲状腺功能低下患者可能出现反应迟缓、记忆力减退、嗜睡等症状。甲状腺激素可作用于心肌细胞，使心搏加快、心肌收缩能力加强，心输出量增加。甲状腺激素还可以促进胃肠运动和消化腺的分泌功能。另外，甲状腺激素对于维持生殖功能也有一定作用。

三、甲状腺激素分泌的调节

(一) 下丘脑－腺垂体－甲状腺轴的调节

1. 下丘脑－腺垂体对甲状腺功能的调节　下丘脑释放的促甲状腺激素释放激素通过垂体门脉系统作用于腺垂体，促进腺垂体合成和分泌促甲状腺激素。TSH 刺激甲状腺细胞增生，腺体增生，刺激甲状腺激素的合成和分泌。如寒冷刺激的信息到达中枢，使 TRH 分泌增多，进而促进腺垂体分泌 TSH，使甲状腺腺体增生，甲状腺激素合成增加（图 11 － 6）。

2. 甲状腺激素的反馈调节　血液中游离 T_3、T_4 水平对腺垂体 TSH 的合成和分泌有负反馈调节作用。血液中 T_3、T_4 水平升高时，负反馈抑制腺垂体分泌 TSH，使 T_3、T_4 水平降低（图 11 － 6）。

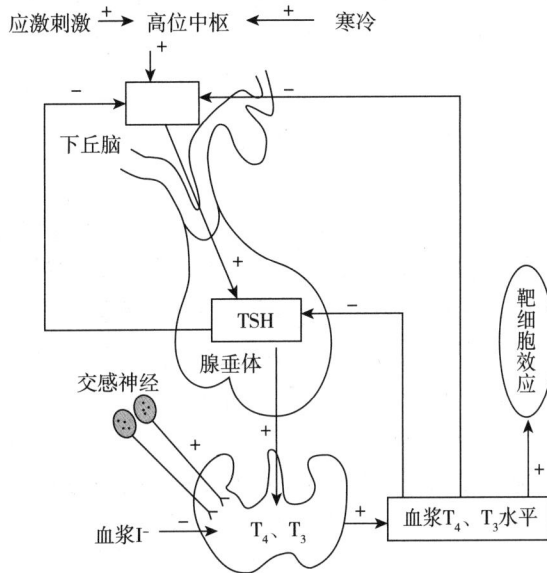

图 11 － 6　甲状腺激素分泌调节示意图
＋表示促进；－表示抑制

(二) 甲状腺的自身调节

甲状腺根据血液中碘的供应情况，调节自身摄取、利用碘及分泌甲状腺激素的能力，称甲状腺的自身调节。当外源性碘不足时，甲状腺增强聚碘作用，维持 T_3、T_4 的释放量确保不会减少。当外源性碘增加时，T_3、T_4 合成增多，但当碘超过一定限度后，T_3、T_4 的合成速度反而下降，这种高碘阻断现象称为 Wolff － Chaikoff 效应。临床上常用大剂量碘抢救甲状腺危象的患者。

(三) 自主神经对甲状腺功能的影响

甲状腺受交感神经和副交感神经的双重支配。交感神经兴奋，促进甲状腺激素的合成和释放；副交感神经兴奋，抑制甲状腺激素的合成和释放。

第四节　胰　岛

胰岛细胞主要分为 A 细胞、B 细胞、D 细胞和 PP 细胞等。A 细胞约占 20%，分泌胰高血糖素；B 细胞占 60% ~70%，数量最多，分泌胰岛素；D 细胞约占 5%，分泌生长抑素；PP 细胞数量很少，分泌胰多肽。

一、胰岛素的作用及分泌调节

胰岛素是含有 51 个氨基酸残基的小分子蛋白质。胰岛素在血中的半衰期只有 6 分钟，主要在肝脏内灭活。

（一）胰岛素的生理作用

胰岛素的作用是促进物质合成代谢。

1. 调节糖代谢 胰岛素促进组织（特别是肝、肌肉组织）对葡萄糖的摄取和氧化，促进肝糖原和肌糖原的合成；抑制糖原分解和糖异生。胰岛素通过增加血糖去路、减少血糖来源来降低血糖。胰岛素是调节血糖的重要激素之一，也是体内唯一能够降低血糖的激素。

2. 调节脂肪代谢 胰岛素促进脂肪合成、抑制脂肪分解，减少血中脂肪酸的含量。胰岛素缺乏时，脂肪分解增加，血脂升高，血液中酮体增多，引起酮血症与酸中毒甚至昏迷。

3. 调节蛋白质代谢 胰岛素通过多种方式促进蛋白质合成、抑制蛋白质分解。胰岛素缺乏时，蛋白质合成不足、分解加强，导致机体抵抗力下降、身体消瘦。

（二）胰岛素分泌的调节

1. 血糖浓度的调节 血糖浓度是影响胰岛素分泌的最重要因素。当血糖浓度升高时，胰岛素的分泌增多，从而降低血糖浓度；当血糖浓度降低时，胰岛素分泌减少，血糖回升。这种负反馈对维持血糖稳态起着重要的作用。血液中氨基酸浓度升高时，也可以促进胰岛素的分泌。

2. 激素的调节 胰高血糖素可直接刺激胰岛素分泌，也可以通过升高血糖来刺激胰岛素分泌。促胃液素、促胰液素、抑胃肽等胃肠激素具有促进胰岛素分泌的作用。甲状腺激素、生长激素、糖皮质激素等通过升高血糖来间接促进胰岛素分泌。

3. 神经调节 胰岛受交感神经和副交感神经的双重支配。副交感神经兴奋时，可直接促进胰岛素分泌，也可通过刺激胃肠激素间接促进胰岛素分泌；交感神经兴奋时，可抑制胰岛素分泌。

二、胰高血糖素的作用及分泌调节

（一）胰高血糖素的生理作用

胰高血糖素的主要作用是升高血糖。胰高血糖素促进肝糖原分解和糖异生，可以明显地升高血糖浓度；促进脂肪分解及脂肪酸的氧化，使血中酮体增多；还具有促进蛋白质分解和抑制蛋白质合成的作用。

（二）胰高血糖素分泌的调节

血糖浓度是影响胰高血糖素分泌的最重要因素。血糖升高时，可抑制胰高血糖素分泌；反之，则促进胰高血糖素分泌。胰岛素可直接或间接促进胰高血糖素分泌。胰高血糖素分泌受神经系统的调节。交感神经兴奋时，促进胰高血糖素分泌；副交感神经兴奋时，抑制胰高血糖素分泌。

第五节　肾上腺

肾上腺由皮质和髓质组成，两者在胚胎发生、细胞结构和功能等方面各不相同，是两个独立的内分泌腺，但两者也存在一定的联系。

一、肾上腺皮质激素的作用及分泌调节

肾上腺皮质由球状带、束状带和网状带三个部分组成。球状带主要分泌盐皮质激素，如醛固酮；束

状带主要分泌糖皮质激素，如皮质醇；网状带分泌少量性激素，也可分泌少量的糖皮质激素。

（一）糖皮质激素的生理作用

糖皮质激素的作用是十分广泛的，对物质代谢、应激反应以及多个器官组织都具有重要的作用。最初，糖皮质激素因具有显著升高血糖的作用而得名。

1. 对物质代谢的影响

（1）**糖代谢** 糖皮质激素能促进糖异生，升高血糖；对胰岛素具有拮抗作用，减少葡萄糖的利用，使血糖升高。糖皮质激素分泌过多或长期服用此类药物，可导致血糖升高，甚至出现糖尿。

（2）**蛋白质代谢** 糖皮质激素促进肝外组织（尤其是肌肉）蛋白质的分解，抑制蛋白质的合成；促使氨基酸转移到肝脏，增加糖异生。糖皮质激素分泌过多或长期服用此类药物，可导致肌肉消瘦、骨质疏松、生长迟缓、淋巴组织萎缩和创口愈合延缓等。

（3）**脂肪代谢** 糖皮质激素促进脂肪分解，增强脂肪酸在肝内氧化，促进糖异生；但对不同部位脂肪组织的作用不同，增强四肢脂肪分解，增强面部、躯干的脂肪合成。因此，糖皮质激素分泌过多或长期过多服用此类药物导致四肢消瘦、躯干发胖的"向心性肥胖"特殊体形。

（4）**水、盐代谢** 糖皮质激素抑制抗利尿激素的分泌，增加肾小球滤过率，促进肾脏排水，并具有较弱的保钠、排钾作用。肾上腺皮质功能不全者，排水能力显著下降，严重时可致"水中毒"，适量补充糖皮质激素可缓解。

2. 在应激反应中的作用 当机体遇到有害刺激如创伤、中毒、感染、饥饿、寒冷和精神紧张等时，促肾上腺皮质激素分泌急剧增多，大量糖皮质激素生成，产生的一系列反应称为应激反应。引起应激反应的刺激统称为应激刺激。应激反应可以增强机体抵御有害刺激的耐受力，维持生存。一定剂量的糖皮质激素具有抗炎、抗过敏、抗毒素和抗休克等药理作用。

3. 对其他器官组织的影响

（1）**对血细胞的影响** 糖皮质激素促进骨髓造血，使血液中红细胞、血小板的数量增多；促使附着在小血管壁的中性粒细胞进入血液循环，使中性粒细胞的数量增多；抑制淋巴细胞 DNA 的合成，使淋巴细胞数量减少；增强巨噬细胞吞噬嗜酸性粒细胞的作用，使嗜酸性粒细胞的数量减少。

（2）**对循环系统的影响** 糖皮质激素能增加血管平滑肌对儿茶酚胺的敏感性（允许作用），有利于维持血压；降低毛细血管壁的通透性，维持血容量。

（3）**对消化系统的影响** 糖皮质激素能增加胃酸及胃蛋白酶原的分泌，减弱胃黏膜的保护和修复能力。因此，长期大量服用糖皮质激素可诱发或加剧胃溃疡。

（4）**对神经系统的影响** 糖皮质激素有提高中枢神经系统兴奋性的作用。

（二）糖皮质激素分泌的调节

糖皮质激素的分泌受下丘脑－腺垂体－肾上腺皮质轴活动的调节。腺垂体分泌的促肾上腺皮质激素在血液中达到一定浓度时，可抑制下丘脑肽能神经元的分泌，使促肾上腺皮质激素释放激素的分泌减少，此为短反馈。血液中的糖皮质激素也可反馈作用于下丘脑和腺垂体，抑制促肾上腺皮质激素释放激素和促肾上腺皮质激素的分泌，此为长反馈（图 11－7）。

通过反馈的调节，可使糖皮质激素在血液中维持相对稳定的水平。糖皮质激素对促肾上腺皮质激素释放激素和促肾上腺皮质激素的分泌有负反馈调节的作用，故长期大量使用糖皮质激素类

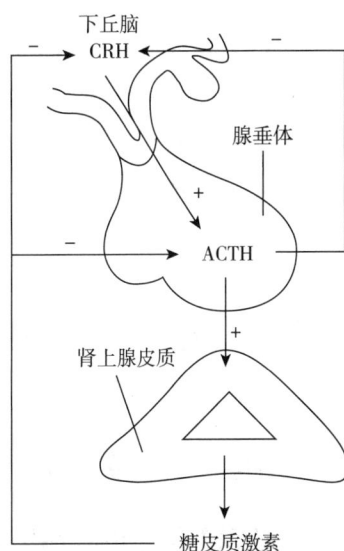

图 11－7 糖皮质激素分泌调节示意图
＋表示促进；－表示抑制

药物时，会通过负反馈作用抑制腺垂体分泌促肾上腺皮质激素，可致肾上腺皮质逐渐萎缩、功能减退。若突然停用糖皮质激素，易导致肾上腺皮质功能减退，危及生命。因此，需采取逐渐减量停药或间断补充促肾上腺皮质激素的方法，以防肾上腺皮质发生萎缩。

二、肾上腺髓质激素的作用及分泌调节

肾上腺髓质主要分泌肾上腺素和去甲肾上腺素。两者都属于儿茶酚胺类激素。

（一）肾上腺髓质激素的生理作用

1. 对心脏、血管、内脏及代谢的作用 肾上腺素对心肌作用显著，临床上常作为强心剂；去甲肾上腺素缩血管作用显著，临床上常作为升压药（表 11 – 3）。

表 11 – 3 肾上腺素和去甲肾上腺素的主要作用

	肾上腺素	去甲肾上腺素
心脏	心率加快，心肌收缩力明显增强，心输出量增加	心率减慢（降压反射的结果）
血管	皮肤血管、胃肠血管、肾血管收缩，冠状血管、骨骼肌血管舒张	冠状血管舒张，其他血管均收缩
血压	升高（以心输出量增加为主）	明显升高（以外周阻力增大为主）
内脏平滑肌	舒张	稍舒张
括约肌	收缩	收缩
糖代谢	血糖显著升高	血糖升高（作用弱）
脂肪代谢	分解	分解

2. 在应急反应中的作用 肾上腺髓质受交感神经节前纤维的支配，交感神经兴奋时，肾上腺素和去甲肾上腺素分泌明显增多。交感神经与肾上腺髓质在结构和功能上的联系，称交感 – 肾上腺髓质系统。

当机体遭遇紧急情况，如剧烈运动、剧痛、失血、窒息时，交感神经兴奋，肾上腺髓质激素分泌急剧增多，即交感 – 肾上腺髓质系统被激活的全身性反应，称应急反应。应急反应主要表现为心率加快、心输出量增加、肺通气量增加，全身血流重新分配以保证重要器官（如骨骼肌、心肌）的血流量，肝糖原和脂肪分解增加，以保证能源物质的供应等。应急反应可提高机体应对紧急情况的能力。

（二）肾上腺髓质激素分泌的调节

肾上腺髓质受交感神经节前纤维支配，交感神经兴奋时，神经末梢释放乙酰胆碱，作用于肾上腺髓质嗜铬细胞上的胆碱能受体，促进肾上腺髓质激素的分泌。促肾上腺皮质激素可通过糖皮质激素间接作用于肾上腺髓质，或直接作用于肾上腺髓质，促进肾上腺髓质激素的分泌。肾上腺髓质激素有负反馈作用。

第六节　甲状旁腺激素、降钙素和维生素 D_3

一、甲状旁腺激素的作用及分泌调节

甲状旁腺激素是由甲状旁腺的主细胞分泌的激素，是调节钙、磷代谢的重要激素。

（一）甲状旁腺激素的生理作用

甲状旁腺激素的主要作用是升高血钙、降低血磷，是维持血钙和血磷水平稳态的重要激素。

1. 对骨的作用　甲状旁腺激素可促进破骨细胞的作用，加速骨的溶解，促进骨钙入血，升高血钙水平。临床上甲状腺手术时，若不慎切除甲状旁腺，可致严重的低钙血症、手足抽搐、呼吸肌痉挛甚至窒息。

2. 对肾的作用　甲状旁腺激素促进远曲小管对钙的重吸收，抑制近曲小管对磷的重吸收，使血钙升高、血磷降低。

（二）甲状旁腺激素分泌的调节

血钙浓度是调节甲状旁腺激素分泌的主要因素，属于负反馈调节。血钙浓度降低，甲状旁腺激素分泌增多；血钙浓度升高，则甲状旁腺激素分泌减少。另外，血磷升高也可以促进甲状旁腺激素分泌。

二、降钙素的作用及分泌调节

降钙素由甲状腺滤泡旁细胞（C 细胞）分泌。

（一）降钙素的生理作用

降钙素的主要作用是降低血液中钙、磷水平。

降钙素抑制破骨细胞的作用，减少骨的溶解；促进成骨细胞的作用，增强成骨过程，降低血钙水平。此外，降钙素抑制肾小管对钙、磷的重吸收，增加钙、磷排出量，降低血液中钙、磷水平。

（二）降钙素分泌的调节

调节降钙素分泌的主要因素是血钙浓度。血钙浓度降低，降钙素分泌减少；血钙浓度升高，则降钙素分泌增多。此外，胰高血糖素和某些胃肠激素（如胃泌素、促胰液素、缩胆囊素）可以促进降钙素的分泌。

三、维生素 D_3 的作用

维生素 D_3，又称胆钙化醇，可以从食物中获取或在体内合成。维生素 D_3 无活性，需要先在肝内转化为 25 - 羟胆钙化醇，在肾内进一步转化为 1,25 - 二羟胆钙化醇，才具有生物活性。1,25 - 二羟胆钙化醇可以促进小肠上皮细胞对钙、磷的吸收，从而升高血钙和血磷。幼年时缺乏维生素 D_3 可导致佝偻病。

第七节　性　腺

一、雄激素的合成及主要作用

（一）雄激素的合成

睾丸间质细胞分泌的雄激素主要有睾酮、双氢睾酮（DHT）等，其中睾酮的生物活性最强，属于类固醇类激素。正常青年男性每日分泌 4~9mg 睾酮，其中绝大部分与血浆蛋白结合，只有 2% 是游离状态。睾酮主要在肝内被灭活，最终随尿排出。

（二）睾酮的生理作用

1. 促进男性生殖器官的生长发育　睾酮能促进前列腺、阴茎、阴囊、尿道球腺等的生长、发育，并维持成熟。

2. 促进第二性征的出现　进入青春期，睾酮分泌增加，男性机体出现一系列变化，如嗓音低沉、喉结突出、体毛生长呈男性型分布、骨骼粗壮、肌力增强等男性第二性征。另外，睾酮也有维持正常性欲的作用。

3. 维持生精 睾酮进入曲细精管，促进精子的生成。

4. 对代谢的影响 睾酮促进体内蛋白质的合成，尤其是肌肉、骨骼内的蛋白质合成。因此，青春期男性的身体出现显著的生长发育。

5. 对红细胞生成的影响 雄激素可以促进肾脏促红细胞生成素的生成，或直接刺激骨髓造血功能，从而促进红细胞的生成。

二、雌激素和孕激素的合成及主要作用

（一）雌激素

雌激素主要由卵巢的卵泡和黄体分泌，妊娠期的胎盘也可分泌雌激素。人体分泌的雌激素主要是雌二醇，属于类固醇激素。

雌激素主要的生理作用是促进女性生殖器官的生长发育和第二性征的出现，并维持其正常状态。此外，雌激素对代谢也有显著的影响。

1. 促进女性生殖器官的生长发育 雌激素促进女性生殖器官生长发育，尤其是对子宫的作用。雌激素可以促进子宫内膜增厚，子宫动脉和腺体增生；促使子宫颈分泌稀薄的黏液，利于精子的通过。此外，雌激素可以促进输卵管的运动，刺激阴道上皮细胞分化、合成大量糖原，创造阴道酸性环境以抵抗细菌入侵等作用。

2. 促进第二性征的出现 在青春期，雌激素促使女性乳腺发育，刺激乳腺导管和结缔组织增生；使女性机体出现脂肪和毛发呈女性型分布、音调变高等一系列女性第二性征，并维持此状态。

3. 对代谢的影响 雌激素促进蛋白质的合成，加速机体生长发育；刺激成骨细胞的活动和钙盐的沉积，加速骨骼的生长及骨骺的愈合；降低血浆胆固醇；增加醛固酮的分泌，促进水钠潴留。

（二）孕激素

孕激素主要由卵巢内的黄体产生。孕激素主要作用于子宫，在胚泡着床和妊娠维持的过程中发挥重要作用，在雌激素作用的基础上发挥作用。

1. 对子宫的作用 在雌激素的协同作用下，促使增生的子宫内膜进一步增生变厚，子宫腺体增生并分泌，为胚泡着床做准备；降低子宫平滑肌的兴奋性，防止子宫收缩，维持妊娠；使子宫颈黏液变稠，阻止精子进入。

2. 对乳腺的作用 促进乳腺腺泡发育，为分娩后泌乳做准备。

3. 产热作用 促进机体产热，升高基础体温。由于体温在排卵前较低，而排卵后升高 0.5℃左右，临床上将这一基础体温的变化作为判断排卵日期的标志之一，也可以作为选择避孕方法的参考。

练习题

答案解析

一、最佳选择题

1. 下列属于类固醇激素的是（　　）

A. 甲状腺激素　　　　　　　　　B. 肾上腺素

C. 胰岛素　　　　　　　　　　　D. 糖皮质激素

2. 下列激素中，不由腺垂体分泌的是（　　）

    A. 生长激素   B. 催乳素

    C. 促甲状腺激素   D. 血管升压素

3. 下列疾病中，不由生长激素分泌异常所致的是（　　）

    A. 巨人症   B. 侏儒症

    C. 肢端肥大症   D. 黏液性水肿

4. 影响人体神经系统发育最重要的激素是（　　）

    A. 糖皮质激素   B. 促甲状腺激素

    C. 甲状腺激素   D. 生长激素

5. 下列激素中，分泌异常增多时能引起"向心性肥胖"的是（　　）

    A. 雌激素   B. 生长激素

    C. 糖皮质激素   D. 甲状腺激素

二、综合问答题

1. 激素作用的一般特征是什么？

2. 生长激素的生理作用是什么？

3. 甲状腺激素的生理作用是什么？

4. 胰岛素的生理作用是什么？

5. 糖皮质激素的生理作用是什么？

（李勇杰）

书网融合……

本章小结   微课   题库

参考文献

［1］贺伟，李峰．人体生理学基础［M］．北京：中国医药科技出版社，2019．

［2］朱大年，王庭槐．生理学［M］．8 版．北京：人民卫生出版社，2013．

［3］朱文玉，田仁，孔晓霞．人体生理学［M］．北京：北京大学医学出版社，2008．

［4］朱大年．生理学［M］．北京：人民卫生出版社，2009．

［5］白波，高明灿．生理学［M］．北京：人民卫生出版社，2009．

［6］贺伟．人体功能知识基础（上册）［M］．2 版．北京：人民卫生出版社，2016．